临床护理管理与实践

主编 陈 洁 王 欢 陈亚芳 韦文君 陈 梅 孙 姗

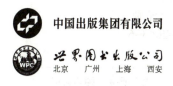

中国出版集团有限公司

世界图书出版公司
北京 广州 上海 西安

图书在版编目（CIP）数据

临床护理管理与实践 / 陈洁等主编. -- 北京 ：世
界图书出版有限公司北京分公司，2024. 12. -- ISBN
978-7-5232-2043-6

Ⅰ．R47-05

中国国家版本馆CIP数据核字第2025LP4062号

书　　名	临床护理管理与实践
	LINCHUANG HULI GUANLI YU SHIJIAN
主　　编	陈　洁　王　欢　陈亚芳　韦文君　陈　梅　孙　姗
责任编辑	刘梦娜
特约编辑	李辉芳　郑家麟
封面设计	石家庄健康之路文化传播有限公司
出版发行	世界图书出版有限公司北京分公司
地　　址	北京市东城区朝内大街 137 号
邮　　编	100010
电　　话	010-64038355（发行）　64033507（总编室）
网　　址	http://www.wpcbj.com.cn
邮　　箱	wpcbjst@vip.163.com
印　　刷	中煤（北京）印务有限公司
开　　本	787 mm×1092 mm　1/16
印　　张	13.75
字　　数	337 千字
版　　次	2024 年 12 月第 1 版
印　　次	2024 年 12 月第 1 次印刷
书　　号	ISBN 978-7-5232-2043-6
定　　价	70.00 元

编委会

主　编：陈　洁 三亚市人民医院 ｜ 四川大学华西三亚医院

　　　　王　欢 三亚市人民医院 ｜ 四川大学华西三亚医院

　　　　陈亚芳 三亚市人民医院 ｜ 四川大学华西三亚医院

　　　　韦文君 三亚市人民医院 ｜ 四川大学华西三亚医院

　　　　陈　梅 三亚市人民医院 ｜ 四川大学华西三亚医院

　　　　孙　姗 三亚市人民医院 ｜ 四川大学华西三亚医院

副主编：王经娜 三亚市人民医院 ｜ 四川大学华西三亚医院

主编简介

陈洁，女，副主任护师，现就职于三亚市人民医院。毕业于海南省医学院，曾在广州市第二人民医院、海口市人民医院、新加坡南洋理工学院、温州医科大学、四川大学华西医院天府院区进修学习，同时获得重症监护专科证书和国际伤口造口失禁专科护士。2009年聘任主管护师、2019年聘任副主任护师，至今聘任三亚市人民医院重症医学科护士长。从聘任护士长以来多次被评为三亚市人民医院优秀护士长、先进工作者、优秀管理者、优秀党员，曾荣获海南省优秀护士称号。曾由海南省护理学会表彰第五届护理新技术新项目荣获三等奖。

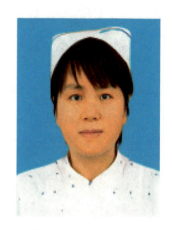

王欢，女，主管护师，现就职于三亚市人民医院。毕业于辽宁省沈阳医学院，于2017年至今工作于海南省三亚市人民医院重症医学科。自工作以来20余年间参与了多起大型车祸现场的抢救，参与了100多例重型颅脑损伤患者的抢救及护理，20多例胸腹联合重度多发伤的抢救及护理，危重症患者抢救及护理上千例，参与院内ECMO治疗护理2例，心脏术后危重症患者的护理数十例，有较强的理论知识、丰富的带教经验及较强的沟通能力。

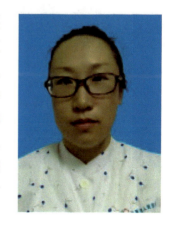

主编简介

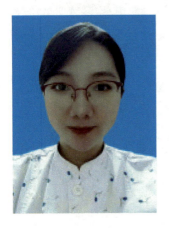

陈亚芳，女，主管护师，现就职于三亚市人民医院。曾在中山大学附属第一医院、四川大学华西医院进修，获得呼吸康复专科证书。于2011年至今工作于三亚市人民医院呼吸内科，现担任呼吸内科副护士长。擅长呼吸专科疾病的护理及危重症患者的护理、肺功能检查、纤维支气管镜检查的配合及护理、呼吸康复技术，具有较强的理论知识和带教经验。曾荣获优秀社保护士、优秀护士、优秀党员等证书。视频《华西高流量湿化氧疗系列科普微视频——基础篇》获得国家版权认证、视频《呼吸康复操》获得国家版权认证并实现成果转化。参与科技项目2项，发表论文5篇。

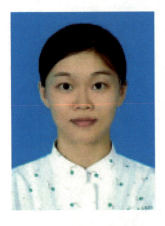

韦文君，女，主管护师，现就职于三亚市人民医院。毕业于海南医学院护理专业，2011年至今工作于三亚市人民医院重症医学科。曾于海南医学院第一附属医院学习危重症专业护士培训班并获得海南省"危重症专科护士合格证书"。曾荣获院内优秀带教称号、贵州医科大学优秀带教称号、院内优秀护士称号。10余年间参与重症医学科危重症患者抢救上千例，参与院内ECMO治疗护理3例，心脏术后危重症患者的护理数十例，护理有较强的理论知识及丰富的带教经验。

主编简介

陈梅，女，主管护师，现就职于三亚市人民医院。毕业于海南医学院，2013年至今工作于三亚市人民医院。曾赴北京协和医院进修重症专科护士，被评为三亚市人民医院优秀带教老师。10年间参与危急重症患者抢救上千例，参与 ECMO 患者护理、危重羊水栓塞并发弥散性血管内凝血（DIC）大出血、子宫切除术后并发 DIC 大出血、心胸外科开展的心脏手术及国家部级干部家属的抢救及转运工作等。

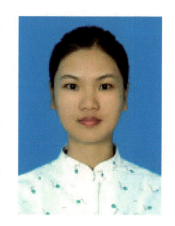

孙姗，女，主管护师，现就职于三亚市人民医院。毕业于山西医科大学护理专业，于2019年至今工作于三亚市人民医院急诊重症科，曾赴中山大学附属第一医院进修重症专科护士，4年间参与了急诊重症科急危重症患者抢救数百例，具有较强的理论知识。

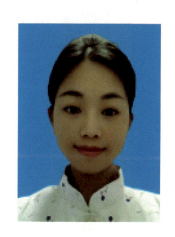

前　　言

随着医学科学技术的迅速发展及疾病谱的改变，人民群众对医疗保健的需求不断提高，医学的专科化程度日益加快，对护理学专科的分化和发展提出了新的要求。新理论、新知识、新技术、新药物、先进的抢救设备的不断问世，也要求护理人员必须具备全面的护理知识、技能，能及时作出正确的病情评估，全面提高护理水平，因此培养高素质的护理队伍势在必行。

护理人员只有熟练掌握疾病护理知识，不断提高实践技能，才能更好地满足临床工作的需要。只有及时准确地观察病情，采取正确的护理措施和适宜的健康教育，才能为医师的诊疗提供科学的依据，才能及早发现患者的安全隐患，保障医疗质量和患者的安全。

本书从护理发展的需求出发，规范护理程序，帮助护理人员掌握护理知识和技能，并将其应用于护理的实践中。本书内容全面、文字简练、重点突出、可操作性强、易于掌握，是临床护理人员规范操作、解决专科疾病护理问题的工具书。

本书中，三亚市人民医院｜四川大学华西三亚医院陈洁编写6万字（第一章第1、4节、第二章第1节、第四章第3节、第七章第1节、第九章第1节）；三亚市人民医院｜四川大学华西三亚医院王欢编写3.5万字（第三章第2节、第八章）；三亚市人民医院｜四川大学华西三亚医院陈亚芳编写3.5万字（第二章第2、3、5节）；三亚市人民医院｜四川大学华西三亚医院韦文君编写3万字（第一章第2节、第三章第1节、第六章）；三亚市人民医院｜四川大学华西三亚医院陈梅编写3万字（第一章第5节、第二章第6节、第四章第1节、第五章）；三亚市人民医院｜四川大学华西三亚医院孙珊编写3万字（第四章第2节、第七章第2节、第十章）；三亚市人民医院｜四川大学华西三亚医院王经娜编写2.5万字（第一章第3节、第二章第4节、第九章第2节）。

为适应现代护理技术的发展，与国际前沿接轨，编者在编写过程中查阅了大量参考文献，并经过多次修改，但仍有不足之处，敬请各位读者批评指正。

编者

目　　录

第一章　消化系统疾病护理

第一节　重症急性胰腺炎的护理

一、护理评估

（一）临床表现

1. 腹痛

腹痛是急性胰腺炎（AP）的主要早期症状。典型表现为突发剧烈疼痛，通常先于恶心和呕吐出现，并在数小时内达到高峰，呈持续性，且偶有阵发性加重，但不会出现明显的间歇性疼痛。疼痛性质包括钝痛、刀割痛、钻痛或绞痛，部位和放射方向与胰腺病变部位相关。胰头病变引起的右上腹痛可向右肩放射，胰体病变引发上腹部正中疼痛，胰尾病变引起的左上腹痛可向左肩放射。如整个胰腺受累，疼痛通常呈腰带状扩散至腰背部。患者多在弯腰抱膝位时疼痛稍有缓解，但解痉药物往往无效，进食可能加剧痛感。对于重症急性胰腺炎（SAP）患者，若伴随休克，腹痛感可能不明显。

2. 恶心、呕吐

多数 AP 患者伴有恶心，且多次呕吐。呕吐物包括食物或胆汁，通常并未缓解腹痛，即使胃内容物已排空，患者仍可能持续干呕。通过持续胃肠减压可能缓解症状，且酒精性胰腺炎患者的呕吐和腹痛通常同时发生，而胆源性胰腺炎患者则在腹痛后才出现呕吐。

3. 腹胀

腹胀是 AP 常见症状，表现为反射性肠麻痹，而重症时可导致麻痹性肠梗阻，伴随排便排气停止和肠鸣音消失。严重腹水会加重腹胀。

4. 腹膜炎体征

AP 患者常出现上腹压痛，但并不总是与腹痛程度相符。轻度患者表现为上腹部偏左或偏右的局部压痛，伴肠鸣音减少。SAP 患者则多见急性腹膜炎体征，全腹压痛和反跳痛显著，但若深度休克则症状可能减轻。

5. 急性液体积聚

AP 早期胰腺及其周围组织可发生无囊壁的液体积聚，通常可自行吸收，但也可能发展为假性囊肿或脓肿，通过影像学检查可清晰辨别。

6. 胰腺及胰周组织坏死

胰腺坏死表现为胰腺局部或弥散性坏死，伴有胰周脂肪坏死，分为感染性与无菌性坏死。增强 CT 为最佳诊断方法。

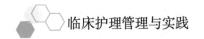

7. 包裹性坏死感染

特征为发热、胃肠功能紊乱、虚弱和器官功能受累，影像学检查显示包裹性低密度病灶。

8. 急性胰腺假性囊肿

胰液积聚形成纤维或肉芽组织包裹的囊状结构，多通过影像学检查发现，呈圆形或椭圆形、囊壁清晰。

9. 胰腺脓肿

胰腺脓肿发生在 AP 后期（约 4 周后），含有脓液，病原体培养呈阳性，且区别于感染性坏死。

（二）重症急性胰腺炎诊断标准

中华医学会胰腺学组发布的标准对于重症急性胰腺炎（SAP）的诊断有着明确且细致的规定。首先，急性胰腺炎若伴有器官功能障碍或者出现局部并发症，如胰腺组织坏死、脓肿形成、假性囊肿等情况，这是重要的诊断要点之一。其次，患者的腹部体征也极具参考价值，如存在显著的压痛，这种压痛在按压后抬手时会因腹膜受刺激而出现反跳痛，还有腹部肌肉紧张、腹胀明显及肠鸣音减弱等表现。最后，当并发器官功能障碍或者出现代谢紊乱时，也符合 SAP 的诊断范畴。

只有同时满足以上条件，才能最终确诊为重症急性胰腺炎，这些标准有助于精准诊断，为后续的针对性治疗提供可靠依据。

（三）SAP 病情评估与评分

SAP 的器官衰竭率为 72%～90.3%，其中肺衰竭最为常见，单器官衰竭发生率为 24.7%～37%。无器官衰竭的患者几乎均可存活，而多器官衰竭患者的中位生存率仅为 47%。临床采用 Ranson 评分等标准化系统评估危险因素，以指导治疗。

（四）重症急性胰腺炎的分级和分期

根据器官功能障碍情况，SAP 分为Ⅰ级和Ⅱ级。Ⅰ级无器官功能障碍，而Ⅱ级伴器官功能障碍。疾病过程分为三个时期：急性反应期、全身感染期和残余感染期，各期特点和表现不尽相同，需要灵活应对。

二、护理目标

（一）维持生命体征稳定，降低病死率

重症急性胰腺炎病情凶险，患者生命体征常出现不稳定状态。通过积极的治疗措施，如液体复苏以维持血容量、纠正电解质紊乱、改善微循环等，确保患者血压、心率、呼吸等生命体征处于相对稳定的范围。这对于防止多器官功能衰竭、休克等严重后果至关重要，从而降低患者的病死率，为后续的治疗和康复争取宝贵的时间和机会。

（二）减轻患者身体痛苦，提高舒适度

重症急性胰腺炎常带来剧烈的腹痛、腹胀等身体不适。采取有效的止痛措施、胃肠

减压等方法，可缓解患者的疼痛和不适，提高其身体的舒适度。同时，合理的营养支持也有助于维持患者的身体机能，减轻因疾病导致的虚弱感。

（三）帮助预防并发症

重症急性胰腺炎容易引发多种严重并发症，如胰腺坏死感染、假性囊肿、多器官功能障碍综合征等。通过及时的抗感染治疗、严密的监测和适当的干预措施，可以有效地预防并发症的发生。例如，早期使用抗生素预防感染、定期进行影像学检查以监测病情变化等，有助于降低并发症的风险，改善患者的预后。

（四）减轻心理痛苦

重症急性胰腺炎的患者不仅面临身体上的巨大痛苦，还常承受着心理上的压力和恐惧。给予心理支持和疏导，帮助患者缓解焦虑、恐惧等不良情绪，减轻心理痛苦。这对于提高患者的治疗依从性和康复信心具有重要意义。

三、护理措施

（一）维持有效循环的护理

在 SAP 早期尤其是 72 小时内，由于大量炎性因子释放、体液渗出及频繁呕吐，患者有效循环量严重不足。

1. 密切监测生命体征和意识变化

持续进行心电图、血压、中心静脉压监护，详细记录 24 小时出入量，持续导尿并观察每小时尿量（确保 ≥ 30ml/h），根据监测数据调整输液速度及成分，快速有效补充体液。

2. 保持静脉通道通畅

进行深、浅静脉置管，预留三通接头以便急救药物使用，并使用输液泵确保特殊药物的安全给药效果。静脉置管部位要严格无菌管理，每天检查穿刺点并更换无菌敷料，确保输液安全，防止感染。

3. 在呼吸护理方面

由于 SAP 患者容易出现 ARDS 且病死率高，应早期进行呼吸支持与机械通气。护理包括密切观察患者的呼吸频率、节律、形态及呼吸困难和发绀情况，动态监测血氧饱和度和动脉血气分析，根据病情调整氧疗方式（轻症患者面罩给氧，重症者协助气管插管、正压通气），并定期清除气道分泌物，鼓励排痰，通过雾化吸入湿化气道。每小时协助患者变换体位，改善肺部通气和血流，促进痰液排出，有助于急性呼吸窘迫综合征（ARDS）防治及预防肺部感染。

（二）其他重要器官功能的护理

SAP 患者可能发生急性肝肾损伤、胃肠道出血或胰性脑病。

（1）在密切监测生命体征基础上，关注血糖、血常规、肝肾功能及电解质变化，观察皮肤黏膜是否黄染。

（2）观察呕吐物和排泄物的颜色、性状和量；若患者需要胃肠减压，记录引流物的色、性状和量，注意胃肠道出血及麻痹性肠梗阻的迹象。

（3）监测患者的意识和瞳孔变化，观察是否有烦躁、谵妄、意识迟钝等胰性脑病的早期征兆，发现异常应立即报告医生并配合急救，避免患者意外坠床或其他意外伤害。

（三）药物治疗护理

SAP 患者治疗复杂，涉及多种药物，包括镇痛药、抗炎药、抗生素、抑制胰腺分泌药物及血管活性药物。护理人员需要熟悉药物的作用、剂量和给药方式，了解可能的不良反应并及时监测患者反应。使用生长抑素或奥曲肽等药物时应现配现用，通过输液泵持续给药，如中断超过 5 分钟需要重新给予冲击剂量。

（四）腹痛护理

SAP 患者腹痛剧烈，容易产生焦虑情绪。护理人员应帮助患者取舒适体位，并给予安慰和支持。疼痛严重时可根据医嘱给予镇痛药，首选哌替啶，避免使用吗啡及胆碱能受体拮抗剂（如阿托品）以防奥狄括约肌收缩或肠麻痹加重。

第二节　上消化道出血的护理

上消化道出血的护理是指对发生上消化道出血的患者进行系统性、综合性的护理措施，以确保患者的生命体征稳定、减少出血量、缓解症状并促进康复。护理内容包括病情观察、支持性治疗、饮食指导、心理护理、病情评估及预防措施等，旨在通过严密监测和及时干预降低出血的风险，防止并发症发生并提高患者的生活质量。

一、评估要点

（一）生命体征监测

生命体征监测是上消化道出血患者评估的重要环节。密切监测血压、心率、呼吸、血氧饱和度等生命体征，对于判断患者的病情变化至关重要。

当出现休克迹象时，如血压下降，通常是由于血容量不足导致的。血压降低可能会影响重要器官的灌注，尤其是心脏、大脑和肾等。心率增快是身体对血容量不足的一种代偿反应，试图通过增加心输出量来维持器官的血液供应。皮肤苍白是由于外周血管收缩，血液流向重要器官，导致皮肤的血液供应减少。四肢湿冷则是由于微循环障碍，组织灌注不足引起。通过持续监测这些生命体征，可以及时发现休克的早期迹象，采取积极的治疗措施，如快速补液、输血等，以防止休克的进一步发展。

（二）出血量和出血特征

评估呕血和便血的次数、颜色和量，以及记录大便和呕吐物的性质，对于判断出血的严重程度和部位具有重要意义。

如果呕血和便血的次数频繁，且量较大，说明出血较为严重。呕血的颜色可以提供关于出血部位的线索。鲜红色呕血通常提示出血部位靠近食管或胃的近端，而暗红色或咖啡色呕血则可能表明出血部位在胃或十二指肠的较高位置，且血液在胃肠道内停留了一段时间。

大便呈柏油样通常是上消化道出血的典型表现，是由于血液在肠道内经过消化作用后形成的。如果大便颜色为鲜红色，则可能提示下消化道出血，但也不能排除大量上消化道出血快速通过肠道的情况。

记录呕吐物的性质也有助于判断出血部位。鲜红色呕吐物提示出血部位靠近食管或胃的近端，而咖啡色呕吐物则可能表明出血在胃或十二指肠的较高位置。

（三）意识状态

观察患者的意识状态对于判断上消化道出血的严重程度也非常重要。神志模糊、意识改变等情况可能是由于失血性休克引起的脑部供血不足所致。当出血量较大时，血容量不足会导致脑部灌注减少，从而影响大脑的功能。

早期可能表现为烦躁不安、头晕、乏力等，随着病情的加重，可能出现神志模糊、昏迷等严重情况。因此，密切观察患者的意识状态，可以及时发现休克的严重程度，采取相应的治疗措施。

（四）腹部体征

评估腹部体征可以帮助判断有无腹腔内感染、穿孔等并发症。腹痛是上消化道出血常见的症状之一，可能是由于出血刺激胃肠道或腹腔内其他器官引起的。腹胀可能是由于胃肠道内积血或腹腔内渗出液增多导致的。

压痛和反跳痛是腹膜炎的典型表现，如果出现这些体征，可能提示腹腔内感染或穿孔。肠鸣音的变化也可以提供一些线索。肠鸣音减弱或消失可能是由于腹膜炎导致肠道蠕动减弱或麻痹引起的，而肠鸣音亢进则可能提示肠道出血刺激肠道蠕动增强。

（五）出入量监测

记录患者的 24 小时出入量对于判断血容量状态和脱水情况非常重要。尿量是反映肾灌注的重要指标，当血容量不足时，尿量会减少。呕吐物、引流液的量及颜色也可以提供关于出血情况的信息。如果呕吐物和引流液的量较多，且颜色为鲜红色或暗红色，说明出血仍在继续。通过记录出入量，可以及时调整补液方案，维持患者的血容量平衡，防止脱水和电解质紊乱的发生。

二、急救护理

（一）保持气道通畅

呕血患者极易因误吸而导致窒息，这是上消化道出血患者面临的严重风险之一。因此，及时清理口腔和咽喉分泌物至关重要。当患者呕血时，血液和呕吐物可能会在口腔和咽喉部积聚，若不及时清理，可能会在患者呼吸时被吸入气道，引发窒息。护理人员应迅速使用吸引器等设备协助吸痰，以确保气道内无血液和呕吐物残留。维持气道通畅不仅可以避免窒息的发生，还能保证患者的氧气供应，为后续的治疗提供基础条件。

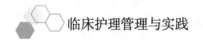

（二）体位管理

正确的体位管理对于上消化道出血患者也非常重要。将患者置于平卧或侧卧位，头偏向一侧，这样可以有效地避免误吸。在平卧或侧卧位时，即使患者发生呕吐，呕吐物也能顺利地从口腔流出，而不会流入气道。如果出血较严重或伴有休克风险，应适当抬高下肢。抬高下肢可以促进血液回流，增加脑部供血，从而预防因血容量不足而导致的脑部缺血、缺氧。同时，抬高下肢还可以减轻心脏负担，有助于维持循环稳定。

（三）维持生命体征

密切监测血压、心率、呼吸和血氧饱和度是上消化道出血患者治疗过程中的关键环节。这些生命体征的变化可以及时反映患者的病情严重程度和治疗效果。动态观察生命体征的变化尤为重要，因为上消化道出血患者的病情可能随时发生变化。尤其要注意有无血压下降、心率增快等休克征象。当患者出现血压下降时，可能是由于血容量不足导致的，这是休克的早期表现之一。心率增快也是身体对血容量不足的一种代偿反应。如果发现这些休克征象，应立即采取措施维持循环稳定，如快速补液、使用血管活性药物等。

（四）建立静脉通路

迅速建立有效的静脉通路是上消化道出血治疗的重要步骤。静脉通路是进行输液、输血和给药的重要通道，对于补充血容量、纠正贫血和凝血功能障碍等至关重要。在建立静脉通路时，应选择粗大的血管，以确保输液速度和药物的顺利输入。同时，应预留抢救用通路，以便在紧急情况下能够迅速进行输血和给药。建立静脉通路后，应根据患者的病情和医嘱进行输液和输血治疗，以维持患者的血容量和生命体征稳定。

（五）血容量和液体管理

根据医嘱快速补充液体是纠正上消化道出血患者血容量不足的关键措施。保持有效循环量对于维持患者的生命体征稳定至关重要。优先选用生理盐水、平衡盐液等晶体液进行快速补液，以补充血容量和维持电解质平衡。

在大量失血的情况下，单纯使用晶体液可能无法满足患者的血容量需求，此时可以配合使用胶体液或血制品。胶体液可以提高血浆胶体渗透压，增加血容量，而血制品如红细胞、血浆等可以补充患者丢失的血液成分，纠正贫血和凝血功能障碍。在进行血容量和液体管理时，应密切观察患者的生命体征、尿量等指标，根据患者的具体情况调整输液速度和输液量，以避免因输液过多或过快而导致心力衰竭、肺水肿等并发症的发生。

三、健康教育

上消化道出血患者的健康教育重点在于帮助患者和家属了解病因、预防措施、正确的生活方式和随访计划，以降低再出血风险，促进病情恢复。

（一）病因和病情解释

向患者及家属简要讲解上消化道出血的原因及其可能的诱因（如消化性溃疡、肝硬化、食管静脉曲张等），并解释出血可能带来的健康风险和护理重点，以增强其对病情的认知和配合度。

（二）饮食指导

建议患者避免摄入刺激性食物（如辛辣、油腻、过烫的食物），戒烟戒酒，以免引起胃肠黏膜损伤。恢复期可选择营养丰富、易消化的软食，逐渐过渡到正常饮食，并鼓励少量多餐，避免过饱或饥饿。

（三）药物管理教育

指导患者按医嘱服药，特别是抗酸药、止血药等应严格遵守剂量和时间，不自行停药或更改剂量。同时，避免使用对胃肠道有刺激性的药物（如非甾体类抗炎药），如必须使用，应在医生指导下进行。

第三节 肝衰竭护理

一、定义

肝衰竭护理是指针对肝功能严重受损的患者所进行的系统性、综合性护理干预，旨在帮助患者维持和恢复基本的生命体征、预防并发症、改善症状并提升生活质量。护理工作根据肝衰竭的病理特点和患者的具体情况，强调支持性治疗、严密监测、病情评估和心理护理等多方面的干预。

通过加强生命体征、意识状态、出血倾向、电解质平衡和代谢紊乱的动态监测，并注重营养支持和肝代谢功能的维护，以期稳定病情、促进肝功能恢复及减缓疾病进展。此外，护理还涵盖患者和家属的健康教育，帮助其理解病情、遵循治疗计划并树立积极的康复信念。

二、临床分类

（一）急性肝衰竭

急性肝衰竭是指肝功能急剧恶化，通常在发病后短时间内出现肝性脑病，黄疸快速加重，常伴有出血倾向、腹水和肾衰竭等。急性肝衰竭多见于药物毒性（如对乙酰氨基酚中毒）、病毒性肝炎或其他急性损伤。

（二）亚急性肝衰竭

亚急性肝衰竭发生在肝功能损害持续数周到 3 个月内，多因慢性肝病或肝硬化进展迅速导致，病程较急性肝衰竭缓慢，但预后通常不佳。

（三）慢性肝衰竭

慢性肝衰竭通常由慢性肝病或肝硬化逐渐恶化引起，病程较长，症状进展缓慢，伴有长期黄疸、腹水、消化道出血等症状。慢性肝衰竭的常见原因包括慢性乙型或丙型肝炎、长期酗酒等。

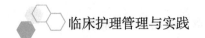

（四）急性或亚急性加重的慢性肝衰竭

在慢性肝病或肝硬化的基础上发生急性加重，通常由感染、饮酒或药物等诱因导致，表现出急性肝功能恶化。

三、常见原因

（一）病毒性肝炎

乙型和丙型肝炎病毒是导致慢性肝病和肝硬化的重要病因，尤其在慢性疾病的基础上容易引发肝衰竭。急性病毒性肝炎（如甲型、戊型肝炎）也可能引起急性肝衰竭。

（二）药物性肝损伤

一些药物，如对乙酰氨基酚（扑热息痛）、抗结核药、某些抗生素和化学治疗药物等，在高剂量或长期服用时可能对肝造成毒性，导致急性或慢性肝损伤，最终可能进展为肝衰竭。

（三）肝血流动力学异常

肝静脉阻塞症（如布加综合征）、门静脉血栓形成等导致肝血流受阻，严重时引发肝细胞损伤，甚至肝衰竭。

四、护理评估

（一）生命体征监测

生命体征监测是评估肝病患者病情的重要环节。密切监测体温、心率、血压、呼吸等生命体征的变化，对于及时发现病情恶化和采取相应治疗措施至关重要。

体温的变化可能提示感染或其他并发症的发生。心率的异常可能反映心脏功能受损或血容量不足等情况。血压的波动尤其是出现低血压，可能是由于肝功能减退导致的循环功能障碍。同时，应特别关注脉搏及氧饱和度，脉搏的强弱和节律变化可以反映心输出量和外周循环状态。氧饱和度则能直接反映患者的呼吸功能和氧合情况，评估是否存在呼吸衰竭的迹象。通过持续监测这些生命体征，可以早期发现病情变化，为及时干预提供依据。

（二）意识状态与神经系统评估

意识状态和神经系统评估对于肝病患者尤为重要，尤其是对肝性脑病的早期发现。观察患者的意识水平、定向力、记忆力及情绪状态，可以及时察觉神经系统的异常。轻度意识模糊、反应迟钝、嗜睡等是肝性脑病的早期症状，可能由于肝功能受损导致体内毒素积聚，影响神经系统功能。早期发现这些症状并采取相应治疗措施，如调整饮食、使用降氨药物等，可以有效预防肝性脑病的进一步发展。

（三）消化系统状况

消化系统症状是肝病患者常见的表现。评估有无恶心、呕吐、腹胀、食欲下降等症状，有助于了解患者的消化系统功能状态。同时，监测是否存在上消化道出血的表现，如呕血或黑便，对于预防和及时处理严重并发症至关重要。了解患者的饮食耐受情况及肠道蠕动状态，可以调整饮食方案，促进消化吸收。记录日常排便情况，包括大便的颜色、形状和频率，有助于判断肠道功能和是否存在消化系统出血等问题。

（四）皮肤和黏膜状态

皮肤和黏膜状态的评估可以提供关于肝病患者病情的重要信息。评估皮肤的颜色、弹性和有无瘀斑、黄疸、蜘蛛痣等表现。黄疸是肝病患者常见的症状，表现为皮肤和巩膜发黄，是由于胆红素代谢障碍所致。瘀斑和出血倾向如牙龈出血、鼻出血、皮肤瘀斑等，可能是由于肝合成凝血因子减少导致的凝血功能障碍。蜘蛛痣则是由于肝对雌激素的灭活功能减退引起。观察黏膜的湿润程度可以反映患者的脱水状态和身体的整体状况。

五、护理措施

（一）生命体征监测

1. 重要性及监测内容

严密监测患者的生命体征是肝衰竭护理的基础环节。生命体征包括体温、脉搏、呼吸、血压和氧饱和度，这些指标能够直接反映患者的身体状况和病情变化。体温的异常升高可能提示感染的发生，而体温过低则可能与循环功能障碍或代谢紊乱有关。脉搏的频率和节律变化可以反映心脏功能和血容量情况。

呼吸的频率、深度和节律变化可能提示呼吸系统疾病或肝肺综合征等并发症。血压的波动可能是由于血容量不足、心血管功能障碍或肝性脑病等原因引起。氧饱和度则反映了患者的呼吸功能和氧合状态，对于评估患者是否存在呼吸衰竭等严重情况至关重要。

2. 监测频率及异常情况处理

特别关注有无出血、感染、意识改变等情况，必要时每 1～2 小时进行一次监测。这些情况是肝衰竭患者常见的并发症，需要及时发现并处理。出血可能是由于凝血功能障碍引起，表现为皮肤和黏膜出血、牙龈渗血、呕血或便血等。感染可能是由于患者免疫力低下，容易受到外界病原体的侵袭，表现为发热、白细胞计数升高等。意识改变可能是由于肝性脑病引起，表现为意识模糊、嗜睡、昏迷等。当发现异常情况时，应及时记录并报告医生，以便采取相应的治疗措施。

（二）神经系统护理

1. 观察内容及意义

观察和记录患者意识、瞳孔反应及反射情况对于肝衰竭患者尤其是肝性脑病患者至关重要。意识状态的改变是肝性脑病的重要表现之一，早期可能表现为轻度意识模糊、反应迟钝，随着病情的进展，可能出现嗜睡、昏迷等严重情况。瞳孔反应可以反映神经系统的功能状态，如瞳孔大小、对光反射等。反射情况包括膝反射、跟腱反射等，可以帮助判断神经系统的兴奋性。通过密切观察这些指标，可以及时发现肝性脑病的早期症状，为治疗提供依据。

2. 环境要求及药物注意事项

尽量减少噪声，保持环境安静，避免光线刺激，减少患者不必要的精神负担。肝衰竭患者的神经系统对外界刺激较为敏感，噪声和光线刺激可能会加重患者的烦躁不安和意识障碍。因此，为患者创造一个安静、舒适的环境，有助于患者的休息和康复。对于肝性脑病患者，应避免使用镇静剂等可能影响意识的药物。镇静剂可能会掩盖患者的意识状态变化，影响医生对病情的判断。同时，镇静剂可能会加重肝性脑病的症状，导致患者昏迷加深。

（三）出血预防和护理

1. 凝血功能障碍与出血表现

肝衰竭常伴凝血功能障碍，这是由于肝合成凝血因子减少、血小板数量减少和功能异常等原因引起。应密切观察有无皮肤和黏膜出血、牙龈渗血、呕血或便血等情况。皮肤和黏膜出血表现为皮肤瘀点、瘀斑、鼻出血、牙龈出血等。呕血和便血是上消化道出血的表现，可能是由于食管胃底静脉曲张破裂、消化性溃疡等原因引起。这些出血情况如果不及时处理，可能会导致患者贫血、休克甚至死亡。

2. 口腔护理及治疗措施注意事项

鼓励患者保持口腔清洁，必要时使用软毛牙刷、漱口水，以防口腔出血。口腔是细菌滋生的重要场所，保持口腔清洁可以减少感染的风险。同时，使用软毛牙刷可以避免损伤牙龈，减少牙龈出血的发生。漱口水可以起到杀菌、消炎的作用，有助于预防口腔感染。避免采取容易引起出血的治疗措施（如肌肉注射、硬物饮食等）。肌肉注射可能会导致局部出血，尤其是对于凝血功能障碍的患者。硬物饮食可能会损伤口腔和消化道黏膜，引起出血。因此，应尽量避免这些治疗措施，选择安全的给药方式和饮食。

（四）感染预防

1. 无菌操作及控制感染源

加强无菌操作，减少外界病原体的侵入风险。肝衰竭患者免疫力低下，容易受到外界病原体的侵袭，因此，医护人员在进行各种操作时，应严格遵守无菌操作原则，避免交叉感染。减少患者和访客的接触，控制感染源。患者和访客可能携带各种病原体，增加感染的风险。因此，应尽量减少患者和访客的接触，尤其是在患者病情严重时。同时，对访客应进行严格的消毒和防护措施，避免将病原体带入病房。

2. 皮肤口腔卫生及感染指标监测

注意保持患者的皮肤清洁和口腔卫生，预防压疮、呼吸道和尿路感染。皮肤清洁可以减少细菌滋生，预防压疮的发生。口腔卫生可以减少口腔感染的风险。定期检查白细胞计数和 C 反应蛋白等感染指标，及时识别和处理感染症状。白细胞计数和 C 反应蛋白是反映感染的重要指标，当这些指标升高时，可能提示感染的发生。应及时进行细菌培养和药物敏感试验，选择敏感的抗生素进行治疗。

六、护理教育

（一）避免肝毒性药物及减少用药

大部分药物在肝代谢，为减轻肝负担，应尽量避免使用肝毒性的药物，并尽量少用药物。在治疗过程中，医生需谨慎选择药物，避免使用对肝有损害的抗生素、解热镇痛药等。患者和家属也应了解常用药物的肝毒性，避免自行用药。

（二）强调正确饮食的重要性

向患者及家属强调正确饮食对肝衰竭患者的重要性。应选择清淡、易消化、富含营养的食物，避免油腻、辛辣、刺激性食物。控制蛋白质的摄入量，以防止肝性脑病的发生。同时，要保证足够的热量摄入，维持身体的正常代谢。

（三）宣教出血症状观察与处理

向患者及家属宣教如何观察各种出血症状，如黑便、鼻衄、牙龈出血、瘀斑、头痛、血尿等。一旦发现出血症状，应及时就医。同时，告知患者如何避免出血，如避免用力刷牙、避免碰撞等。对于轻微出血，可采用压迫止血等简单处理方法。

第四节　胃肠手术患者围术期护理

一、胃癌（胃窦部癌）根治术

（一）胃窦部癌的特点

胃窦部癌是指位于胃的远端，即胃窦部位的恶性病变。该部位的癌症常以溃疡、硬化性病变为主。由于胃窦部在消化系统中具有重要的功能，其发生癌变后会对患者的消化功能产生显著影响。

胃窦部癌的临床表现多样，常见的症状包括上腹部疼痛、食欲下降、恶心、呕吐、体重减轻等。早期胃窦部癌的症状可能不明显，容易被患者忽视，因此，定期进行体检和胃镜检查对于早期发现胃窦部癌至关重要。

（二）手术切除范围

胃窦部癌根治术的切除范围通常包括胃的远端。这是因为胃窦部癌主要发生在胃的远端，切除该部位可以有效地去除病灶。然而，部分病例会根据病灶大小、浸润深度及是否存在转移等情况，选择性切除全胃。在决定切除范围时，医生需要综合考虑多个因素，包括肿瘤的大小、位置、浸润深度、淋巴结转移情况及患者的身体状况等。

手术还包括周围淋巴结的清扫。淋巴结转移是胃癌常见的转移方式之一，清扫淋巴结可以减少术后复发风险。尤其是与胃窦癌相关的第 6、第 7、第 8 组淋巴结，这些淋巴结通常与胃窦部癌的转移密切相关。在必要时，手术还会延伸至胃动脉周围的第

1～4组淋巴结，以确保彻底清除可能受累的淋巴结。淋巴结清扫的范围和程度需要根据患者的具体情况进行个体化评估，既要保证彻底清除可能转移的淋巴结，又要避免过度清扫导致的并发症。

(三) 肠道重建

为了恢复消化道的连续性，常用的重建方法包括毕Ⅱ式吻合术、Roux-en-Y吻合术等。毕Ⅱ式吻合术是将胃与空肠进行吻合，这种方法操作相对简单，能够有效地恢复消化道的连续性。Roux-en-Y吻合术则是将胃与空肠进行吻合后，再将空肠的一段与十二指肠进行吻合，这种方法可以减少胆汁反流和吻合口溃疡的发生。

肠道重建的目的是确保食物能够顺利进入小肠进行进一步消化吸收，尽量减少术后消化道功能的影响。在选择重建方法时，医生需要考虑患者的具体情况，包括肿瘤的位置、切除范围、患者的身体状况等。同时，肠道重建还需要注意吻合口的血供和张力，避免出现吻合口瘘等并发症。

(四) 手术步骤

该手术通常在全身麻醉下进行。全身麻醉可以确保患者在手术过程中处于无痛和安静的状态，有利于手术的顺利进行。手术可以通过上腹正中切口或腹腔镜微创手术方式进入腹腔。上腹正中切口是传统的手术入路，具有视野开阔、操作方便等优点。腹腔镜微创手术则具有创伤小、恢复快等优点，近年来在胃癌手术中的应用越来越广泛。

术中对胃周围结构、淋巴结进行彻底探查。这是手术的关键步骤之一，通过探查可以了解肿瘤的大小、位置、浸润深度及淋巴结转移情况，为制定手术方案提供依据。随后进行胃远端切除，并实施必要的淋巴结清扫和吻合。在手术过程中，医生需要特别关注保护胃周围主要血管，防止出血和损伤。胃周围的主要血管包括胃左动脉、胃右动脉、胃网膜左动脉、胃网膜右动脉等，这些血管为胃提供血液供应，一旦受损，可能会导致严重的出血和胃缺血坏死等并发症。

(五) 术后护理和并发症预防

胃癌根治术后患者的恢复依赖于严格的术后护理。术后护理包括营养支持、预防感染、监测吻合口渗漏的风险等。营养支持是术后护理的重要环节之一，由于手术对患者的消化功能产生了一定的影响，患者在术后需要通过肠内营养或肠外营养等方式补充足够的营养物质，以促进伤口愈合和身体恢复。预防感染也是术后护理的重要任务之一，患者在术后免疫力低下，容易受到感染，因此需要加强病房的消毒和护理，合理使用抗生素等预防感染。

监测吻合口渗漏的风险是术后护理的关键之一。吻合口渗漏是胃癌根治术后常见的并发症之一，一旦发生，可能会导致严重的感染和腹膜炎等并发症。因此，术后需要密切观察患者的生命体征、腹部症状和体征等，及时发现吻合口渗漏的迹象，并采取相应的治疗措施。

术后并发症如吻合口狭窄、消化不良和胃排空障碍等需及早发现并处理。吻合口狭窄是由于吻合口愈合不良或瘢痕形成等原因引起的，患者可能会出现进食困难、呕吐等症状。消化不良和胃排空障碍则是由于手术对胃的消化功能产生了影响，患者可能会出现腹胀、恶心、呕吐等症状。对于这些并发症，需要通过调整饮食、药物治疗等方式进行处理，严重的情况下可能需要再次手术。

此外，患者在术后需密切随访，观察复发和转移迹象。随访的内容包括定期进行体检、胃镜检查、影像学检查等，以便及时发现复发和转移的迹象，并采取相应的治疗措施。随访的时间和频率需要根据患者的具体情况进行个体化制定，一般来说，术后前两年需要每三个月进行一次随访，之后可以逐渐延长随访的时间间隔。

二、内镜下十二指肠乳头括约肌切开术

内镜下十二指肠乳头括约肌切开术（EST）作为一种先进的微创手术技术，在胆道系统疾病的治疗中发挥着重要作用。它以其独特的优势，为患者提供了一种创伤小、恢复快且有效的治疗选择。

（一）手术适应证

1. 胆总管结石

胆总管结石是 EST 的主要适应证之一，特别是胆总管下端结石。结石在胆总管内可能导致胆管梗阻，引起腹痛、黄疸、发热等症状。通过 EST，可以直接切开十二指肠乳头括约肌，使结石能够顺利排出，解除胆管梗阻，缓解患者的症状。

2. 胆管或胰管狭窄

对于胆管或胰管狭窄的患者，EST 可以起到扩张狭窄部位、改善胆汁或胰液引流的作用。狭窄可能是由于炎症、肿瘤、先天性异常等原因引起，导致胆汁或胰液排出不畅，进而引发一系列并发症。通过切开括约肌，可以增加胆管或胰管的开口，改善引流情况，减轻患者的症状和并发症风险。

3. 胆源性胰腺炎

胆源性胰腺炎是由于胆管结石或狭窄等原因导致胆汁反流进入胰管，激活胰酶，引起胰腺炎症。通过 EST 解除胆管梗阻，可以缓解胰腺炎的症状，降低病情的严重程度和复发风险。

4. 胆道寄生虫

在某些情况下，胆道寄生虫如蛔虫等可能堵塞胆管，引起胆管梗阻和炎症。EST 可以切开括约肌，使寄生虫能够顺利排出，同时进行相应的驱虫治疗，缓解患者的症状。

5. 胆道梗阻引起的黄疸

对于梗阻性黄疸，EST 可以作为一种有效的引流方法。通过切开括约肌，放置胆道支架或进行取石等操作，可以恢复胆汁的正常引流，降低胆红素水平，改善黄疸症状。

6. 胆道手术后并发症

手术后并发症如胆道瘘、胆管狭窄等，EST 可以作为一种补救性治疗措施。通过切开括约肌，放置支架或进行扩张等操作，可以改善胆道的通畅性，促进瘘口的愈合和狭窄部位的扩张。

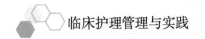

（二）手术过程

1. 患者体位与准备

在内镜下十二指肠乳头括约肌切开术过程中，患者通常采取麻醉下的仰卧或左侧卧位。这种体位有助于医生更好地操作十二指肠镜，进入消化道并到达十二指肠乳头部位。在手术前，患者需要进行全面的评估，包括身体状况、凝血功能、心肺功能等，以确保手术的安全性。同时，患者需要禁食一段时间，以减少胃肠道内的食物和液体，便于手术操作。

2. 进入胆道

手术通过十二指肠镜（ERCP）从口腔进入消化道，可以深入到十二指肠部位。在到达十二指肠乳头部位后，医生会将导丝和造影剂通过十二指肠镜的管道进入胆管，以确定结石或梗阻的位置。造影剂可以在 X 线下显影，帮助医生清晰地看到胆管的形态和结构，确定病变的位置和范围。

3. 括约肌切开

使用电刀或切开刀沿十二指肠乳头括约肌切开，这是手术的关键步骤。医生会根据患者的具体情况，选择合适的切开长度和深度，将胆总管下端括约肌切开，使开口增大以便排出结石或改善胆道引流。在切开过程中，医生需要非常小心，避免损伤周围的组织和血管，同时要确保切开的效果能够满足治疗的需要。

4. 取石或引流

切开括约肌后，医生可利用取石网篮或气囊将胆管结石取出。取石网篮是一种特殊的器械，可以通过十二指肠镜的管道进入胆管，将结石套住并取出。气囊则是通过充气膨胀，将结石推出胆管。在需要时，医生还可以放置胆道支架以维持胆汁引流通畅。胆道支架是一种管状的器械，可以放置在胆管内，起到支撑和引流的作用，帮助胆汁顺利排出。

（三）手术优点

1. 微创

相比于开放或腹腔镜胆管手术，EST 属于内镜微创手术，创伤小。手术不需要进行大的切口，而是通过口腔和消化道进入胆管进行操作，对患者的身体损伤较小。同时，由于创伤小，患者的恢复速度也较快，术后疼痛较轻，住院时间短，能够更快地恢复正常生活和工作。

2. 有效性

切开括约肌能够迅速解除胆道梗阻，排出结石并预防反复发作。EST 可以直接针对病因进行治疗，通过切开括约肌，改善胆汁的引流，去除结石等梗阻因素，有效地缓解患者的症状。同时，由于手术效果显著，患者的复发风险也相对较低。

3. 适用范围广

EST 适用于多种胆道问题，特别是胆总管结石和梗阻性黄疸。EST 可以针对不同类型和程度的胆道疾病进行治疗，无论是结石、狭窄、炎症还是其他原因引起的胆道问题，都可以通过 EST 得到有效的治疗。此外，对于不能耐受传统手术的患者，如高龄、体弱、合并多种疾病的患者，EST 也是一种较为理想的治疗选择。

（四）术后护理与并发症防治

1. 术后观察与护理

术后需要密切观察患者的症状和生命体征，包括体温、心率、血压、呼吸等。同时，要注意观察患者的腹部症状，如腹痛、腹胀、恶心、呕吐等，以及黄疸的变化情况。如果出现异常情况，应及时通知医生进行处理。术后禁食一段时间，给予静脉营养支持，以满足患者的身体需求。随后逐渐过渡到软食，避免食用油腻、辛辣、刺激性食物，以免刺激胆道，影响恢复。

2. 并发症防治

EST 术后可能出现的并发症包括出血、感染、穿孔或急性胰腺炎等。为了预防这些并发症的发生，医生会在手术前后采取一系列措施。例如，在手术前，会对患者的凝血功能进行评估，如有异常及时进行纠正。在手术中，要小心操作，避免损伤血管和组织。

术后，给予患者止血、抗感染等药物治疗，并密切观察患者的病情变化。如果出现并发症，应及时进行处理。对于出血，可采取止血药物、内镜下止血等方法；对于感染，可给予抗生素治疗；对于穿孔，可能需要进行手术修补；对于急性胰腺炎，可给予禁食、胃肠减压、药物治疗等措施。

3. 定期复查

术后定期进行影像学检查以确保胆道通畅。常用的检查方法包括超声、CT、磁共振胰胆管造影（MRCP）等。这些检查可以帮助医生了解胆道的情况，观察是否有结石残留、狭窄复发等问题。如果发现异常情况，应及时进行处理，以确保患者的康复。

三、腹会阴联合直肠癌根治术

腹会阴联合直肠癌根治术（APR）作为低位直肠癌的一种重要治疗手段，在临床上发挥着关键作用。该手术通过腹部与会阴部联合切口，彻底切除直肠和肛管，并进行淋巴结清扫，为患者提供了根治肿瘤的机会。然而，手术也带来了一系列的挑战和并发症，需要精心的术后护理和管理。

（一）适应证

1. 直肠下段恶性肿瘤

腹会阴联合直肠癌根治术主要适用于直肠下段恶性肿瘤，特别是距肛缘 5cm 以内的肿瘤。由于肿瘤位置较低，传统的保肛手术可能无法完全切除肿瘤，因此需要采用 APR 术式。这种术式可以确保肿瘤被彻底切除，降低局部复发的风险。

2. 肿瘤侵及肛管、肛门括约肌或盆底结构

当肿瘤侵及肛管、肛门括约肌或盆底结构时，保肛手术往往难以实现。APR 术式可以切除受侵的组织，包括肛门括约肌，以达到根治肿瘤的目的。虽然这种手术会导致

患者失去肛门功能，但对于控制肿瘤的进展和提高患者的生存率至关重要。

3. 低位直肠癌伴局部复发或局部侵袭广泛的肿瘤

对于低位直肠癌伴局部复发或局部侵袭广泛的肿瘤，APR 术式也是一种有效的治疗选择。这种情况下，肿瘤可能已经侵犯周围的组织和器官，需要进行广泛的切除和淋巴结清扫。APR 术式可以提供更彻底的治疗，减少肿瘤的残留和复发的风险。

（二）手术过程

1. 全身麻醉与切口选择

手术通过腹部和会阴部联合切口，通常在全身麻醉下进行。全身麻醉可以确保患者在手术过程中处于无痛和安静的状态，有利于手术的顺利进行。腹部切口通常选择在下腹部正中或旁正中位置，以便更好地暴露腹腔内的器官和组织。会阴部切口则根据肿瘤的位置和范围进行选择，通常在肛门周围或会阴部位。

2. 腹部切口部分操作

在腹部建立切口后，医生首先结扎并切断供应直肠的血管，包括肠系膜下动脉和静脉等。这一步骤可以减少手术过程中的出血，并为后续的肠管游离提供便利。然后，充分游离肠管，包括直肠、乙状结肠和部分降结肠等。在游离过程中，医生需要小心操作，避免损伤周围的组织和器官，如输尿管、膀胱、生殖器官等。完成对病变区域直肠和乙状结肠的切除，确保肿瘤切缘足够安全。肿瘤切缘的安全性是手术成功的关键之一，医生需要根据肿瘤的大小、位置和浸润深度等因素，确定合适的切缘距离，以确保肿瘤被完全切除。

3. 会阴部切口部分操作

在会阴部建立切口后，医生切除肛管和周围组织，包括肛门括约肌、坐骨直肠窝脂肪组织等。这一步骤需要非常小心，避免损伤周围的神经和血管，如阴部神经、直肠下动脉等。通常会切除肛门括约肌，并进行区域淋巴结清扫。淋巴结清扫是手术的重要组成部分，它可以清除可能存在的转移淋巴结，降低肿瘤复发的风险。医生会根据肿瘤的位置和浸润范围，确定淋巴结清扫的范围和程度。

4. 结肠造口

腹部切口一侧建立永久性的造口，连接乙状结肠或降结肠，以替代肛门的排便功能。结肠造口的位置和大小需要根据患者的具体情况进行选择，以确保造口的功能和美观。造口的护理是术后护理的重要环节之一，需要患者和家属的积极配合。

（三）术后护理

1. 造口护理

造口护理是术后护理的重点之一。保持造口清洁、预防感染是关键。患者需要定期更换造口袋，保持造口周围皮肤的干燥和清洁。可以使用温水和温和的清洁剂清洗造口周围皮肤，然后擦干并涂抹皮肤保护剂，以防止皮肤受损和感染。指导患者造口自我管理也是非常重要的，包括如何正确更换造口袋、如何观察造口的情况、如何处理造口周围的并发症等。患者和家属需要掌握这些知识和技能，以便更好地进行自我护理。

2. 伤口管理

每天观察会阴伤口和腹部切口有无渗出或感染。会阴伤口由于位置特殊，容易受到污染和感染，需要特别注意护理。可以使用碘伏等消毒剂进行消毒，然后覆盖无菌敷料。腹部切口也需要定期更换敷料，观察伤口的愈合情况。如果发现伤口有渗出、红肿、疼痛等异常情况，应及时通知医生进行处理。

3. 疼痛管理

通过镇痛药物控制术后疼痛，减轻患者的不适。术后疼痛是常见的问题，会影响患者的休息和恢复。医生会根据患者的疼痛程度，选择合适的镇痛药物和方法，如口服止痛药、注射止痛药、自控镇痛泵等。患者也可以通过放松心情、深呼吸、听音乐等方法缓解疼痛。

4. 饮食调理

逐步过渡到低渣饮食，避免消化道不适。术后患者的消化功能可能会受到一定的影响，需要注意饮食调理。在术后初期，患者需要禁食一段时间，然后逐渐过渡到清流食、流食、半流食和软食。饮食应以低渣、易消化、富含营养的食物为主，避免食用辛辣、油腻、刺激性食物和高纤维食物，以免引起消化道不适和便秘。

5. 心理支持

帮助患者适应造口生活，提供心理支持。失去肛门功能和进行造口手术对患者的心理会产生很大的影响，患者可能会出现焦虑、抑郁、自卑等情绪。医护人员需要及时了解患者的心理状态，给予心理支持和疏导，帮助患者适应造口生活。可以通过与患者交流、提供心理咨询、组织造口患者交流活动等方式，帮助患者树立信心，积极面对生活。

（四）常见并发症及处理

1. 造口周围皮肤感染

造口周围皮肤感染是常见的并发症之一。主要表现为造口周围皮肤红肿、疼痛、渗出等。预防造口周围皮肤感染的关键是保持造口清洁和干燥，定期更换造口袋。如果出现感染症状，应及时通知医生进行处理。医生会根据感染的程度，选择合适的抗生素进行治疗，并对造口周围皮肤进行清洁和消毒。

2. 出血

术后出血也是可能出现的并发症之一。出血可能来自造口、会阴伤口或腹腔内。如果出血量较少，可以通过压迫止血、使用止血药物等方法进行处理。如果出血量较大，应及时通知医生进行手术止血。

3. 伤口愈合不良

伤口愈合不良可能由于感染、营养不良、糖尿病等因素引起。表现为伤口红肿、疼痛、渗出、裂开等。预防伤口愈合不良的关键是加强伤口护理，保持伤口清洁和干燥，避免感染。同时，患者需要注意饮食营养，增强身体免疫力。如果出现伤口愈合不良的情况，应及时通知医生进行处理。医生会根据伤口的情况，选择合适的治疗方法，如换

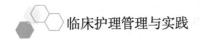

药、清创、缝合等。

4. 泌尿功能障碍

部分患者可能会出现泌尿功能障碍，如尿潴留、尿频、尿急等。这可能是由于手术损伤了盆腔神经或输尿管等引起的。预防泌尿功能障碍的关键是在手术过程中小心操作，避免损伤周围的神经和器官。如果出现泌尿功能障碍，应及时通知医生进行处理。医生会根据患者的具体情况，选择合适的治疗方法，如导尿、药物治疗、物理治疗等。

四、经腹直肠癌根治术

经腹直肠癌根治术（AR）是一种治疗直肠癌的常见外科手术，适用于中、上段直肠癌，特别是距肛缘较远、能够保留肛门功能的病例。手术通过腹部切口，切除受累的直肠部分及相应的淋巴组织，保留肛门括约肌，从而尽可能保留患者的排便功能。

（一）适应证

经腹直肠癌根治术适用于中段或上段且距肛缘 6cm 以上的直肠癌、肿瘤未侵及肛门括约肌的局限性直肠癌患者，同时也包括术前评估无远处转移或者经过放射治疗、化学治疗后肿瘤缩小而适合手术切除且预期可以保留肛门功能的患者。

（二）手术过程

经腹直肠癌根治术一般在全身麻醉下进行，主要步骤包括通过建立腹部切口进入腹腔，暴露直肠和乙状结肠，接着进行肠管游离，分离肿瘤所在的直肠段及周围组织并保护周围神经、血管结构，然后进行淋巴结清扫以减少复发风险，再根据肿瘤部位及范围切除直肠患病区域，保留健康部分的直肠和肛门括约肌，最后将乙状结肠或降结肠的远端与保留的直肠或肛门连接进行肠道重建，形成消化道的连续性，恢复正常排便通道。

（三）术后护理

术后护理是恢复的重要部分，重点在于进行伤口管理，即每天观察腹部切口和造口（如有）是否有感染迹象；进行排便功能管理，教导患者适应肠道重建后的排便模式，防止术后腹泻或排便失禁；做好疼痛管理，给予适量镇痛药物以减轻腹部伤口疼痛，帮助患者尽早恢复活动；注重饮食调节，初期给予流质或半流质饮食，逐渐过渡至低渣、富纤维饮食，促进消化道功能恢复；同时提供心理支持，帮助患者适应术后改变，特别是造口护理（如有），鼓励患者积极参与康复。

（四）术后并发症及处理

经腹直肠癌根治术后的常见并发症包括吻合口漏，对此需要严密观察有无腹痛、发热及感染症状，及时行影像学检查，如有漏出，可能需要手术或进一步引流；还有排便功能障碍，可出现排便频率增加、排便失禁等情况，通常在术后数周或数月逐渐改善；此外，感染也是常见并发症之一，包括腹腔感染和切口感染，应密切监测体温、白细胞计数等指标，及时给予抗生素或引流。

五、直肠黏膜环切术

直肠黏膜环切术作为一种微创手术，在治疗直肠黏膜脱垂和直肠前突等疾病方面发挥着重要作用。其以较小的创伤和较快的恢复速度，为患者提供了一种有效的治疗选择。尤其是对于轻度的直肠黏膜脱垂患者及保守治疗效果不佳但症状显著的患者而言，该手术具有重要的临床意义。

（一）适应证

1. 轻至中度的直肠黏膜脱垂

直肠黏膜脱垂是指直肠黏膜层向下移位，轻者可表现为排便时肛门有肿物脱出，便后可自行回纳；重者则脱出物不能自行回纳，甚至长期暴露在肛门外，引起疼痛、出血、感染等症状。对于轻至中度的直肠黏膜脱垂患者，直肠黏膜环切术是一种较为合适的治疗方法。通过切除松弛的黏膜环，可以恢复直肠黏膜的正常张力，减少脱垂的发生。

2. 伴有便秘、排便不畅的直肠前突

直肠前突是一种常见的直肠疾病，主要表现为排便困难、便秘等症状。其发生原因通常是由于直肠阴道隔薄弱，导致直肠前壁向前突出，形成囊袋状结构。在排便时，粪便容易积聚在这个囊袋内，难以排出。对于伴有便秘、排便不畅的直肠前突患者，直肠黏膜环切术可以在一定程度上改善直肠的解剖结构，缓解排便困难的症状。

3. 痔疮严重且伴有黏膜脱垂

痔疮是一种常见的肛肠疾病，严重的痔疮可能会伴有直肠黏膜脱垂。这种情况下，患者不仅会出现便血、疼痛、瘙痒等痔疮症状，还会有直肠黏膜脱垂带来的不适。直肠黏膜环切术可以同时处理痔疮和黏膜脱垂问题，提高患者的生活质量。

4. 保守治疗效果不佳但症状显著的患者

对于直肠黏膜脱垂和直肠前突患者，在经过保守治疗（如饮食调整、药物治疗、物理治疗等）后，症状仍然显著，影响生活质量。此时，直肠黏膜环切术可以作为一种有效的治疗手段。这种手术方式可以快速缓解患者的症状，提高生活质量，同时避免长期保守治疗带来的不便和不确定性。

（二）手术过程

1. 麻醉方式的选择

麻醉是手术顺利进行的重要保障。直肠黏膜环切术一般采用局部或蛛网膜下隙麻醉（腰麻）。局部麻醉是将麻醉药物注射在手术部位周围，使局部组织失去感觉。这种麻醉方式操作简单，对患者的身体影响较小，但麻醉效果可能不如腰麻。腰麻是将麻醉药物注入腰椎间隙，使下半身失去感觉。腰麻的麻醉效果较好，但需要专业的麻醉医生进行操作，且可能会有一些并发症，如头痛、低血压等。医生会根据患者的具体情况选择合适的麻醉方式，确保患者在术中无痛感。

2. 黏膜环切的操作要点

在直肠下端，通过肛门插入手术器械切除松弛的黏膜环。这是手术的关键步骤之一。手术器械通常包括电刀、剪刀等。在切除黏膜环时，医生需要非常小心，避免损伤周围的组织和器官。通常在黏膜层进行切除，避免深入直肠肌层，防止肠壁受损。如果切除过深，可能会导致肠壁穿孔、出血等严重并发症。在切除黏膜环的过程中，医生还需要注意切除的范围和深度，确保切除的黏膜环足够松弛，能够有效地恢复直肠黏膜的正常张力。

3. 缝合固定的重要性

将切除区域的黏膜边缘进行缝合固定，使黏膜紧密贴合恢复原位，减少黏膜脱垂的发生。缝合固定是手术的最后一步，也是非常重要的一步。良好的缝合固定可以确保切除的黏膜边缘紧密贴合，促进伤口愈合，减少黏膜脱垂的复发。在缝合固定时，医生需要使用细针细线，进行精细的缝合操作。同时，要注意缝合的张力，避免过紧或过松。过紧的缝合可能会导致黏膜缺血坏死，过松的缝合则可能无法有效地固定黏膜，增加复发的风险。

（三）术后护理

1. 饮食调理的原则

术后初期建议流质或半流质饮食。这是因为在术后初期，患者的肠道功能尚未完全恢复，消化能力较弱。流质或半流质饮食易于消化吸收，不会给肠道带来过多的负担。同时，这种饮食方式可以减少粪便的体积和硬度，避免增加腹内压，以防伤口出血或感染。随着伤口的逐渐愈合，患者可以逐渐过渡到正常饮食，但仍要注意避免食用辛辣、油腻、刺激性食物，多吃富含膳食纤维的食物，保持大便通畅。

2. 预防便秘的措施

在医师指导下合理使用缓泻剂，保持大便通畅，减少排便时对伤口的刺激。便秘是术后常见的问题之一，可能会导致伤口裂开、出血、感染等并发症。因此，预防便秘非常重要。患者可以在医师的指导下使用缓泻剂，如开塞露、乳果糖等。这些药物可以软化粪便，促进肠道蠕动，帮助患者顺利排便。同时，患者还可以通过饮食调整、适量运动等方式预防便秘。例如，多吃蔬菜、水果、粗粮等富含膳食纤维的食物，增加饮水量，适当进行散步、瑜伽等运动。

3. 伤口护理的方法

术后避免过度用力，定期清洗肛门区域，预防感染。伤口护理是术后护理的重要环节之一。患者在术后要避免过度用力，如用力排便、提重物等，以免增加腹内压，导致伤口裂开。同时，要定期清洗肛门区域，保持局部清洁。可以使用温水或高锰酸钾溶液进行坐浴，每次坐浴时间为 15 ～ 20 分钟。坐浴可以促进伤口血液循环，减轻疼痛，预防感染。此外，患者还要注意更换内裤，保持局部干燥。

（四）随访观察的意义

术后按时复查，观察是否有复发或其他并发症的迹象。随访观察是术后护理的重要组成部分。患者在术后需要按时到医院进行复查，医生会通过肛门指诊、肛门镜检查等方式观察伤口的愈合情况，是否有复发或其他并发症的迹象。如果发现问题，及时进行处理。随访观察的时间通常为术后 1 周、2 周、1 个月、3 个月、6 个月、1 年等。患者要严格按照医生的要求进行随访观察，不要自行中断或延迟复查。

（五）术后并发症及处理

1. 出血的处理方法

术后出血是最常见的并发症，通常可以通过局部止血处理。术后出血可能是由于手术过程中止血不彻底、伤口裂开、患者用力排便等原因引起。如果出血量较少，可以通过局部压迫止血、使用止血药物等方法进行处理。如果出血量较大，可能需要再次手术进行止血。因此，患者在术后要密切观察自己的身体状况，如果发现有便血、肛门坠胀等症状，要及时通知医生进行处理。

2. 感染的预防和治疗

由于手术部位位于肛门区域，术后注意保持局部清洁，必要时使用抗生素预防感染。肛门区域是一个细菌滋生的地方，容易发生感染。因此，术后患者要注意保持局部清洁，每天用温水清洗肛门区域，更换内裤。如果伤口出现红肿、疼痛、渗出等感染症状，要及时通知医生进行处理。医生可能会给予抗生素治疗，或者进行局部清创、引流等处理。

3. 狭窄的处理措施

少数患者术后可能出现直肠狭窄，表现为排便不畅，需要随访观察或必要时行扩张治疗。直肠狭窄是术后较为严重的并发症之一，可能是由于手术过程中切除的黏膜过多、缝合过紧等原因引起。如果患者出现排便不畅的症状，要及时通知医生进行处理。医生会通过肛门指诊、肛门镜检查等方式确定狭窄的程度和范围。对于轻度狭窄的患者，可以通过定期进行肛门扩张治疗来缓解症状。对于严重狭窄的患者，可能需要再次手术进行治疗。

六、腹腔镜阑尾炎

急性阑尾炎是一种常见的外科急腹症，如不及时治疗，可能会导致严重的并发症。传统的开放式阑尾切除术虽然疗效确切，但存在创伤大、恢复慢、并发症多等缺点。随着腹腔镜技术的发展，腹腔镜阑尾切除术逐渐成为治疗急性阑尾炎的首选方法。该手术具有创伤小、恢复快、并发症少等优点，为患者带来了更好的治疗体验和预后。

（一）手术适应证

1. 急性阑尾炎

（1）早期或无并发症的单纯性阑尾炎：急性阑尾炎在早期阶段，炎症通常局限于阑尾本身，尚未扩散到周围组织。此时，采用腹腔镜阑尾切除术可以有效地切除病变阑尾，防止炎症进一步发展。对于单纯性阑尾炎患者，阑尾没有发生坏疽、穿孔等严重并发症，腹腔镜手术能够在较小的创伤下完成阑尾切除，患者术后恢复较快。

（2）对诊断不明确的右下腹疼痛：在临床上，有时患者出现右下腹疼痛，但病因并不明确。此时，腹腔镜阑尾切除术可以作为一种诊断性手术。通过腹腔镜观察腹腔内的情况，可以帮助医生明确病因，排除其他可能的疾病，如右侧输尿管结石、妇科疾病等。如果发现是阑尾炎，可以同时进行阑尾切除，避免了二次手术的风险。

2. 特殊人群

（1）肥胖患者：肥胖患者由于腹部脂肪堆积，传统的开放式手术切口较大，术后容易出现脂肪液化、切口感染等并发症。而腹腔镜阑尾切除术切口小，对肥胖患者的创伤较小，术后恢复更快。此外，腹腔镜手术视野清晰，可以更好地暴露阑尾周围的组织，减少手术难度，提高手术成功率。

（2）儿童：儿童的身体组织较为娇嫩，对手术创伤的耐受性较差。腹腔镜阑尾切除术创伤小，术后疼痛轻，有利于儿童的恢复。同时，腹腔镜手术可以减少对儿童腹腔内器官的干扰，降低术后肠粘连等并发症的发生率。

（二）手术过程

1. 麻醉

手术通常在全身麻醉下进行。全身麻醉可以确保患者在手术过程中处于无痛和安静的状态，有利于手术的顺利进行。在麻醉前，医生会对患者进行全面的评估，包括身体状况、心肺功能、凝血功能等，以确保麻醉的安全性。

2. 建立气腹

（1）脐周切口插入穿刺针：在脐周做一个小切口，插入穿刺针。穿刺针的作用是向腹腔内注入二氧化碳气体，建立气腹。气腹的建立可以扩展手术空间，使腹腔内的器官和组织分开，便于手术操作。

（2）向腹腔注入二氧化碳：通过穿刺针向腹腔内注入二氧化碳气体，使腹腔内的压力逐渐升高。在注入二氧化碳的过程中，医生会密切观察患者的生命体征，如血压、心率、呼吸等，确保患者的安全。当腹腔内的压力达到一定程度时，停止注入二氧化碳。

3. 插入腹腔镜和手术器械

（1）腹部再开设 1 ～ 2 个小切口：在腹部再开设 1 ～ 2 个小切口，分别插入摄像头和手术器械。摄像头可以将腹腔内的情况实时传输到显示屏上，医生可以通过显示屏观察手术区域的情况，进行精准的操作。手术器械包括抓钳、剪刀、电凝钩等，用于分离、切除阑尾等操作。

（2）插入摄像头和手术器械：将摄像头和手术器械插入切口后，医生可以通过调整摄像头的角度和位置，全面观察腹腔内的情况。同时，医生可以使用手术器械进行操作，如分离阑尾与周围组织的粘连、切断阑尾的系膜等。

4. 切除阑尾

（1）通过腹腔镜观察病变阑尾：在腹腔镜的视野下，医生可以清晰地看到病变阑尾的位置、大小、形态等情况。如果阑尾发生肿胀、充血、化脓等炎症表现，医生可以确定阑尾为病变部位，需要进行切除。

（2）将其与盲肠分离并切除：使用手术器械将阑尾与盲肠分离，切断阑尾的系膜和血管。然后，使用电凝钩或剪刀将阑尾切除。在切除阑尾的过程中，医生需要注意避免损伤周围的组织和器官，如盲肠、输尿管、卵巢等。

（3）确保止血完全：切除阑尾后，医生需要仔细检查手术区域，确保止血完全。如果有出血点，可以使用电凝钩或止血夹进行止血。止血完全后，可以减少术后出血的风险，促进患者的恢复。

5. 冲洗和检查

（1）切除阑尾后，对腹腔进行冲洗：切除阑尾后，医生会使用生理盐水或抗生素溶液对腹腔进行冲洗。冲洗的目的是清除可能残留的脓液或感染物质，防止感染扩散。冲洗时，医生会将冲洗液注入腹腔，然后通过吸引器将冲洗液吸出，反复进行多次，直到冲洗液变得清澈为止。

（2）清除可能残留的脓液或感染物质：在冲洗过程中，医生会仔细观察冲洗液的颜色和性质，判断是否有脓液或感染物质残留。如果发现有脓液或感染物质残留，医生会继续进行冲洗，直到冲洗干净为止。同时，医生还会检查腹腔内的其他器官和组织，如盲肠、输尿管、卵巢等，确保没有受到损伤。

（3）防止感染扩散：冲洗和检查腹腔可以有效地防止感染扩散，减少术后并发症的发生。如果腹腔内有感染物质残留，可能会导致腹膜炎、腹腔脓肿等严重并发症，影响患者的恢复。因此，冲洗和检查腹腔是腹腔镜阑尾切除术的重要步骤之一。

6. 闭合切口

（1）手术结束后，将切口逐一缝合并包扎：手术结束后，医生会将切口逐一缝合并包扎。缝合切口时，医生会使用细针细线，进行精细的缝合操作，确保切口愈合良好。包扎切口时，医生会使用无菌纱布和绷带，对切口进行保护，防止感染。

（2）注意切口的护理和观察：术后，患者需要注意切口的护理和观察。保持切口清洁干燥，定期更换敷料，避免切口感染。如果发现切口有红肿、疼痛、渗出等异常情况，应及时通知医生进行处理。

（三）术后护理

1. 饮食管理

（1）术后最初给予少量流质饮食：术后最初，患者的胃肠道功能尚未完全恢复，需要给予少量流质饮食。流质饮食包括米汤、果汁、牛奶等，这些食物易于消化吸收，不会给胃肠道带来过多的负担。患者可以少量多次地进食流质饮食，每次进食量不宜过多，以免引起胃肠道不适。

（2）逐渐过渡到半流质和普通饮食：随着胃肠道功能的逐渐恢复，患者可以逐渐过渡到半流质和普通饮食。半流质饮食包括粥、面条、馄饨等，这些食物比流质饮食稍稠一些，但仍然易于消化吸收。普通饮食则包括米饭、馒头、蔬菜、水果等，患者可以根据自己的口味和消化能力选择合适的食物。在饮食过渡的过程中，患者需要注意逐渐增加食物的量和种类，避免过度进食，以免引起胃肠道不适。

2. 活动

（1）术后可早期下床活动：术后早期下床活动有助于恢复肠道功能，防止肠粘连和血栓形成。一般来说，患者在术后 6 ～ 8 小时就可以在床上翻身活动，术后 24 小时就可以下床活动。下床活动时，患者需要注意循序渐进，避免过度劳累。可以先在床边站立片刻，然后缓慢行走，逐渐增加活动量和活动时间。

（2）有助于恢复肠道功能：早期下床活动可以促进肠道蠕动，恢复肠道功能。肠道蠕动的恢复可以促进食物的消化和吸收，减少腹胀、便秘等并发症的发生。同时，肠道蠕动的恢复还可以促进肛门排气，减轻患者的不适。

（3）防止肠粘连和血栓形成：术后长期卧床容易导致肠粘连和血栓形成。肠粘连是指肠道与周围组织粘连在一起，影响肠道的正常蠕动和功能。血栓形成是指血液在血管内凝固形成血栓，可能会导致肺栓塞、脑栓塞等严重并发症。早期下床活动可以促进血液循环，减少肠粘连和血栓形成的风险。

3. 伤口护理

（1）保持切口清洁干燥：术后，患者需要保持切口清洁干燥，避免切口感染。可以使用温水清洗切口周围的皮肤，但要避免切口沾水。如果切口有渗出物，应及时用无菌纱布擦拭干净。同时，患者要避免搔抓切口，以免引起切口感染。

（2）定期更换敷料：患者需要定期更换切口的敷料，一般来说，术后 2 ～ 3 天更换一次敷料。更换敷料时，要注意观察切口的情况，如有无红肿、疼痛、渗出等异常情况。如果发现切口有异常情况，应及时通知医生进行处理。

（3）防止感染：切口感染是术后常见的并发症之一，患者需要注意预防切口感染。可以使用抗生素预防感染，同时要保持切口清洁干燥，避免切口沾水和搔抓。如果切口出现红肿、疼痛、渗出等感染症状，应及时通知医生进行处理。

4. 预防感染

（1）术后观察体温变化：术后，患者需要密切观察体温变化，如发现体温升高，应及时通知医生进行处理。体温升高可能是感染的表现，医生会根据患者的情况进行检查，如血常规、C 反应蛋白等，以确定是否有感染。如果有感染，医生会给予抗生素治疗。

（2）按医嘱使用抗生素预防感染：术后，医生会根据患者的情况给予抗生素预防感染。患者需要严格按照医嘱使用抗生素，不要自行停药或更改剂量。同时，患者要注意观察药物的不良反应，如变态反应、胃肠道反应等，如果出现不良反应，应及时通知医生进行处理。

5. 疼痛管理

（1）术后轻微疼痛可以用镇痛药控制：术后，患者可能会出现轻微的疼痛，这是正常的生理反应。如果疼痛严重，可以使用镇痛药控制疼痛。镇痛药可以缓解疼痛，提高患者的舒适度。但是，患者需要注意不要过度使用镇痛药，以免引起不良反应。

（2）注意镇痛药的不良反应：使用镇痛药时，患者需要注意观察药物的不良反应，如恶心、呕吐、头晕、嗜睡等。如果出现不良反应，应及时通知医生进行处理。同时，患者要严格按照医嘱使用镇痛药，不要自行增加剂量或延长用药时间。

（四）术后并发症

1. 感染

（1）腹腔内感染：虽然腹腔镜阑尾切除术切口小，但腹腔内感染仍可能发生。腹腔内感染的原因可能是手术过程中阑尾破裂，脓液流入腹腔，或者术后切口感染扩散到腹腔。腹腔内感染的症状包括腹痛、发热、恶心、呕吐等。如果出现腹腔内感染的症状，应及时通知医生进行处理。医生会根据患者的情况进行检查，如血常规、C反应蛋白、腹部超声等，以确定是否有腹腔内感染。如果有腹腔内感染，医生会给予抗生素治疗，必要时可能需要进行手术引流。

（2）切口感染：切口感染是术后常见的并发症之一。切口感染的原因可能是手术过程中切口污染，或者术后切口护理不当。切口感染的症状包括切口红肿、疼痛、渗出等。如果出现切口感染的症状，应及时通知医生进行处理。医生会根据切口的情况进行处理，如换药、引流、使用抗生素等。

2. 出血

（1）腹腔内或切口出血较少见：腹腔内或切口出血是腹腔镜阑尾切除术的少见并发症。出血的原因可能是手术过程中止血不彻底，或者术后患者活动过度导致血管破裂。腹腔内出血的症状包括腹痛、腹胀、血压下降、心率加快等。切口出血的症状包括切口渗血、敷料被血液浸湿等。如果出现腹腔内或切口出血的症状，应及时通知医生进行处理。

（2）出血严重时需复查和止血处理：如果出血严重，医生可能会进行复查，如腹部超声、CT等，以确定出血的部位和程度。如果出血部位明确，医生可能会进行手术止血。如果出血部位不明确，医生可能会给予止血药物治疗，同时密切观察患者的病情变化。

3. 肠粘连

（1）虽然腹腔镜手术粘连风险低：虽然腹腔镜手术粘连风险低，但部分患者术后仍可能出现肠道粘连。肠粘连的原因可能是手术过程中对肠道的刺激，或者术后患者活动不足。肠粘连的症状包括腹痛、腹胀、恶心、呕吐等。如果出现肠粘连的症状，应及时通知医生进行处理。

（2）部分患者术后仍可能出现肠道粘连：医生会根据患者的情况进行检查，如腹部超声、CT等，以确定是否有肠粘连。如果有肠粘连，医生会给予保守治疗，如禁食、胃肠减压、输液等。如果保守治疗无效，医生可能会进行手术松解粘连。

4. 脓肿

（1）部分患者可能在阑尾床部位出现脓肿：部分患者可能在阑尾床部位出现脓肿。脓肿的原因可能是手术过程中阑尾破裂，脓液流入腹腔，或者术后感染未得到及时控制。脓肿的症状包括腹痛、发热、恶心、呕吐等。如果出现脓肿的症状，应及时通知医生进行处理。

（2）需要引流处理：医生会根据患者的情况进行检查，如腹部超声、CT等，以确定脓肿的部位和大小。如果脓肿较小，医生可能会给予抗生素治疗，同时密切观察患者的病情变化。如果脓肿较大，医生可能会进行手术引流。

（五）手术优势

1. 创伤小

（1）切口小：腹腔镜阑尾切除术切口小，一般只有 0.5～1.0cm。相比传统的开放式手术，切口小可以减少手术创伤，降低术后疼痛和并发症的发生率。同时，切口小还可以减少术后瘢痕的形成，提高美观度。

（2）对腹腔内器官的干扰小：腹腔镜手术通过小切口插入摄像头和手术器械进行操作，对腹腔内器官的干扰小。相比传统的开放式手术，腹腔镜手术可以减少对腹腔内器官的牵拉和挤压，降低术后肠粘连等并发症的发生率。

2. 恢复快

（1）术后疼痛轻：腹腔镜阑尾切除术术后疼痛轻，患者可以早期下床活动，促进肠道功能的恢复。相比传统的开放式手术，术后疼痛轻可以减少患者对镇痛药的需求，降低药物不良反应的发生率。

（2）术后住院时间短：腹腔镜阑尾切除术术后住院时间短，患者可以更快地恢复正常生活和工作。相比传统的开放式手术，术后住院时间短可以减少患者的医疗费用和误工时间，提高患者的生活质量。

3. 腹腔镜视野广

（1）有助于检查和处理阑尾周围病变：腹腔镜手术视野广，可以全面观察腹腔内的情况。在切除阑尾的同时，医生可以检查和处理阑尾周围的病变，如肠系膜淋巴结肿大、盆腔炎等。相比传统的开放式手术，腹腔镜手术可以提高手术的成功率，降低手术失败率和复发率。

（2）降低了手术失败率和复发率：腹腔镜手术视野广，可以确保阑尾切除完全，减少残留的阑尾组织。同时，医生可以检查和处理阑尾周围的病变，降低术后感染和复发的风险。相比传统的开放式手术，腹腔镜手术可以降低手术失败率和复发率，提高患者的治愈率。

七、肛瘘切除术

肛瘘是一种常见的肛门周围疾病，给患者带来了极大的痛苦和不适。肛瘘切除术作为一种重要的外科治疗方法，旨在彻底切除感染的瘘管，为患者解除病痛，恢复正常的生活质量。

（一）手术适应证

1. 经常性肛周脓肿和瘘管感染患者

肛瘘通常是由于肛周脓肿未得到及时有效的治疗，脓液穿破肛周组织形成瘘管。对于经常性出现肛周脓肿和瘘管感染的患者，肛瘘切除术是一种有效的治疗手段。反复的感染不仅会导致患者疼痛、肿胀，还可能引起全身感染症状，如发热、乏力等。通过切除瘘管，可以消除感染源，防止感染的反复发作。

2. 单纯性肛瘘患者

单纯性肛瘘是指只有一条瘘管，且瘘管位置相对较浅、走行较为简单的肛瘘类型。这类患者通常适合进行肛瘘切除术。手术可以直接切除瘘管，治愈率较高，且术后并发症相对较少。对于单纯性肛瘘患者，早期进行手术治疗可以避免病情进一步发展，减少患者的痛苦和治疗难度。

3. 经保守治疗无效的低位复杂性肛瘘患者

低位复杂性肛瘘是指有多个瘘管或瘘管走行复杂、位置较低的肛瘘类型。对于经保守治疗无效的低位复杂性肛瘘患者，肛瘘切除术也是一种可行的治疗选择。保守治疗通常包括坐浴、局部用药、抗生素治疗等，但对于病情较为严重的患者，保守治疗往往难以取得满意的效果。此时，手术切除瘘管可以更彻底地清除感染灶，提高治愈率。然而，对于复杂性或高位肛瘘的治疗则需采取更加精细的方法，因为这些肛瘘的手术难度较大，术后并发症的风险也相对较高。

（二）术前准备

1. 检查

（1）肛门镜检查：术前对瘘管进行详细检查是非常重要的。肛门镜检查是一种常用的检查方法，可以直接观察肛门内部的情况，包括瘘管的内口位置、大小、形态等。通过肛门镜检查，医生可以初步确定瘘管的位置和走行，为手术方案的制定提供依据。

（2）超声或 MRI 检查：对于复杂的肛瘘，单纯依靠肛门镜检查可能无法准确确定瘘管的位置和分支情况。此时，可以借助超声或 MRI 等影像学检查手段。超声检查可以清晰地显示瘘管的位置、大小、内部回声等情况，对于判断瘘管与周围组织的关系也有一定的帮助。MRI 检查则具有更高的分辨率，可以更准确地显示瘘管的走行、分支及与周围组织的关系，对于复杂性肛瘘的诊断具有重要价值。

2. 肠道准备

（1）清洁灌肠：是术前肠道准备的重要环节之一。通过清洁灌肠，可以将肠道内的粪便和气体排出，减少术后感染的风险。清洁灌肠通常在手术前一天进行，患者需要在医生的指导下使用灌肠液进行灌肠。灌肠时要注意操作规范，避免损伤肠道黏膜。

（2）术前排空肠道：除了清洁灌肠外，术前还需要患者排空肠道。患者在手术前数小时禁食，并在医生的指导下使用泻药或开塞露等促进排便的药物，确保肠道内没有粪便残留。术前排空肠道可以减少手术过程中对肠道的干扰，降低术后感染的风险。

3. 局部皮肤护理

（1）清洁肛周皮肤：术前清洁肛周皮肤是非常重要的。患者可以在手术前用温水清洗肛周皮肤，去除污垢和分泌物。清洗时要注意动作轻柔，避免损伤皮肤。同时，患者要保持肛周皮肤干燥，避免潮湿，以免引起局部感染。

（2）避免局部感染：为了避免局部感染，患者在术前要注意个人卫生，勤换内裤，避免搔抓肛周皮肤。如果肛周皮肤有破损或炎症，应及时就医治疗，以免影响手术的进行。

（三）手术过程

1. 麻醉

（1）局部麻醉：手术一般采用局部麻醉、腰麻或骶管麻醉（骶麻）。局部麻醉是将麻醉药物注射在手术部位周围，使局部组织失去感觉。局部麻醉操作简单，对患者的身体影响较小，但麻醉效果可能不如腰麻或骶麻。对于简单的肛瘘切除术，局部麻醉是一种可行的选择。

（2）腰麻或骶麻：腰麻是将麻醉药物注入腰椎间隙，使下半身失去感觉。骶麻是将麻醉药物注入骶管内，使肛门周围及会阴部失去感觉。腰麻和骶麻的麻醉效果较好，但需要专业的麻醉医生进行操作，且可能会有一些并发症，如头痛、低血压等。对于复杂的肛瘘切除术，腰麻或骶麻是更为常用的麻醉方式。

2. 切开瘘管

（1）沿瘘管走行切开皮肤：在麻醉生效后，医生会根据瘘管的位置和走行，在肛周皮肤上做一个切口。切口通常沿着瘘管的走行方向，以便更好地暴露瘘管。切口的大小和长度会根据瘘管的情况而定，一般来说，切口不宜过大，以免影响术后的愈合。

（2）打开瘘管，将内部脓液引流出并彻底清理瘘管内的分泌物及坏死组织：切开皮肤后，医生会用手术器械打开瘘管，将内部的脓液引流出。脓液引流干净后，医生会用生理盐水或抗生素溶液冲洗瘘管，彻底清理瘘管内的分泌物及坏死组织。清理过程中要注意动作轻柔，避免损伤周围的组织和器官。

3. 瘘管切除

（1）彻底切除瘘管：是肛瘘切除术的关键步骤。医生会用手术器械将瘘管从内口到外口之间的整个瘘管完全切除。切除过程中要注意确保瘘管的完整性，避免残留瘘管组织，以免导致术后复发。对于复杂的瘘管，可能需要进行多次切除，以确保瘘管完全切除。

（2）切除包括内口和外口之间的整个瘘管：瘘管的内口通常位于肛门内，是感染的源头。外口则位于肛周皮肤上，是脓液排出的通道。在切除瘘管时，要确保将内口和外口之间的整个瘘管切除干净，包括瘘管周围的炎性组织和瘢痕组织。只有这样，才能彻底清除感染灶，防止术后复发。

4. 分离瘘管壁

（1）对于复杂瘘管，将瘘管壁仔细分离：对于复杂的瘘管，如多个瘘管相互连通或瘘管走行复杂的情况，需要将瘘管壁仔细分离。分离瘘管壁可以更好地暴露瘘管的结构，便于彻底切除瘘管。在分离瘘管壁时，要注意避免损伤周围的组织和器官，如肛门括约肌、直肠等。

（2）确保瘘管完全切除以防止复发：分离瘘管壁的目的是确保瘘管完全切除，防止术后复发。在分离过程中，医生会用手术器械将瘘管壁与周围的组织分离，然后将瘘管切除。切除后，医生会再次检查手术部位，确保没有残留的瘘管组织。

5. 引流及缝合

（1）术中可视情况放置引流条：在手术过程中，医生会根据手术情况决定是否放置引流条。引流条的作用是帮助排出残余液体，防止脓液积聚，促进创口愈合。如果手术部位有较多的渗出液或脓液，医生会放置引流条。引流条通常是一条细长的纱布条，放置在创口内，一端露出创口外。

（2）通常不需缝合，促进创口自愈：放置引流条后，创口通常不需要缝合。这是因为肛瘘切除术的创口通常较大，如果缝合创口，可能会导致创口内的压力升高，影响血液循环，不利于创口的愈合。相反，不缝合创口可以让创口自然愈合，通过肉芽组织的生长填充创口，从而达到治愈的目的。同时，不缝合创口也可以让创口内的渗出液和脓液顺利排出，减少感染的风险。

（四）术后护理

1. 饮食调控

（1）术后给予清淡、易消化食物：术后饮食调控是非常重要的。患者在术后应给予清淡、易消化的食物，如米粥、面条、蔬菜汤等。这些食物易于消化吸收，不会给肠道带来过多的负担。同时，患者要避免食用辛辣、油腻、刺激性食物，以免刺激肠道，影响创口的愈合。

（2）保持大便通畅，避免便秘或腹泻：保持大便通畅是术后护理的关键之一。患者在术后要多喝水，多吃富含膳食纤维的食物，如水果、蔬菜、粗粮等，以促进肠道蠕动，预防便秘。同时，患者要避免过度用力排便，以免引起创口疼痛和出血。如果患者出现便秘，可以在医生的指导下使用缓泻剂或开塞露等促进排便的药物。此外，患者还要注意避免腹泻，因为腹泻会刺激创口，影响创口的愈合。

2. 创口护理

（1）每天清洗创口，保持干燥：术后创口护理是非常重要的。患者应每天清洗创口，保持创口清洁干燥。清洗创口时，可以用温水或生理盐水轻轻冲洗创口，然后用干净的纱布擦干。要注意避免用力擦拭创口，以免引起创口疼痛和出血。同时，患者要保持创口周围的皮肤清洁干燥，避免潮湿，以免引起局部感染。

（2）使用坐浴清洁创口，预防感染：坐浴是一种有效的创口清洁方法。患者可以在医生的指导下使用高锰酸钾溶液或中药坐浴液进行坐浴。坐浴时，患者将臀部浸泡在坐浴液中，每次坐浴时间为15～20分钟。坐浴可以促进创口血液循环，减轻疼痛，预防感染。同时，坐浴还可以清洁创口，去除创口内的分泌物和坏死组织，促进创口愈合。

3. 引流条管理

（1）若放置引流条，则需定期更换：如果手术中放置了引流条，患者需要定期更换引流条。引流条的更换频率通常为每天一次或隔天一次，具体更换频率会根据创口的情况而定。更换引流条时，患者要注意保持创口清洁，避免感染。同时，患者要注意观察引流条的颜色和量，如果引流条的颜色变深或量增多，可能提示创口内有感染或出血，应及时就医处理。

（2）保持引流通畅，预防脓液积聚：保持引流通畅是引流条管理的关键。患者要注意避免引流条堵塞或扭曲，以免影响引流效果。如果引流条堵塞，患者可以在医生的指导下用生理盐水冲洗引流条，以保持引流通畅。同时，患者要注意观察创口的情况，如果创口内有脓液积聚，应及时就医处理，可能需要进行引流或清创手术。

第五节　肝癌患者的护理

肝癌患者的护理是指通过系统化、个体化的护理干预，帮助肝癌患者减轻症状、提高生活质量、延缓疾病进展并防止并发症的发生。护理的主要目标是通过症状管理、心理支持、营养调控及功能恢复等多方面的护理措施，全面照顾患者的生理及心理需求，以促进疾病稳定和康复。

一、护理评估

(一)症状评估

1. 多症状综合考量

对肝病患者进行症状评估时，需要全面关注肝区疼痛、恶心、呕吐、黄疸、食欲下降、消瘦、乏力、腹胀及腹水等多种症状的程度和变化。

肝区疼痛是肝病常见的症状之一，可能表现为隐痛、胀痛或刺痛，其疼痛程度和性质的变化可以反映病情的进展或缓解。恶心和呕吐可能由于肝功能受损导致胃肠道功能紊乱，严重程度的变化也可为病情判断提供线索。黄疸则是由于胆红素代谢异常引起，通过观察皮肤、巩膜的黄染情况，可以初步判断黄疸的程度。

食欲下降会导致患者摄入营养不足，进一步影响身体的康复。消瘦和乏力可能是由于肝合成功能下降、营养吸收不良及身体代谢紊乱等多种原因引起，其程度的加重可能提示病情恶化。腹胀及腹水是肝病进展到一定阶段的表现，评估腹胀的程度及腹水相关的症状如腹围变化、皮肤水肿、尿量等至关重要。

2. 腹水症状细致观察

了解患者的腹水情况对于肝病的评估至关重要。腹围变化是直观反映腹水多少的重要指标，定期测量腹围可以及时发现腹水的增多或减少。皮肤水肿尤其是下肢水肿，可能与腹水导致的低蛋白血症和水钠潴留有关。尿量的变化也能反映肾功能及腹水对身体的影响，尿量减少可能提示腹水加重或肾功能受损。同时，要密切观察患者是否有腹胀或呼吸困难加重的表现，腹胀严重时会影响患者的舒适度和进食，而呼吸困难加重可能是由于大量腹水压迫胸腔导致肺通气功能受限。

3. 黄疸症状深度监测

监测黄疸程度时，不仅要观察皮肤、巩膜的黄染情况，还需要注意有无瘙痒、精神萎靡等伴随症状。黄疸严重时，患者可能会出现全身皮肤明显黄染，巩膜黄染呈金黄色甚至黄绿色。瘙痒是由于胆盐沉积在皮肤引起，会给患者带来极大的不适，影响睡眠和生活质量。精神萎靡可能是由于黄疸导致的身体不适及肝功能异常影响神经系统功能所致，提示病情较为严重。

（二）肝功能及实验室指标评估

1. 关键指标反映肝损伤

观察肝功能实验室指标，如谷丙转氨酶（ALT）、谷草转氨酶（AST）、胆红素、白蛋白、凝血酶原时间等，能够深入了解肝损伤程度。ALT 和 AST 是反映肝细胞损伤的重要指标，其升高程度通常与肝细胞受损程度相关。胆红素分为直接胆红素和间接胆红素，总胆红素升高可能提示肝细胞受损或胆管阻塞。白蛋白水平下降反映肝合成功能减退，可能导致水肿、营养不良等并发症。凝血酶原时间延长表明肝脏合成凝血因子的能力下降，患者容易出现出血倾向。

2. 全面监测发现潜在问题

监测血常规、电解质水平等指标也具有重要意义。血常规可以及时发现贫血、白细胞异常等情况。肝病患者可能由于营养不良、出血或脾功能亢进等原因导致贫血。白细胞异常可能提示感染或免疫功能紊乱。电解质水平的监测可以发现患者是否存在电解质紊乱，如低钠、低钾、低钙等。电解质紊乱会影响心脏、神经等重要器官的功能，需要及时纠正。

此外，肝癌标志物如甲胎蛋白（AFP）的监测对于肝癌的诊断和病情评估至关重要。AFP 升高可能提示肝癌的发生或病情进展，通过定期监测可以了解病情变化和治疗效果。

（三）营养状况评估

1. 多方面观察营养状态

观察患者的体重、肌肉量、食欲及进食情况是评估营养状况的重要方面。体重的变化可以反映患者的整体营养状况，短期内体重明显减轻可能提示营养不良。肌肉量的减少可以通过测量上臂围、小腿围等指标进行评估，肌肉消瘦是营养不良的重要表现之一。食欲及进食情况直接影响患者的营养摄入，食欲下降会导致摄入不足，进而加重营养不良。

了解饮食中的蛋白质、热量及维生素摄入是否充足对于制定营养支持方案至关重要。蛋白质是维持身体正常功能的重要营养素，肝病患者可能由于肝合成功能下降需要额外补充优质蛋白质。热量的摄入要满足身体的代谢需求，以维持体重和身体功能。维生素的摄入对于提高免疫力、促进肝细胞修复等也具有重要作用。

2. 及时识别营养不良表现

检查患者有无营养不良表现，如肌肉消瘦、皮肤干燥、毛发脱落等。肌肉消瘦除了通过测量指标评估外，还可以观察患者的肢体外形、活动能力等。皮肤干燥可能是由于水分和营养物质缺乏引起，毛发脱落则可能与蛋白质、维生素等营养素缺乏有关。必要时进行营养评估，如采用主观全面评定法（SGA）等工具，对患者的营养状况进行综合评估，以制定个性化的营养支持方案。营养支持可以通过饮食调整、口服营养补充剂或肠内、肠外营养等方式进行，以满足患者的营养需求，促进身体康复。

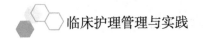

（四）心理评估

1. 关注情绪状态与认知态度

关注患者的情绪状态，如是否存在焦虑、抑郁、恐惧和无助感，了解其对疾病的认知和态度。肝病是一种慢性疾病，病情可能反复，治疗过程漫长，患者容易出现心理问题。焦虑和抑郁可能影响患者的睡眠、食欲和治疗依从性。恐惧和无助感可能使患者对治疗失去信心，影响康复进程。了解患者对疾病的认知和态度可以帮助医护人员更好地进行心理疏导和健康教育。如果患者对疾病存在错误认知，应及时纠正，提高其对治疗的信心和配合度。

2. 评估社会支持系统

评估患者的社会支持系统，了解家属和朋友的支持情况。良好的社会支持可以帮助患者缓解心理压力，提高治疗依从性。家属和朋友的关心、陪伴和鼓励对患者的康复至关重要。识别患者的心理需求，并提供必要的心理支持。心理支持可以包括倾听患者的倾诉、给予安慰和鼓励、提供心理辅导等。对于严重心理问题的患者，可以请心理医生进行专业的心理干预。同时，医护人员也应与家属密切合作，共同为患者提供心理支持，营造良好的康复环境。

二、护理措施

（一）出血预防

1. 出血倾向监测

出血倾向监测是肝病患者护理中的重要环节。密切观察皮肤、牙龈、鼻腔等部位有无出血迹象，对于早期发现出血风险至关重要。肝病患者由于肝功能受损，凝血因子合成减少，血小板数量和功能异常，容易出现出血倾向。皮肤出血可能表现为瘀点、瘀斑、紫癜等；牙龈出血可在刷牙时或无明显诱因下出现；鼻腔出血则可能突然发生，且不易止血。

此外，应避免使用具有抗凝效果的药物，如阿司匹林、华法林等，以及可能造成出血的操作，如深部肌肉注射、粗针穿刺等。在进行任何医疗操作前，都要充分评估患者的出血风险，采取相应的预防措施。

2. 安全教育

对患者及家属进行安全教育，能有效降低出血风险。指导患者及家属在日常活动中避免碰撞、摔倒，这对于预防皮肤和软组织出血至关重要。患者应穿着合适的衣物和鞋子，避免在湿滑或不平的地面行走。家居环境应保持整洁，避免堆放杂物，减少绊倒的风险。避免使用硬物刷牙，可选择软毛牙刷，轻轻刷牙，防止牙龈损伤出血。同时，患者应避免进行剧烈活动，如跑步、跳跃、举重等，以免引起身体内部的出血。对于有出血倾向的患者，还应避免用力擤鼻涕、咳嗽等动作，以免引起鼻腔和呼吸道出血。

（二）生活支持和活动指导

1. 日常护理

对于体力较弱的患者，提供日常护理帮助是非常必要的。帮助患者完成日常活动，如洗漱、穿衣等，不仅能维持患者的基本生活质量，还能增强患者的自信心和自尊心。在进行日常护理时，要注意动作轻柔，避免过度用力拉扯患者的身体。同时，要保持良好的个人卫生，定期为患者更换衣物和床单，保持皮肤清洁干燥。对于长期卧床的患者，要注意预防压疮的发生，定期翻身、按摩受压部位，保持床铺平整、干燥。

2. 适度活动

根据患者体能制定轻松适度的活动计划，对患者的康复具有重要意义。避免长期卧床导致的肌肉萎缩和压疮，同时适当活动可增进患者的身心状态。活动计划应根据患者的具体情况进行个性化制定，对于病情较轻的患者，可以鼓励进行散步、打太极拳等轻度运动；对于病情较重的患者，可以进行床上的肢体活动，如屈伸关节、按摩肌肉等。在活动过程中，要注意观察患者的反应，如有不适，应立即停止活动。同时，要避免过度疲劳，活动时间和强度要逐渐增加，不可操之过急。

（三）心理护理

1. 情绪疏导

情绪低落是肝病患者常见的心理问题之一，提供适时的心理支持至关重要。倾听并解答患者的疑虑，让患者感受到被关心和理解。医护人员应耐心倾听患者的诉说，了解其内心的痛苦和担忧，给予恰当的回应和安慰。通过正面鼓励、家属支持和适当的社交活动，帮助患者建立信心和积极心态。正面鼓励可以增强患者的自我效能感，让患者相信自己能够战胜疾病。家属的支持是患者心理支持的重要来源，家属应给予患者关心、陪伴和鼓励，让患者感受到家庭的温暖。适当的社交活动可以让患者与他人交流，分享经验，减轻心理压力。

2. 教育支持

向患者和家属介绍疾病特点、治疗方案及护理注意事项，能提高患者的治疗依从性。使其掌握相关知识，了解肝病的发生发展过程、治疗方法和预后，有助于患者更好地配合治疗和护理。在教育过程中，要使用通俗易懂的语言，避免使用专业术语，让患者和家属能够轻松理解。可以通过发放宣传资料、举办健康讲座、个别指导等方式进行教育支持。同时，要鼓励患者和家属提出问题，及时解答他们的疑惑，增强他们对治疗的信心。

三、健康教育

1. 饮食指导

饮食指导对于肝病患者的康复至关重要。嘱患者戒烟戒酒，避免暴饮暴食，并养成规律饮食习惯。吸烟和饮酒会加重肝负担，影响肝的修复和再生。暴饮暴食会导致消化不良，增加肝的代谢负担。规律的饮食习惯可以保证患者摄入足够的营养物质，维持身体的正常代谢。患者应选择清淡、易消化、富含营养的食物，如蔬菜、水果、瘦肉、鱼类等。避免食用辛辣、油腻、刺激性食物，以及高糖、高盐、高脂肪食物。

2. 复诊及随访

提醒患者定期复查肝功能、肿瘤标志物和影像学检查，了解病情进展情况，及时调整治疗方案。定期复查可以及时发现病情的变化，调整治疗方案，提高治疗效果。患者应按照医生的建议，定期到医院进行复查，不可擅自停药或更改治疗方案。在复查过程中，医生会根据患者的检查结果，评估治疗效果，调整药物剂量或治疗方法。

3. 自我监测

指导患者及家属观察病情变化，识别腹胀、食欲下降、出血等症状，及时就医处理。患者和家属应了解肝病的常见症状和体征，如腹胀、腹痛、恶心、呕吐、黄疸、皮肤瘙痒、出血等。一旦出现这些症状，应及时就医，不可延误病情。同时，患者应定期测量体重、腹围等指标，观察身体的变化，如有异常，应及时向医生报告。自我监测可以让患者和家属更好地了解病情，及时发现问题，采取相应的措施，提高治疗效果和生活质量。

第二章　呼吸系统疾病护理

第一节　重症肺炎的护理

重症肺炎的护理定义是指针对重症肺炎患者的综合性护理措施，以维持生命体征稳定、改善肺功能、促进病情恢复、防止并发症的发生为主要目标。此护理包括生命体征的密切监测、呼吸支持、体位护理、预防感染、营养支持、药物管理、心理护理等方面。通过多学科、全方位的护理干预，帮助患者缓解症状、预防肺部感染扩散、提高呼吸功能和耐受力，达到最佳的治疗效果，并提升患者的生活质量。

一、护理评估

（一）临床表现特点

重症肺炎的临床表现具有明显的急性进展特点，通常症状重、病程短、发展快，常伴全身和局部症状。

1. 高热和寒战

患者通常出现突发高热，体温可达39℃以上，伴有寒战、乏力、头痛、肌肉酸痛等全身不适症状。

2. 呼吸急促

患者表现为呼吸频率加快，出现明显的呼吸困难，甚至发绀。呼吸浅快，且伴随气短和胸闷，严重者出现鼻翼扇动、呼吸辅助肌参与呼吸。

3. 咳嗽和咳痰

早期表现为干咳或少量黏液性痰，随着病情进展可咳出大量脓性或血性痰，提示肺组织严重损伤。

4. 胸痛

若病灶累及胸膜，患者可表现为胸痛，通常为一侧性胸痛，深呼吸、咳嗽时加重。

5. 全身症状

表现为极度乏力、精神萎靡、食欲下降，重症患者可出现意识障碍，如烦躁、嗜睡，甚至昏迷，尤以老年人多见。

（二）重症肺炎的诊断标准

重症肺炎是一种严重威胁生命健康的疾病，其诊断需要综合多方面因素进行评估。以下是对重症肺炎诊断标准的详细阐述。

1. 主要危重症指标

（1）呼吸衰竭与机械通气支持：呼吸衰竭是重症肺炎的重要表现之一。当患者的呼吸功能严重受损，无法维持正常的气体交换时，需要机械通气支持。这表明患者的肺部功能已经严重恶化，无法满足身体对氧气的需求。

（2）脓毒性休克与血管活性药物：脓毒性休克是重症肺炎的另一个严重表现。当患者出现脓毒性休克时，意味着身体的循环系统受到严重影响，需要使用血管活性药物来维持血压。这提示患者的病情已经非常危急，需要及时进行有效的治疗。

（3）多器官功能障碍综合征：是重症肺炎的严重后果之一。当患者出现心、肺、肾、肝等多个器官的衰竭表现时，说明病情已经非常严重，预后往往不佳。

2. 次要诊断指标

（1）呼吸频率增快：成人呼吸频率增快至 ≥ 30 次 / 分，提示患者的呼吸功能可能出现问题。这可能是由于肺部炎症加重，导致呼吸急促。

（2）严重低氧血症：吸入空气的动脉氧分压（PaO_2）≤ 250mmHg 表明患者存在严重的低氧血症。低氧血症会影响身体各个器官的正常功能，需要及时进行治疗。

（3）影像学表现：肺炎影像表现为多肺叶或单肺叶广泛受累，说明肺部炎症范围较大，病情较为严重。

（4）精神状态改变：意识模糊、嗜睡、烦躁不安等精神状态改变可能是由于低氧血症、感染等因素引起的神经系统功能异常。

（5）低血压与快速补液：收缩压 < 90mmHg 或平均动脉压 < 60mmHg，需要快速补液来维持血压，提示患者可能出现循环功能障碍。

3. 实验室异常

（1）动脉氧分压和氧合指数：PaO_2/FiO_2 < 200mmHg 提示低氧血症，这是评估肺部功能的重要指标之一。

（2）血乳酸升高：血乳酸升高提示存在组织缺氧或脓毒症，表明患者的身体处于缺氧状态，可能是由于肺部炎症导致的气体交换障碍引起的。

（3）肾功能和肝功能异常：肌酐、尿素氮或肝酶显著升高表明患者的肾功能和肝功能可能出现异常，这可能是由于重症肺炎引起的全身炎症反应导致的。

（三）严重度评价

1. CURB-65 评分

CURB-65 评分系统作为一种简便且有效的评估工具，在临床实践中被广泛应用。其构成要素涵盖了多个重要的临床指标，每个指标都与患者的病情严重程度密切相关。各指标的意义如下。

（1）意识状态（C）：意识模糊是重症肺炎的一个关键表现。当肺部感染严重时，可能会引发全身炎症反应，进而影响大脑的功能，导致患者出现意识障碍。这种意识改变提示患者的病情可能已经累及中枢神经系统，或者是由于严重的低氧血症等因素导致大脑缺氧。

（2）血尿素氮（U）：血尿素氮 > 7mmol/L 这一指标反映了患者的肾功能和机体代谢状态。在重症肺炎情况下，可能由于感染引发的全身炎症反应、循环障碍或肾灌注不足等因素，导致尿素氮水平升高，提示肾功能受到影响，同时也暗示体内代谢紊乱的存在。

（3）呼吸频率（R）：呼吸频率≥30次/分是呼吸功能受损的重要标志。肺部炎症加重会导致气体交换障碍，身体为了摄取足够的氧气，会通过加快呼吸频率来代偿。这种代偿机制在一定程度上反映了肺部病变的严重程度。

（4）血压（B）：收缩压＜90mmHg或舒张压≤60mmHg表明患者可能存在循环衰竭的风险。重症肺炎引发的脓毒性休克等情况会导致血压下降，这是因为感染导致血管扩张、血容量相对不足及心脏功能受损等多种因素共同作用的结果。

（5）年龄因素（65）：年龄≥65岁是一个重要的危险因素。老年人身体机能衰退，免疫力低下，在面对重症肺炎时，身体的代偿能力和恢复能力相对较弱，更容易出现并发症，病情也更容易恶化。

2. PSI（肺炎严重指数）

PSI评分系统是一个较为复杂但更全面的评估方法。综合考虑了年龄、性别、并发症等众多因素，从多个维度对患者的病情进行评估。综合评估指标的意义如下。

（1）年龄和性别：不同年龄段和性别的患者对肺炎的易感性和耐受性不同。年龄越大，身体机能越差，感染后病情可能越严重；而性别差异也可能影响某些生理指标和对疾病的反应。

（2）并发症：患者是否存在其他并发症对肺炎的严重程度和预后有着重要影响。例如，患有心脏病、糖尿病、慢性肺部疾病等并发症的患者，在感染肺炎后，由于身体的基础状况较差，更容易出现并发症，病情也更加复杂。

（3）生命体征和实验室指标：体温、呼吸频率、血压、心率等生命体征能够反映患者的身体基本状态。而血气分析、血钠、血尿素、血糖等实验室指标则可以从更微观的层面揭示机体的代谢、酸碱平衡和器官功能状态。例如，血气分析能够直接反映患者的氧合情况和酸碱平衡状态，血钠水平异常可能提示体内电解质紊乱，血尿素升高可能与肾功能受损有关，血糖异常可能影响机体的免疫功能和代谢。

（4）影像学检查：肺部影像学检查是评估肺炎严重程度的直观方法。通过观察肺部病变的范围、密度、形态等特征，可以了解肺炎的累及程度和进展情况。例如，肺部大面积实变或多叶受累通常表示病情较为严重。

3. SOFA评分

SOFA评分主要适用于评估因感染导致的多器官功能障碍，这对于重症肺炎患者的预后判断尤为重要。评分项目的临床意义如下。

（1）呼吸指标：评估呼吸功能是判断重症肺炎严重程度的关键。肺部是重症肺炎的主要病变部位，呼吸指标的变化能够直接反映肺部的损伤程度和气体交换功能。例如，氧合指数的降低提示肺部的氧合功能受损，可能出现呼吸衰竭等严重情况。

（2）凝血指标：感染可能引发凝血功能异常，这是重症肺炎患者出现并发症的一个重要方面。凝血指标的改变可以反映体内凝血与纤溶系统的平衡状态，如凝血因子的消耗、血小板的减少等，这些变化可能导致弥散性血管内凝血（DIC）等严重并发症，增

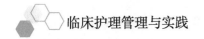

加患者的死亡风险。

（3）肝指标：肝功能在重症肺炎患者中也可能受到影响。肝酶升高、胆红素代谢异常等肝指标的变化，可能是由于感染引发的全身炎症反应导致肝损伤，或者是由于循环障碍引起肝灌注不足。肝功能受损会进一步影响机体的代谢、解毒等功能。

（4）心血管系统指标：重症肺炎可导致心血管系统功能障碍，如休克、心律失常等。评估心血管系统指标可以了解心脏的泵血功能、血管张力等情况。例如，血压下降、心率异常等指标变化提示心血管系统可能受到严重影响，这对于维持患者的生命体征和器官灌注至关重要。

（5）中枢神经系统指标：意识状态等中枢神经系统指标的改变在重症肺炎患者中较为常见。这可能是由于低氧血症、感染性毒素等因素影响大脑的代谢和功能。中枢神经系统功能障碍不仅会影响患者的意识水平，还可能导致其他并发症，如癫痫发作等，严重影响患者的预后。

（6）肾功能指标：肾功能对于维持机体的内环境稳定具有重要作用。在重症肺炎患者中，肾功能可能因感染、休克等因素受损，表现为肌酐、尿素氮升高，尿量减少等。肾功能衰竭会导致体内代谢废物蓄积，水、电解质紊乱和酸碱平衡失调，进一步加重患者的病情。

SOFA 评分通过对上述六个器官系统的评估，得出一个综合分数。分数越高，表明器官衰竭的程度越严重，患者的预后也就越差。这为临床医生提供了一个直观的预后判断工具，帮助他们在治疗过程中及时调整治疗策略，更加合理地分配医疗资源，对于改善重症肺炎患者的治疗效果和生存质量具有重要意义。

二、护理目标

重症肺炎的护理目标旨在帮助患者度过急性期、稳定病情、减轻症状、预防并发症，最终改善生活质量。具体护理目标包括如下。

（一）保持有效呼吸功能

通过护理措施维持气道通畅，改善患者的通气和换气功能，确保血氧饱和度 ≥ 92%，降低呼吸困难和缺氧症状。

（二）改善肺部感染状况

配合治疗，帮助患者通过抗生素等药物清除感染，降低肺部炎症反应，加快病程恢复。

（三）预防和管理并发症

预防急性呼吸衰竭、感染扩散、多器官功能衰竭等重症肺炎并发症，避免其他系统损害，稳定病情。

（四）提供适当的营养支持

保证患者在病程期间的营养需求，减轻体力消耗，支持机体免疫功能和组织修复。

三、护理措施

（一）呼吸管理

1. 保持气道通畅

（1）协助雾化吸入：雾化吸入是一种有效的治疗手段，可以将药物以微小颗粒的形式直接输送到呼吸道，起到湿化气道、稀释痰液、缓解支气管痉挛等作用。在协助患者进行雾化吸入时，护士应根据患者的病情和耐受程度调整雾化的剂量和时间。同时，要密切观察患者在雾化过程中的反应，如是否出现呼吸困难、咳嗽加剧等不适症状。对于意识不清或不能配合的患者，要特别注意防止雾化器被碰倒或堵塞，确保雾化治疗的安全进行。

（2）定期体位引流：体位引流是利用重力作用，促使痰液从呼吸道排出的一种方法。护士应根据患者的病情和肺部病变部位，选择合适的体位进行引流。例如，对于下肺叶病变的患者，可以采取头低脚高的俯卧位；对于上肺叶病变的患者，可以采取半卧位或坐位。在进行体位引流时，要注意观察患者的呼吸、心率等生命体征，避免因体位改变引起不适。同时，要配合拍背等措施，促进痰液松动和排出。

（3）使用吸痰器清理气道：对于痰液黏稠、难以咳出的患者，可使用吸痰器清理气道。在使用吸痰器前，要向患者解释操作的目的和过程，以减轻患者的紧张情绪。操作时，要严格遵守无菌操作原则，选择合适的吸痰管，控制吸痰的压力和时间，避免损伤呼吸道黏膜。吸痰过程中，要密切观察患者的生命体征，如出现心率加快、血压下降、呼吸困难等情况，应立即停止吸痰，并采取相应的急救措施。

2. 氧疗支持

（1）选择合适的吸氧方式：根据患者的病情和缺氧程度，选择鼻导管、面罩或高流量吸氧等不同的吸氧方式。鼻导管吸氧适用于轻度缺氧的患者，操作简单、方便，但吸氧浓度相对较低。面罩吸氧适用于中度缺氧的患者，吸氧浓度较高，但可能会引起患者的不适。高流量吸氧适用于重度缺氧或伴有呼吸衰竭的患者，能够提供较高的吸氧浓度和湿化效果，但需要专业的设备和技术支持。

（2）监测血氧饱和度和呼吸情况：在氧疗过程中，要密切监测患者的血氧饱和度、呼吸频率、节律和呼吸困难情况。通过指脉氧监测仪或血气分析等方法，及时了解患者的氧合状态，调整吸氧的流量和浓度。同时，要观察患者的呼吸情况，如是否出现呼吸急促、费力、三凹征等症状，及时发现并处理呼吸衰竭等并发症。

（3）注意氧疗的安全：在进行氧疗时，要注意安全问题。避免氧气泄漏、火灾等意外事故的发生。要定期检查吸氧设备的性能和安全性，如氧气管道是否通畅、吸氧面罩是否合适等。同时，要向患者和家属宣传氧疗的注意事项，如不要在吸氧区域吸烟、使用明火等。

3. 机械通气

（1）配合机械通气治疗：对于重症患者出现呼吸衰竭者，机械通气是一种重要的治疗手段。护士应密切配合医生进行机械通气治疗，包括连接呼吸机、调整通气参数、监测患者的呼吸和循环功能等。在连接呼吸机时，要确保管道连接牢固、无漏气。在调整通气参数时，要根据患者的病情和血气分析结果，合理设置呼吸频率、潮气量、吸氧浓度等参数。同时，要密切观察患者在机械通气过程中的反应，如是否出现人机对抗、气压伤等并发症。

（2）定期检查和调整通气参数：在机械通气过程中，要定期检查和调整通气参数，以确保患者的呼吸和循环功能得到有效的支持。要根据患者的病情变化、血气分析结果和呼吸力学监测数据，及时调整呼吸频率、潮气量、吸氧浓度等参数。同时，要注意观察患者的自主呼吸情况，如是否出现自主呼吸增强、减弱或消失等情况，及时调整机械通气的模式和参数。

（3）防止并发症的发生：机械通气可能会引起并发症，如肺不张、气胸、呼吸机相关性肺炎等。护士应采取相应的预防措施，防止并发症的发生。例如，定期翻身、拍背、吸痰，促进痰液排出，防止肺不张；注意呼吸机的压力设置，避免气压伤；严格执行无菌操作原则，加强呼吸道管理，预防呼吸机相关性肺炎等。

（二）感染控制

1. 遵医嘱使用抗生素

（1）严格执行给药方案：抗生素是治疗重症肺炎的重要药物之一。护士应严格执行抗菌药物的给药方案，按照医嘱的剂量、时间和途径给予患者抗生素治疗。在给药过程中，要注意药物的配伍禁忌和不良反应，如变态反应、胃肠道反应等。对于需要静脉滴注的抗生素，要注意控制滴速，避免过快或过慢引起不良反应。

（2）观察药物不良反应：在使用抗生素过程中，要密切观察患者的药物不良反应，尤其是变态反应。变态反应是抗生素使用过程中最常见的不良反应之一，严重者可危及生命。护士应密切观察患者在用药过程中是否出现皮疹、瘙痒、呼吸困难、血压下降等过敏症状，一旦发现应立即停药，并采取相应的急救措施。同时，要注意观察患者是否出现胃肠道反应、肝肾功能损害等其他不良反应，及时报告医生进行处理。

2. 无菌操作

（1）严格执行各项无菌技术：无菌操作是预防感染的关键措施之一。护士应严格执行各项无菌技术，如洗手、戴口罩、戴手套、消毒等。在进行各种操作时，要严格遵守无菌操作规程，避免交叉感染。例如，在进行吸痰、换药、穿刺等操作时，要使用无菌器械和物品，严格消毒操作部位，避免将细菌带入患者体内。

（2）定期更换吸氧设备和呼吸器管路：吸氧设备和呼吸器管路是患者呼吸道的直接接触物品，容易滋生细菌，引起感染。护士应定期更换吸氧设备和呼吸器管路，保持其清洁和无菌状态。一般来说，吸氧设备和呼吸器管路应每周更换一次，如有污染应及时更换。在更换过程中，要严格遵守无菌操作原则，避免交叉感染。

（3）保持护理环境的清洁：护理环境的清洁对于预防感染也非常重要。护士应保持护理环境的清洁，定期进行消毒和通风。病房内的地面、墙壁、家具等应每天进行清洁和消毒，保持无灰尘、无污渍。病房内的空气应每天进行通风，保持空气新鲜。同时，要限制探视人员的数量和时间，避免将外界的细菌带入病房。

3. 监测体温和感染症状

（1）密切观察体温变化：体温是反映感染的重要指标之一。护士应密切观察患者的体温变化，定时测量体温，并记录在护理记录单上。对于高热患者，要及时采取降温措施，如温水擦浴、冰袋冷敷、使用退热药物等。同时，要注意观察退热药物的效果和不良反应，如出汗过多、虚脱等。对于低热患者，要注意观察是否伴有其他感染症状，如咳嗽、咳痰、胸痛等，及时发现并处理感染。

（2）监测白细胞计数和其他感染体征：白细胞计数是反映感染的另一个重要指标。护士应定期监测患者的白细胞计数，了解患者的感染情况。同时，要注意观察患者的其他感染体征，如咳嗽、咳痰、胸痛、呼吸困难等。对于咳嗽、咳痰的患者，要观察痰液的颜色、量、性状等，及时留取痰液标本进行细菌培养和药物敏感试验，为医生选择抗生素提供依据。对于胸痛、呼吸困难的患者，要注意观察是否伴有气胸、胸腔积液等并发症，及时报告医生进行处理。

（三）体温管理

1. 退热护理

（1）选择合适的降温方法：对于高热患者，应采取有效的降温措施，避免体温过高引起的代谢增加和身体不适。常用的降温方法有温水擦浴、冷敷和使用退热药物等。温水擦浴是一种简单有效的降温方法，可以通过水分的蒸发带走身体的热量。在进行温水擦浴时，要注意水温不宜过高或过低，一般以 32～34℃为宜。同时，要避免擦浴部位过度暴露，防止患者着凉。冷敷则可以使用冰袋或冷毛巾敷在患者的额头、颈部、腋窝、腹股沟等部位，通过传导散热降低体温。使用退热药物时，要严格按照医嘱的剂量和时间给予，避免过量或频繁使用引起不良反应。

（2）避免体温骤降：在进行降温护理时，要注意避免体温骤降。体温骤降可能会引起患者的不适，如寒战、虚脱等。因此，在降温过程中，要密切观察患者的体温变化和反应，逐渐降低体温。如果患者出现寒战、虚脱等症状，应立即停止降温，并采取相应的保暖措施。

2. 动态监测体温

（1）定时记录体温变化：护士应定时记录患者的体温变化，一般每 4 小时测量一次体温，并记录在护理记录单上。通过观察体温的变化趋势，可以了解患者的病情变化和治疗效果。如果患者的体温持续不降或反复升高，应及时报告医生进行处理。

（2）观察退热药的效果和不良反应：在使用退热药物后，要密切观察药物的效果和不良反应。一般来说，退热药物在使用后 30～60 分钟开始起效，体温逐渐下降。如果患者在使用退热药物后体温仍未下降或继续升高，应考虑药物是否有效或是否存在其他原因引起的发热。同时，要注意观察退热药物的不良反应，如出汗过多、虚脱、胃肠道反应等。如果患者出现不良反应，应及时报告医生进行处理。

（四）营养支持

1. 合理膳食

（1）根据消化功能和耐受度选择饮食：重症肺炎患者的身体消耗较大，需要充足的营养支持来维持身体的正常代谢和免疫功能。护士应根据患者的消化功能和耐受度，为患者提供高热量、高蛋白、易消化的流质或半流质饮食。对于消化功能较好的患者，可以选择米粥、面条、鸡蛋羹等食物；对于消化功能较差的患者，可以选择牛奶、豆浆、果汁等食物。同时，要注意饮食的营养均衡，适当增加蔬菜、水果等富含维生素和纤维素的食物，避免食用辛辣、油腻、刺激性食物。

（2）对于吞咽困难的患者采用鼻饲饮食：对于吞咽困难的患者，鼻饲饮食是一种有效的营养支持方法。护士应在医生的指导下，为患者进行鼻饲饮食。在进行鼻饲饮食前，要检查鼻饲管的位置是否正确，避免误插或移位。在鼻饲过程中，要注意控制鼻饲的速度和量，避免过快或过多引起呕吐、误吸等并发症。同时，要注意鼻饲饮食的温度和卫生，避免引起胃肠道感染。

2. 肠内、肠外营养

（1）根据医嘱提供营养支持：对于不能经口进食或经口进食不能满足营养需求的患者，可根据医嘱提供肠内或肠外营养支持。肠内营养是通过鼻饲管或胃造瘘管将营养物质直接输送到胃肠道，具有符合生理、经济、安全等优点。肠外营养是通过静脉注射将营养物质直接输送到血液中，适用于胃肠道功能严重障碍或不能使用肠内营养的患者。在提供肠内或肠外营养支持时，要严格按照医嘱的配方和剂量进行，注意营养物质的配比和稳定性，避免引起不良反应。

（2）维持机体营养状态和免疫系统功能：营养支持的目的是维持机体的营养状态和免疫系统功能，促进患者的康复。在提供营养支持的过程中，要密切观察患者的营养状况和免疫功能指标，如体重、血清白蛋白、淋巴细胞计数等。根据患者的病情变化和营养需求，及时调整营养支持的方案。同时，要注意预防营养支持相关的并发症，如胃肠道并发症、代谢并发症、感染并发症等。

第二节　慢性阻塞性肺疾病护理

慢性阻塞性肺疾病（COPD）护理的定义指通过系统的护理干预，帮助患者减轻疾病症状、改善肺功能、提高生活质量，预防和控制疾病的急性加重。护理措施包括呼吸道管理、体位引导、呼吸训练、日常活动的指导、健康教育及心理支持等。护理还注重观察和预防并发症的发生，密切监测患者病情变化，通过健康教育和康复锻炼提升患者的自我管理能力，延缓疾病进展并减少再入院率。

一、护理评估

（一）病史评估

对慢性阻塞性肺疾病（COPD）患者进行全面的病史评估是了解病情、制定个性化治疗方案的重要基础。详细了解患者的 COPD 病史具有多方面的重要意义。

明确发病时间可以帮助医生确定疾病的进展阶段。了解症状持续时间有助于判断病情的稳定性和急性加重的频率。例如，如果患者的症状已经持续数年，且逐渐加重，可能提示疾病处于较为严重的阶段。

吸烟史是 COPD 的重要危险因素之一。长期吸烟会导致气道炎症、黏液分泌增加和纤毛功能受损，从而引发 COPD。了解患者的吸烟情况，包括吸烟的年限、每天的吸烟量及是否已经戒烟，可以评估疾病的风险因素和治疗的难点。对于仍在吸烟的患者，应给予戒烟建议和支持，以减缓疾病的进展。

接触有害气体或粉尘的职业史也可能与 COPD 的发生发展密切相关。某些职业，如矿工、建筑工人、化工工人等，长期接触有害气体和粉尘，容易导致气道损伤和 COPD 的发生。了解患者的职业史，可以采取相应的预防措施，减少疾病的加重风险。

过往是否有 COPD 急性加重的经历及治疗效果对于评估患者的病情和预后至关重要。急性加重是 COPD 患者病情恶化的重要表现，可能导致呼吸困难加重、咳嗽频繁、痰液增多等症状。了解患者以往急性加重的频率、诱因、治疗方法和效果，可以为本次治疗提供参考，制定更加有效的预防和治疗策略。例如，如果患者以往的急性加重主要由感染引起，那么在本次治疗中应加强抗感染治疗，并采取预防感染的措施。

（二）呼吸功能评估

呼吸功能评估是 COPD 患者评估的核心内容之一。观察患者的呼吸频率、呼吸节律和呼吸深度，可以初步了解患者的呼吸状况。呼吸频率加快通常是呼吸困难的表现之一，可能提示病情加重。呼吸节律的改变，如潮式呼吸、比奥呼吸等，可能是呼吸中枢受损的表现，需要进一步检查和治疗。呼吸深度的变化也可以反映病情的严重程度，如浅快呼吸可能提示呼吸肌疲劳或肺功能严重受损。

气短、胸闷、喘息等呼吸道症状是 COPD 的常见表现。了解这些症状的出现频率、严重程度和诱发因素，可以帮助医生判断病情的稳定性和治疗的效果。例如，如果患者在活动后出现气短、胸闷等症状，可能提示肺功能下降，需要调整治疗方案，减少活动强度或给予氧疗支持。

呼吸困难、发绀及呼气延长等表现是评估病情严重程度的重要指标。呼吸困难是 COPD 患者最主要的症状之一，可能影响患者的生活质量和活动能力。发绀是由于缺氧导致的皮肤和黏膜呈青紫色，是严重缺氧的表现。呼气延长是 COPD 的特征性表现之一，由于气道狭窄和阻塞，呼气阻力增加，导致呼气时间延长。这些表现的出现提示病情较为严重，需要及时采取有效的治疗措施。

（三）体位和活动耐力评估

体位和活动耐力评估对于 COPD 患者的治疗和护理具有重要意义。COPD 患者常需采取端坐或半卧位以缓解呼吸困难。这是因为端坐或半卧位可以减少回心血量，减轻心脏负担，同时增加膈肌的活动度，改善呼吸功能。观察患者的体位选择，可以了解患者的呼吸困难程度和对不同体位的耐受情况。例如，如果患者只能采取端坐位才能缓解呼

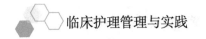

吸困难，可能提示病情较为严重。

评估患者的体位变化对呼吸症状的影响有助于制定适合的体位指导。例如，对于呼吸困难较轻的患者，可以建议采取半卧位休息，以提高舒适度；对于呼吸困难较重的患者，可以使用靠背较高的椅子或在床上放置多个枕头，以保持端坐位，缓解呼吸困难。

活动耐力评估可以了解患者的身体状况和生活质量。COPD 患者由于呼吸困难和肺功能下降，活动耐力通常会受到影响。评估患者是否能够耐受日常活动，如步行、上下楼梯、穿衣、洗漱等，可以判断病情的严重程度和治疗的效果。例如，如果患者在进行轻微活动后就出现呼吸困难、乏力等症状，可能提示肺功能严重受损，需要减少活动强度，给予氧疗支持或进行康复训练。

（四）氧合状况评估

氧合状况评估是 COPD 患者评估的重要内容之一。监测血氧饱和度可以快速、无创地评估患者是否存在低氧血症。正常情况下，血氧饱和度应在 95% 以上。如果血氧饱和度低于 90%，提示存在低氧血症，需要给予氧疗支持。观察有无发绀等缺氧体征也是评估氧合状况的重要方法。发绀是由于缺氧导致的皮肤和黏膜呈青紫色，通常在口唇、甲床等部位较为明显。如果出现发绀，提示缺氧较为严重，需要及时给予氧疗。

必要时进行动脉血气分析可以更加准确地评估酸碱平衡状态和二氧化碳潴留情况。动脉血气分析可以测量血液中的氧气分压（PaO_2）、二氧化碳分压（$PaCO_2$）、酸碱度（pH）等指标，从而判断患者的氧合状况、呼吸功能和酸碱平衡状态。例如，如果 PaO_2 降低，$PaCO_2$ 升高，pH 降低，提示存在呼吸性酸中毒和低氧血症，需要给予氧疗和机械通气支持。

（五）咳嗽及痰液评估

咳嗽及痰液评估对于 COPD 患者的病情判断和治疗具有重要意义。记录患者的咳嗽频率、咳嗽力度、痰液的量、颜色、黏稠度及是否容易咳出，可以了解患者的呼吸道感染情况和病情变化。咳嗽是 COPD 的常见症状之一，频繁的咳嗽可能影响患者的生活质量和睡眠。咳嗽力度的变化也可以反映病情的严重程度，如咳嗽无力可能提示呼吸肌疲劳或病情加重。

痰液的量、颜色、黏稠度及是否容易咳出可以提示感染或病情加重。痰液增多通常是呼吸道感染的表现之一，黄色或绿色的痰液可能提示细菌感染，需要给予抗生素治疗。黏稠的痰液不易咳出，可能导致气道阻塞，加重呼吸困难。了解痰液的变化情况，可以及时调整治疗方案，给予祛痰、抗感染等治疗。

（六）心血管状况评估

COPD 患者可能伴随心功能不全，这是由于长期的缺氧和肺动脉高压导致心脏负担加重所致。观察有无下肢水肿、心悸等症状，并测量血压、心率，可以监测心血管情况。下肢水肿是心功能不全的常见表现之一，可能提示右心衰竭。心悸可能是心律失常或心功能不全的表现，需要进一步检查和治疗。测量血压和心率可以了解患者的心血管功能状态，如血压升高可能提示心脏负担加重，心率加快可能提示心功能不全或缺氧加重。对于伴有心血管疾病的 COPD 患者，需要综合考虑心肺功能，制定个性化的治疗方案，以提高治疗效果和生活质量。

二、护理措施

（一）维持呼吸道通畅

慢性阻塞性肺疾病（COPD）患者常面临呼吸道阻塞的问题，维持呼吸道通畅对于改善患者的呼吸功能、减轻症状及预防并发症至关重要。

1. 指导咳嗽和深呼吸

有效的咳嗽和深呼吸是帮助患者清除呼吸道分泌物的重要方法。护士应向患者详细讲解咳嗽和深呼吸的正确方法，并进行示范。咳嗽时，患者应先深吸气，然后短暂闭气，再用力咳嗽，将痰液咳出。深呼吸可以增加肺的通气量，改善气体交换。患者可以采取坐位或半卧位，放松身体，用鼻子慢慢吸气，使腹部隆起，然后用嘴巴慢慢呼气，使腹部收缩。重复进行深呼吸练习，每次练习 10 ～ 15 分钟，每天进行数次。

对于年老体弱或咳嗽无力的患者，护士可以协助其进行咳嗽和深呼吸。例如，在患者咳嗽时，护士可以用手轻轻按压患者的腹部，增加腹压，帮助痰液咳出。同时，护士还可以指导患者进行呼吸训练，如缩唇呼吸、腹式呼吸等，以增强呼吸肌的力量，提高呼吸效率。

2. 体位引流和叩背法

体位引流是利用重力作用，使痰液从呼吸道的特定部位排出的方法。护士应根据患者的病情和肺部病变部位，选择合适的体位进行引流。例如，对于下肺叶病变的患者，可以采取头低脚高的俯卧位；对于上肺叶病变的患者，可以采取半卧位或坐位。在进行体位引流时，护士应协助患者保持正确的体位，并轻轻拍打患者的背部，帮助痰液松动和排出。叩背时，护士应将手掌弯曲成杯状，用手腕的力量轻轻拍打患者的背部，从下往上、从外向内，每次拍打 3 ～ 5 分钟，每天进行数次。

3. 雾化吸入

对于痰液黏稠的患者，雾化吸入是一种有效的治疗方法。雾化吸入可以将药物以微小颗粒的形式直接输送到呼吸道，湿化气道，稀释痰液，促进痰液排出。护士应根据患者的病情和医嘱，选择合适的雾化药物和雾化器。在进行雾化吸入时，护士应向患者讲解雾化吸入的目的、方法和注意事项，并指导患者正确使用雾化器。患者应采取坐位或半卧位，将雾化器的口含嘴放入口中，深吸气，使药物充分进入呼吸道。雾化吸入的时间一般为 15 ～ 20 分钟，每天进行 2 ～ 3 次。

（二）吸氧治疗

COPD 患者常伴有低氧血症，吸氧治疗可以提高患者的血氧饱和度，改善组织缺氧，缓解呼吸困难等症状。

1. 调整吸氧流量

根据患者的血氧饱和度和动脉血气情况调整吸氧流量是吸氧治疗的关键。通常建议低流量持续吸氧（1～3L/min），以避免高浓度氧可能导致的二氧化碳潴留。高浓度氧可能抑制呼吸中枢，使呼吸变浅变慢，导致二氧化碳潴留加重。对于严重低氧血症的患者，可以先给予高流量吸氧（4～6L/min），待血氧饱和度提高后，再逐渐降低吸氧流量。在吸氧过程中，护士应密切观察患者的呼吸、心率、血氧饱和度等生命体征，根据患者的病情变化及时调整吸氧流量。

2. 间歇性高流量吸氧

对于某些病情较重的患者，间歇性高流量吸氧可能更为有效。间歇性高流量吸氧是指在患者呼吸困难加重或活动后给予高流量吸氧（4～6L/min），每次吸氧时间为15～30分钟，每天进行数次。这种吸氧方式可以迅速提高患者的血氧饱和度，缓解呼吸困难等症状，但需要注意避免长时间高流量吸氧导致的二氧化碳潴留。

3. 监测血氧饱和度

监测血氧饱和度是吸氧治疗的重要环节。护士应使用脉搏血氧饱和度监测仪定期监测患者的血氧饱和度，并记录在护理记录单上。正常情况下，血氧饱和度应在95%以上。如果血氧饱和度低于90%，提示存在低氧血症，需要及时调整吸氧流量或给予其他治疗措施。在监测血氧饱和度的同时，护士还应观察患者的面色、口唇、甲床等部位的颜色变化，以及患者的呼吸、心率等生命体征，判断患者的缺氧情况是否得到改善。

（三）用药指导

COPD患者需要长期使用药物治疗，正确的用药指导可以提高患者的治疗依从性，减少药物不良反应的发生。

1. 支气管扩张剂

支气管扩张剂是COPD治疗的核心药物之一，可以缓解气道痉挛，改善通气功能。常见的支气管扩张剂有 β_2 受体激动剂、抗胆碱能药物和茶碱类药物等。护士应向患者讲解支气管扩张剂的作用、用法、用量和注意事项，并指导患者正确使用吸入装置。例如，对于使用气雾剂的患者，护士应指导患者在使用前先摇匀气雾剂，然后将口含嘴放入口中，深吸气的同时按下气雾剂的阀门，使药物充分进入呼吸道。使用后，患者应漱口，以减少药物在口腔和咽部的残留。

对于使用干粉吸入器的患者，护士应指导患者先将干粉吸入器的盖子打开，然后将药物放入吸入器中，合上盖子，轻轻摇动吸入器，使药物均匀分布。患者应将吸入器的口含嘴放入口中，深吸气的同时用力按下吸入器的按钮，使药物进入呼吸道。使用后，患者也应漱口，以减少药物的不良反应。

2. 糖皮质激素

糖皮质激素可以减轻气道炎症，改善肺功能。对于病情较重的COPD患者，医生可能会给予糖皮质激素治疗。护士应向患者讲解糖皮质激素的作用、用法、用量和注意事项，并告知患者糖皮质激素可能引起的不良反应，如"满月脸"、"水牛背"、骨质疏松等。在使用糖皮质激素过程中，护士应密切观察患者的病情变化，如出现不良反应应及时报告医生进行处理。

3. 注意药物不良反应

COPD 患者在使用药物过程中可能会出现一些不良反应，如口干、心悸、手抖等。护士应向患者讲解药物不良反应的表现和处理方法，并告知患者如果出现不良反应应及时告知医生或护士。例如，对于使用 β_2 受体激动剂的患者，可能会出现心悸、手抖等不良反应，此时患者应立即停止使用药物，并休息片刻。如果不良反应持续不缓解，应及时就医。

（四）体位管理

正确的体位管理可以减轻 COPD 患者的呼吸困难，提高患者的舒适度和生活质量。

1. 端坐位或半卧位

鼓励患者采取端坐位或半卧位可以减少呼吸困难。端坐位或半卧位可以使膈肌下降，增加肺的通气量，改善气体交换。同时，这种体位还可以减少回心血量，减轻心脏负担。护士应向患者讲解端坐位或半卧位的好处，并协助患者调整体位。例如，对于病情较轻的患者，可以使用靠背较高的椅子或在床上放置多个枕头，使患者保持半卧位；对于病情较重的患者，可以使用氧气枕或抬高床头，使患者保持端坐位。

2. 增加床头高度

对于需要长期卧床的患者，增加床头高度可以减轻呼吸困难。护士可以使用床头抬高器或在床脚下放置垫子等方法，将床头抬高 30° ～ 45°。这样可以使患者的上半身处于较高的位置，有利于呼吸。同时，护士还应定期为患者翻身、拍背，预防压疮的发生。

3. 俯卧位或翻身护理

对于重症患者，俯卧位或翻身护理可以帮助改善肺通气效果。俯卧位可以使背部的肺泡得到更好的通气，改善气体交换。护士应在医生的指导下，根据患者的病情和耐受程度，选择合适的时间和方法进行俯卧位或翻身护理。在进行俯卧位或翻身护理时，护士应注意保护患者的管道和皮肤，避免管道脱落和压疮的发生。

（五）增强活动耐力

COPD 患者由于呼吸困难和体力下降，常活动受限。增强活动耐力可以提高患者的生活质量，减少并发症的发生。

1. 有氧锻炼

在患者病情稳定期，进行有氧锻炼如步行、骑车、深呼吸训练等可以循序渐进增加活动量。步行是一种简单易行的有氧锻炼方式，患者可以根据自己的体力和病情，选择合适的步行速度和距离。骑车也是一种不错的有氧锻炼方式，患者可以选择室内或室外的自行车进行锻炼。深呼吸训练可以增加肺的通气量，提高呼吸肌的力量。患者可以采取坐位或半卧位，放松身体，用鼻子慢慢吸气，使腹部隆起，然后用嘴巴慢慢呼气，使腹部收缩。重复进行深呼吸练习，每次练习 10 ～ 15 分钟，每天进行数次。

2. 循序渐进增加活动量

在进行有氧锻炼时，患者应循序渐进增加活动量，避免过度疲劳。护士可以根据患者的病情和体力，制定个性化的锻炼计划。例如，对于病情较轻的患者，可以从每天步行 10 ～ 15 分钟开始，逐渐增加步行的时间和距离；对于病情较重的患者，可以从每天进行深呼吸训练开始，逐渐增加活动的强度和时间。在锻炼过程中，患者应注意观察自己的身体反应，如果出现呼吸困难、心悸、头晕等症状，应立即停止锻炼，并休息片刻。如果症状持续不缓解，应及时就医。

3. 训练肺功能的耐力和肌肉力量

除了有氧锻炼外，患者还可以进行一些训练肺功能的耐力和肌肉力量的练习。例如，患者可以进行吹气球、呼吸操等练习，以增强呼吸肌的力量和耐力。吹气球是一种简单有效的练习方法，患者可以选择一个大小适中的气球，用嘴巴慢慢吹气，使气球膨胀，然后再慢慢放气。重复进行吹气球练习，每次练习 10 ～ 15 分钟，每天进行数次。呼吸操是一种综合性的练习方法，包括深呼吸、扩胸运动、上肢运动等。患者可以在护士的指导下进行呼吸操练习，每次练习 15 ～ 20 分钟，每天进行数次。

（六）营养支持

COPD 患者由于呼吸困难和体力消耗，常伴有营养不良。营养支持可以提高患者的机体抵抗力和恢复能力，改善患者的生活质量。

1. 制定高热量、高蛋白饮食

为营养不良的患者制定高热量、高蛋白饮食是营养支持的重要措施。高热量、高蛋白饮食可以提供足够的能量和蛋白质，满足患者的身体需求。护士应向患者讲解饮食的重要性，并根据患者的病情和口味，制定个性化的饮食计划。例如，患者可以选择富含蛋白质的食物，如鸡蛋、牛奶、鱼肉、瘦肉等；同时，患者还可以选择富含热量的食物，如米饭、面条、面包、土豆等。在饮食过程中，患者应注意少食多餐，避免一次进食过多导致腹胀，影响呼吸功能。

2. 分次少量进食

分次少量进食是 COPD 患者饮食的重要原则之一。由于患者的呼吸困难和体力下降，一次进食过多可能会导致腹胀、呼吸困难等症状加重。因此，患者应采取分次少量进食的方式，每天进食 5 ～ 6 次，每次进食量不宜过多。在进食过程中，患者应细嚼慢咽，避免过快进食导致呛咳。同时，患者还应注意饮食的温度和质地，避免食用过冷、过热或过硬的食物，以免刺激呼吸道，加重呼吸困难。

3. 补充营养补剂

对于严重营养不良的患者，必要时可以补充营养补剂，如蛋白粉、维生素、矿物质等。营养补剂可以提供额外的营养支持，满足患者的身体需求。在补充营养补剂时，患者应在医生或护士的指导下进行，避免自行购买和使用营养补剂。同时，患者还应注意营养补剂的质量和安全性，选择正规厂家生产的产品。

（七）监测并预防感染

COPD 患者由于免疫力下降，容易发生呼吸道感染，加重病情。因此，监测并预防感染是 COPD 患者护理的重要环节。

1. 观察感染征象

观察患者有无咳嗽、咳痰增多、痰液颜色改变等感染征象是监测感染的重要方法。护士应每天观察患者的呼吸道症状，并记录在护理记录单上。如果患者出现咳嗽、咳痰增多、痰液颜色变黄或变绿等症状，提示可能存在呼吸道感染，应及时报告医生进行处理。同时，护士还应观察患者的体温、白细胞计数等感染指标，以及患者的精神状态、食欲等全身情况，判断患者的感染程度和病情变化。

2. 积极预防呼吸道感染

积极预防呼吸道感染是 COPD 患者护理的重要任务之一。护士应向患者讲解预防呼吸道感染的重要性，并指导患者采取以下预防措施。

（1）保持室内空气清新：定期开窗通风，保持室内空气流通。避免在室内吸烟或使用刺激性气味的物品。

（2）注意个人卫生：勤洗手，保持口腔清洁。避免接触有呼吸道感染的患者。

（3）避免去人群密集的地方：如商场、超市、电影院等。在流感季节，尽量避免去公共场所，必要时佩戴口罩。

（4）加强营养：合理饮食，增强机体免疫力。

（5）接种流感疫苗和肺炎疫苗：流感疫苗和肺炎疫苗可以有效预防流感和肺炎的发生，降低 COPD 患者的感染风险。护士应向患者讲解疫苗的作用、接种方法和注意事项，并鼓励患者按时接种疫苗。

（八）心理支持

COPD 患者长期受呼吸困难困扰，易出现焦虑、抑郁情绪，心理支持对于患者的康复至关重要。

1. 给予情感支持

护士应给予患者情感支持，关心和理解患者的感受。与患者进行沟通交流，倾听患者的诉说，了解患者的心理需求和困惑。给予患者鼓励和安慰，让患者感受到被关心和支持。同时，护士还应向患者介绍疾病的治疗进展和成功案例，增强患者的治疗信心。

2. 帮助患者掌握放松技巧

帮助患者掌握放松技巧可以减轻患者的心理负担，缓解焦虑、抑郁情绪。护士可以向患者介绍一些放松技巧，如深呼吸、冥想、渐进性肌肉松弛等。深呼吸是一种简单有效的放松技巧，患者可以采取坐位或半卧位，放松身体，用鼻子慢慢吸气，使腹部隆起，然后用嘴巴慢慢呼气，使腹部收缩。重复进行深呼吸练习，每次练习 10～15 分钟，每天进行数次。

冥想是一种通过集中注意力和放松身心来达到内心平静的方法。患者可以选择一个安静的环境，闭上眼睛，专注于自己的呼吸或一个特定的意象，排除杂念，放松身心。

渐进性肌肉松弛是一种通过逐渐紧张和放松身体各个部位的肌肉来达到放松身心的方法。患者可以从脚部开始，依次紧张和放松腿部、臀部、腹部、胸部、手臂、头部等部位的肌肉，每个部位的肌肉紧张和放松的时间为 5～10 秒，重复进行 2～3 次。

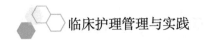

（九）健康宣教与自我管理

健康宣教与自我管理是 COPD 患者护理的重要组成部分，对于提高患者的治疗依从性和生活质量具有重要意义。

1. 普及 COPD 相关知识

为患者及家属普及 COPD 的相关知识是健康宣教的重要内容之一。护士应向患者及家属介绍 COPD 的病因、症状、治疗方法和预防措施等知识，让患者及家属对疾病有一个全面的了解。同时，护士还应向患者及家属讲解疾病的自我管理方法，如正确用药、吸氧、饮食、锻炼等，让患者及家属掌握疾病的自我管理技巧。

2. 告知戒烟的重要性

吸烟是 COPD 的主要危险因素之一，戒烟对于 COPD 患者的康复至关重要。护士应向患者及家属讲解吸烟的危害和戒烟的重要性，并提供戒烟的方法和支持。例如，护士可以向患者介绍戒烟的药物和辅助工具，如尼古丁替代疗法、戒烟口香糖、戒烟贴片等；同时，护士还可以鼓励患者参加戒烟小组或寻求家人和朋友的支持，帮助患者克服戒烟过程中的困难。

3. 指导正确的用药、吸氧和日常活动管理

指导正确的用药、吸氧和日常活动管理是健康宣教的重要内容之一。护士应向患者及家属讲解药物的作用、用法、用量和注意事项，以及吸氧的方法、流量和时间等知识。同时，护士还应指导患者及家属合理安排患者的日常活动，如饮食、休息、锻炼等，避免过度劳累和情绪激动。在患者出院前，护士还应向患者及家属发放健康教育手册，让患者及家属在出院后能够继续学习和掌握疾病的自我管理方法。

4. 教会患者识别病情加重的早期信号

教会患者识别病情加重的早期信号是自我管理的重要内容之一。护士应向患者及家属介绍病情加重的早期信号，如咳嗽、咳痰增多、呼吸困难加重、发热等，并指导患者及家属在出现这些症状时及时就医。同时，护士还应向患者及家属讲解病情加重的应急处理方法，如增加吸氧流量、使用支气管扩张剂等，让患者及家属在病情加重时能够采取正确的应对措施。

5. 制定急性加重期的应对措施

制定急性加重期的应对措施是自我管理的重要内容之一。护士应与患者及家属共同制定急性加重期的应对措施，包括及时就医、调整药物治疗、增加吸氧流量等。同时，护士还应向患者及家属介绍急性加重期的护理要点，如保持呼吸道通畅、监测生命体征、预防并发症等，让患者及家属在急性加重期能够正确护理患者，提高患者的治疗效果和生活质量。

三、健康教育

（一）疾病知识普及

慢性阻塞性肺疾病（COPD）是一种复杂的慢性呼吸系统疾病，患者对其基本病理、症状及进展的了解程度，直接影响到疾病的管理效果。COPD 的基本病理主要涉及慢性炎症导致的气道狭窄和肺实质破坏。在气道方面，长期的炎症刺激使气道壁增厚，平滑肌增生，黏液分泌增多，进而造成气道阻塞。从肺实质看，肺泡结构被破坏，肺泡壁变薄、破裂，导致气体交换面积减少。这种病理改变是不可逆的，但通过有效的疾病管理，可以减轻症状，降低病情加重的频率。

症状方面，COPD 患者通常会出现慢性咳嗽，这是由于气道炎症刺激引起的，起初可能为间歇性咳嗽，随着病情发展，会逐渐变为持续性。咳痰也是常见症状之一，痰液一般为白色黏液或浆液性泡沫样痰，在感染时可变为脓性痰。气短或呼吸困难是标志性症状，活动后尤为明显，这是因为气道阻塞和肺实质破坏导致气体交换受阻。随着病情进展，患者在休息时也可能出现呼吸困难。

疾病进展上，COPD 一般分为稳定期和急性加重期。稳定期症状相对稳定，但若受到感染、空气污染等因素刺激，就容易进入急性加重期。急性加重期的症状包括咳嗽加剧、痰量增多、呼吸困难加重等，这不仅会严重影响患者的生活质量，还可能导致住院次数增加，甚至危及生命。

因此，患者需要充分认识到遵医嘱治疗和定期复查的重要性。治疗方案是根据患者的病情严重程度、症状表现等因素综合制定的，严格按照医嘱用药可以有效控制症状。定期复查能够及时发现病情变化，如肺功能的下降程度、是否出现并发症等，以便调整治疗方案。

（二）戒烟指导

戒烟在 COPD 的管理中起着至关重要的作用。吸烟是导致 COPD 的主要危险因素之一，烟草中的有害物质，如尼古丁、焦油和一氧化碳等，会持续刺激呼吸道，引起炎症反应，加速肺功能下降。当患者停止吸烟后，呼吸道的炎症反应会逐渐减轻，虽然已经受损的肺功能无法完全恢复，但可以有效延缓肺功能的进一步下降。同时，戒烟还能减轻呼吸道刺激征状，如咳嗽、咳痰等。

为帮助患者戒烟，医护人员应提供全面的戒烟支持和资源。可以向患者介绍戒烟药物，如尼古丁替代疗法的产品，包括尼古丁贴片、口香糖等，这些产品可以缓解戒烟过程中的尼古丁戒断症状。

此外，行为疗法也是有效的戒烟手段，如通过心理咨询，帮助患者改变与吸烟相关的行为习惯。家属在患者戒烟过程中的作用不可忽视。建议家属共同配合，为患者提供无烟环境。家庭中的支持和鼓励能够增强患者戒烟的信心和决心。例如，家属可以和患者一起制定戒烟计划，监督患者的戒烟行为，当患者出现烟瘾时，通过陪伴、聊天等方式转移患者的注意力。

（三）正确用药指导

正确的用药是 COPD 治疗的关键环节，其中支气管扩张剂、糖皮质激素及其他药物都有其特定的作用、剂量和用法。支气管扩张剂是 COPD 治疗的核心药物，主要作用是松弛支气管平滑肌，扩张气道，从而改善通气功能。

常见的支气管扩张剂有 β_2 受体激动剂和抗胆碱能药物。β_2 受体激动剂又分为短效制剂和长效制剂。短效 β_2 受体激动剂如沙丁胺醇，起效快，能迅速缓解呼吸困难症状，一般在症状发作时使用，剂量根据病情和患者反应而定，通常通过压力定量气雾剂（pMDI）吸入，每次 1～2 喷。长效 β_2 受体激动剂如沙美特罗，作用时间长，能维持气道通畅，一般每天使用 1～2 次，剂量和用法也需严格按照医嘱，常通过干粉吸入器（DPI）吸入。

抗胆碱能药物如异丙托溴铵，能减少气道黏液分泌，舒张支气管，对于改善 COPD 患者的气流受限也有重要作用。其用法与支气管扩张剂类似，不同的制剂有不同的剂量要求，使用时要注意避免过量。

糖皮质激素在减轻气道炎症方面效果显著，对于中重度 COPD 患者常与支气管扩张剂联合使用。如布地奈德，一般通过吸入给药，剂量根据病情严重程度调整。使用糖皮质激素时，患者需要注意可能出现的不良反应，如口腔念珠菌感染、声音嘶哑等，使用后要及时漱口可以减少不良反应的发生。

指导患者正确使用吸入装置至关重要。对于压力定量气雾剂（pMDI），使用前要先摇匀，将气雾剂的吸嘴放入口中，双唇紧闭，按下气雾剂的同时深吸气，然后屏气 10 秒左右，以确保药物充分沉积在肺部。使用干粉吸入器（DPI）时，要先将药物胶囊或药粉放入吸入器，保持吸入器直立，然后深吸气，使药物随着气流进入肺部。不同的 DPI 装置可能操作略有差异，患者要仔细阅读说明书并在医护人员的指导下正确使用。

此外，提醒患者注意定期更换吸入装置，因为随着使用时间的增加，吸入装置的性能可能下降，影响药物的吸入效果。同时，要严格遵医嘱定期用药，不能自行停药或增减剂量，以保证治疗的连续性和有效性。

（四）呼吸锻炼与运动

呼吸锻炼对于 COPD 患者控制呼吸困难症状具有重要意义。深呼吸和缩唇呼吸是两种有效的呼吸控制方法。深呼吸可以增加肺泡通气量，改善气体交换。患者可采取舒适的坐姿或半卧位，放松全身肌肉，用鼻子缓慢而深地吸气，使腹部隆起，感觉气息充满整个腹部，然后用嘴巴缓慢而均匀地呼气，使腹部收缩。每次练习可重复 10～15 次，每天进行 3～4 组。

缩唇呼吸则是通过缩窄口唇呼气，增加呼气阻力，从而延长呼气时间，防止小气道过早塌陷。具体方法是用鼻子吸气，然后将嘴唇缩成吹口哨状，缓慢呼气，呼气时间要长于吸气时间，一般呼气与吸气时间之比为 2：1 或 3：1。患者可以随时随地进行缩唇呼吸练习，每次练习 10～15 分钟，每天数次。

在病情稳定期，适当的有氧运动对于提高患者的肺功能耐力和体力水平非常有益。散步是一种简单易行的有氧运动，患者可以根据自己的身体状况选择合适的速度和距离。开始时可以在平坦的道路上短距离散步，如每次 10～15 分钟，随着体力的恢复逐渐增加散步的时间和距离。骑车也是不错的选择，包括室内自行车和户外自行车。户外骑车可以让患者在享受自然风景的同时锻炼身体，但要注意交通安全和环境空气质量。

在指导患者运动时，一定要强调量力而行，避免过度运动。因为过度运动可能会导致呼吸困难加重，甚至诱发急性加重期。运动过程中，患者要注意观察自己的身体反应，如出现明显的呼吸困难、头晕、心慌等症状，应立即停止运动，休息片刻。如果症状持续不缓解，要及时就医。

（五）合理营养与饮食

合理的营养与饮食对于 COPD 患者维持身体机能和减轻呼吸负担至关重要。建议患者采用高蛋白、高热量的饮食结构。蛋白质是身体修复和维持正常生理功能所必需的营养素，对于因呼吸困难而消耗能量较多的 COPD 患者尤为重要。富含蛋白质的食物包括瘦肉、鱼类、蛋类、豆类、奶制品等。高热量食物可以为患者提供足够的能量，如谷类、薯类等。

少食多餐是适合 COPD 患者的饮食方式。由于患者的呼吸功能受限，一次进食过多可能会导致腹部胀满，使膈肌上抬，进一步加重呼吸困难。因此，患者可以将一日三餐分为五到六餐，每餐适量进食。避免高盐、高油食物也是饮食原则之一。高盐食物可能会导致水钠潴留，加重水肿，同时也会增加心脏和肺部的负担。高油食物不易消化，容易引起胃肠道不适，而且可能会导致肥胖，进一步影响呼吸功能。

保持充足的水分摄入对于 COPD 患者也很重要。足够的水分可以帮助稀释痰液，使其更容易咳出。患者每天应饮用 1500 ~ 2000ml 的水，也可以适当饮用一些果汁，但要注意避免过甜的饮料，以免引起痰液黏稠。在饮水时，要注意少量多次，避免一次性大量饮水导致胃部胀满。

（六）预防感染措施

预防感染是 COPD 患者管理的重要环节，因为感染是导致病情急性加重的主要诱因之一。保持个人卫生是预防感染的基础。患者要养成良好的卫生习惯，尤其是在流感高发季节。勤洗手是关键，使用肥皂和流动水洗手，按照正确的洗手步骤，洗手时间不少于 30 秒，可以有效去除手上的病菌。避免到人群密集场所也是重要的预防措施。人群密集的地方，如商场、超市、电影院等，人员流动性大，病菌传播的风险高。如果必须前往，建议患者佩戴口罩，选择具有防护功能的口罩，如医用外科口罩或 N95 口罩，能够有效阻挡飞沫传播的病菌。

接种流感和肺炎疫苗是预防感染的有效手段。流感疫苗可以降低流感病毒感染的风险，肺炎疫苗则可以预防肺炎链球菌等常见病原体引起的肺炎。建议患者在每年流感季节前接种流感疫苗，根据自身情况和医生建议接种肺炎疫苗，这样可以显著减少因感染诱发急性加重的风险，减轻疾病对患者生活质量和健康状况的影响。

第三节　支气管哮喘护理

支气管哮喘护理是指对患有支气管哮喘的患者进行综合性护理，以帮助控制症状、预防急性发作、提高生活质量、减少病情加重。哮喘护理包括对患者呼吸功能的监测、药物管理、健康教育及心理支持，特别是指导患者及其家属识别和管理诱发因素。护理内容还涉及对患者进行正确的吸入治疗教育，帮助患者建立良好的自我管理习惯，以达到哮喘的长期控制，减少急性发作的风险和提高患者的整体生活质量。

一、护理评估

(一) 病史评估

对哮喘患者进行全面的病史评估是制定个性化治疗方案和有效管理疾病的重要基础。

首先，询问患者哮喘的发作频率至关重要。发作频率可以反映疾病的活跃程度和稳定性。如果患者哮喘发作频繁，可能提示病情较为严重或控制不佳。了解发作的时间规律，如是否在特定季节、特定时间段或特定环境下发作频繁，有助于确定潜在的诱发因素。同时，记录发作的持续时间也很关键。短时间的发作可能对患者的影响相对较小，但长时间的发作可能导致严重的呼吸困难，甚至危及生命。此外，了解病程的严重程度可以帮助医生判断疾病的进展阶段。严重的哮喘可能导致肺功能受损、生活质量下降及增加急性发作的风险。

控制情况是病史评估的重要方面。了解患者在使用药物治疗和采取预防措施后的症状控制程度，包括发作的频率、严重程度和持续时间是否有所减少。如果患者的哮喘控制良好，说明当前的治疗方案有效；如果控制不佳，可能需要调整治疗方案。

家族变应性疾病史对于哮喘的诊断和治疗也具有重要意义。哮喘具有遗传倾向，如果患者有家族成员患有变应性疾病，如变应性鼻炎、湿疹等，那么患者患哮喘的风险可能增加。了解家族病史可以帮助医生更好地理解患者的疾病背景，并采取相应的预防和治疗措施。

吸烟史也是需要关注的因素。吸烟会加重哮喘症状，降低肺功能，并增加急性发作的风险。对于有吸烟史的患者，应建议其戒烟，并提供戒烟支持和资源。此外，了解患者是否患有其他慢性呼吸道疾病，如慢性阻塞性肺疾病等，可以帮助医生综合考虑患者的病情，制定更全面的治疗计划。

(二) 症状评估

哮喘的主要症状包括喘息、咳嗽、胸闷和气促等，对这些症状进行重点观察和评估对于了解疾病的严重程度和控制情况至关重要。

喘息是哮喘的典型症状之一，表现为呼吸时发出哮鸣音。观察喘息的严重程度、发作频率和持续时间，可以帮助医生判断气道阻塞的程度。咳嗽也是常见症状，可能是干咳或伴有痰液。了解咳嗽的特点，如发作时间、诱因和痰液的性质，可以为诊断和治疗提供线索。胸闷和气促感通常在哮喘发作时出现，严重程度不同，可能影响患者的日常活动和生活质量。

尤其要关注夜间和清晨症状的变化。许多哮喘患者在夜间或清晨症状会加重，这可能与生物钟、呼吸道炎症反应及睡眠时的生理变化有关。评估这些症状的变化可以帮助医生调整治疗方案，以更好地控制夜间和清晨的症状。同时，了解症状对生活和日常活动的影响程度也很重要。例如，症状是否影响患者的睡眠质量、工作效率、运动能力等。通过评估症状对生活的影响，可以确定疾病的严重程度和治疗的紧迫性。

（三）诱发因素评估

识别可能诱发哮喘的环境和变应原对于预防哮喘发作和有效管理疾病至关重要。

花粉是常见的诱发因素之一，尤其是在花粉季节，患者可能会出现哮喘症状加重。了解患者对不同种类花粉的敏感性，可以帮助患者采取相应的预防措施，如避免在花粉浓度高的时候外出、佩戴口罩等。尘螨也是常见的变应原，存在于床上用品、地毯、窗帘等地方。对尘螨过敏的患者可以采取定期清洁床上用品、使用防螨床垫和枕头等措施来减少接触。

冷空气刺激也可能诱发哮喘发作，特别是在冬季或气温骤变时。患者应注意保暖，避免在寒冷的天气中长时间暴露。运动是另一个常见的诱发因素，部分患者在运动后会出现哮喘症状，称为运动诱发性哮喘。对于这类患者，可以在运动前使用预防性药物，如短效支气管扩张剂。

感染也是哮喘发作的重要诱因，尤其是呼吸道感染，如感冒、流感等。患者应注意预防感染，保持良好的个人卫生习惯，如勤洗手、避免接触感染患者等。情绪波动也可能影响哮喘症状，如紧张、焦虑、愤怒等情绪可能导致哮喘发作。患者应学会管理情绪，采取放松技巧，如深呼吸、冥想等，以减少情绪对哮喘的影响。

药物也可能诱发哮喘，如阿司匹林、非甾体类抗炎药等。对于已知对某些药物过敏的患者，应避免使用这些药物。评估患者对这些诱发因素的敏感性，可以帮助医生制定个性化的预防策略，减少哮喘发作的风险。

（四）呼吸功能评估

呼吸功能评估是哮喘患者评估的重要组成部分，可以帮助医生了解呼吸困难的程度和气道阻塞情况，以及判断疾病的控制情况。

通过观察呼吸频率、呼吸模式、胸廓起伏及气道阻塞情况，可以初步评估呼吸困难的程度。呼吸频率加快、呼吸浅快、胸廓起伏减弱及气道阻塞的表现，如喘息、呼吸困难等，都提示哮喘病情可能加重。对于能够配合的患者，建议进行肺通气功能测定，如峰值呼气流速（PEF）和第一秒用力呼气容积（FEV_1）。PEF 可以反映气道的通畅程度，患者可以使用峰流速仪在家中自行监测 PEF 的变化，以早期发现哮喘发作的迹象。FEV_1 是衡量肺功能的重要指标之一，可以通过肺功能监测仪进行测定。

监测峰流速变化也可以帮助判断气道阻塞程度和疾病控制情况。患者可以在每天的固定时间记录 PEF 值，并绘制峰流速变化曲线。如果 PEF 值下降明显，提示哮喘可能发作或控制不佳，需要及时调整治疗方案。此外，还可以进行其他肺功能测试，如支气管激发试验、支气管舒张试验等，以进一步评估气道的反应性和可逆性。

（五）用药依从性和吸入技术评估

评估患者的用药依从性和吸入装置使用方法对于确保治疗效果至关重要。

了解患者是否按医嘱用药是关键。部分患者可能因为症状缓解而自行停药，或者因为担心药物的不良反应而不按时用药。这会导致哮喘控制不佳，增加急性发作的风险。医生和护士应向患者强调按医嘱用药的重要性，并提供药物使用的指导和教育。

同时，评估患者是否具备正确的吸入装置使用方法也很重要。吸入装置是哮喘治疗的主要手段之一，但如果使用不当，可能会影响药物的疗效。医生和护士应向患者详细讲解吸入装置的使用方法，并进行示范。患者应掌握正确的吸入技巧，例如，如何准备吸入装置、如何吸气、如何屏气等。此外，还应检查患者在使用药物过程中是否有不良反应或不适。部分患者可能会出现口腔念珠菌感染、声音嘶哑、心悸等不良反应。如果出现不良反应，应及时告知医生，以便调整治疗方案。

二、护理措施

（一）保持呼吸道通畅

对于哮喘患者而言，保持呼吸道通畅是至关重要的护理环节，直接关系到患者的呼吸功能和生命安全。

密切观察患者的呼吸频率、深度、节律及是否有发绀迹象是关键的第一步。正常的呼吸频率、深度和节律是维持身体正常氧气供应和二氧化碳排出的基础。在哮喘发作时，患者的呼吸频率往往会加快，深度变浅，节律可能变得不规则。发绀是由于血液中缺氧导致皮肤和黏膜呈现青紫色，是严重缺氧的表现。通过持续观察这些指标，可以及时发现患者病情的变化，为采取进一步的护理措施提供依据。

及时清理口鼻分泌物对于保持呼吸道通畅也至关重要。哮喘患者在发作时，呼吸道分泌物可能会增多，这些分泌物如果不及时清理，会堵塞呼吸道，加重呼吸困难。护理人员可以使用柔软的纱布或棉球轻轻擦拭患者的口鼻，清除分泌物。对于分泌物较多的患者，可以使用吸引器进行吸痰，但操作时要注意动作轻柔，避免损伤呼吸道黏膜。

在必要时，协助进行雾化吸入是一种有效的治疗手段。雾化吸入可以将药物以微小颗粒的形式直接输送到呼吸道，缓解气道阻力并减轻气道痉挛。常用的雾化药物包括支气管扩张剂、糖皮质激素等。在进行雾化吸入时，护理人员要确保雾化器的正确使用，调节好雾化的流量和时间。同时，要指导患者正确的呼吸方法，如深吸气后屏气片刻，使药物能够充分到达呼吸道深部。

在患者急性发作时，尽量让其采取坐位或半卧位。这种体位可以使患者的膈肌下降，胸腔容积增大，有利于呼吸。同时，给予氧气吸入可以提高患者血液中的氧气含量，缓解缺氧症状。根据患者的病情严重程度，选择合适的吸氧方式和氧流量。对于轻度发作的患者，可以使用鼻导管吸氧；对于严重发作的患者，可能需要使用面罩吸氧或无创正压通气。

（二）正确使用吸入装置

正确使用吸入装置是确保哮喘药物有效到达气道的关键。不同的吸入装置有不同的使用方法，护理人员需要逐一指导患者掌握。

压力定量气雾剂（pMDI）是一种常见的吸入装置。使用时，患者需要先将气雾剂摇匀，然后将喷嘴放入口中，紧闭双唇，在按下气雾剂的同时深吸气，使药物随着气流进入呼吸道。吸气后，患者应屏气片刻，以增加药物在呼吸道的沉积。护理人员要向患者强调正确的操作步骤和呼吸技巧，避免药物浪费和吸入效果不佳。

干粉吸入器（DPI）的使用方法略有不同。患者需要将药物胶囊或药粉放入吸入器中，然后深吸气，使药物随着气流进入呼吸道。不同类型的 DPI 可能有不同的操作要求，护理人员要详细向患者讲解，并进行示范。

雾化器也是一种常用的吸入装置，尤其适用于儿童和病情较重的患者。雾化器可以将药物转化为微小的雾滴，通过呼吸进入呼吸道。在使用雾化器时，护理人员要确保设备的清洁和正常运行，调整好雾化的参数。同时，要指导患者正确的呼吸方法，如深呼吸、缓慢呼气，以提高药物的吸入效果。

强调深吸气、屏气的技巧对于提高药物的吸入效果至关重要。深吸气可以使药物深入到呼吸道的远端，增加药物与呼吸道黏膜的接触面积；屏气可以延长药物在呼吸道的停留时间，提高药物的吸收效率。护理人员要反复向患者示范和强调这些技巧，确保患者掌握正确的吸入方法。

帮助患者选择适合的设备也是护理的重要内容之一。不同的患者可能对不同的吸入装置有不同的适应性。例如，老年患者可能更适合使用操作简单的吸入装置；儿童患者可能需要使用带有面罩的雾化器。护理人员要根据患者的年龄、病情、操作能力等因素，帮助患者选择最适合的吸入装置，提高治疗效果。

（三）药物管理与观察

药物治疗是哮喘管理的核心内容之一，护理人员需要根据医嘱协助患者按时、按量使用药物，并密切监测患者对药物的反应。

吸入型糖皮质激素（ICS）和短效 β_2 受体激动剂是哮喘治疗中常用的药物。ICS 可以减轻气道炎症，预防哮喘发作；短效 β_2 受体激动剂可以迅速缓解哮喘症状，是急性发作时的首选药物。护理人员要向患者详细讲解这些药物的作用、用法、用量和注意事项，确保患者正确使用药物。

在患者使用药物过程中，要密切观察患者的反应。对于 ICS，可能会出现局部不良反应，如声音嘶哑、口腔念珠菌感染等。为了减少不良反应的发生，护理人员可以指导患者在使用 ICS 后及时漱口，将残留在口腔和咽部的药物清除。对于短效 β_2 受体激动剂，要注意观察患者是否出现心悸、手抖等不良反应。如果出现不良反应，应及时告知医生，调整药物剂量或更换药物。

监测患者对药物的反应还包括观察患者的症状改善情况。如果患者在使用药物后症状没有得到缓解，或者出现加重的趋势，应及时报告医生，调整治疗方案。同时，要记录患者的用药时间、剂量和症状变化，为医生调整治疗方案提供依据。

（四）避免和控制诱发因素

帮助患者识别和避免诱发因素是预防哮喘发作的重要措施。

花粉、尘螨、宠物皮屑、寒冷空气、烟草烟雾等都是常见的哮喘诱发因素。护理人员要向患者详细介绍这些诱发因素，并帮助患者制定避免接触这些因素的计划。例如，在花粉季节，患者可以减少外出，外出时佩戴口罩；保持房间通风、清洁，定期清洗床上用品和窗帘，以减少尘螨的滋生；避免饲养宠物，或者保持宠物清洁，减少宠物皮屑的暴露；在寒冷天气中注意保暖，避免冷空气刺激；远离烟草烟雾，不仅自己不吸烟，还要避免接触二手烟。

对于有运动诱发性哮喘的患者，指导其在运动前适量使用缓解药物是预防发作的有效方法。常用的缓解药物包括短效 β_2 受体激动剂等。同时，患者在运动前要做好热身，逐渐增加运动量，避免突然剧烈运动。此外，选择合适的运动方式和环境也很重要，如选择在温暖、湿润的环境中进行运动，避免在寒冷、干燥的环境中运动。

（五）急性发作处理

教授患者识别哮喘发作的早期症状及自救措施是非常重要的。哮喘发作的早期症状可能包括咳嗽、胸闷、气促、喘息等。患者一旦发现这些症状，应立即使用速效吸入药物，如短效 β_2 受体激动剂。同时，要保持冷静，尽量放松身体，避免紧张和焦虑加重病情。

在急性发作时，护理人员要密切观察患者的呼吸状况及用药反应。如果患者在使用速效吸入药物后症状得到缓解，应继续观察一段时间，确保病情稳定。如果患者症状无缓解，应立即通知医生，并做好急救准备。同时，要安慰患者，缓解其紧张情绪。

护理人员需要随时准备好急救物品，以防症状加重。急救物品包括氧气设备、吸入药物、注射器、输液器等。在紧急情况下，护理人员要迅速采取措施，如给予氧气吸入、建立静脉通道、使用急救药物等，确保患者的生命安全。

（六）健康教育与自我管理

向患者及家属普及哮喘的基本知识和管理技能是提高患者治疗依从性和生活质量的重要措施。

护理人员要向患者及家属介绍哮喘的病因、症状、诊断方法和治疗原则，让他们对哮喘有一个全面的了解。同时，要重点讲解哮喘的诱因及控制方法，如避免接触诱发因素、正确使用药物、进行呼吸锻炼等。通过用药指导、症状记录等方式，增强患者的自我管理意识。

帮助患者建立个人哮喘管理计划也是非常重要的。个人哮喘管理计划应包括患者的基本信息、哮喘的诊断和治疗情况、诱发因素、症状监测方法、药物使用计划、紧急情况处理等内容。患者可以根据个人哮喘管理计划，定期监测病情发展，记录症状变化和治疗效果，及时调整治疗方案。

（七）心理支持

哮喘患者因病情反复和气急症状，容易产生焦虑和恐惧情绪。这些不良情绪不仅会影响患者的生活质量，还可能诱发哮喘发作。因此，护理人员应给予患者充分的鼓励和心理支持，帮助其建立信心，适应长期管理哮喘的生活方式。

护理人员可以与患者进行沟通交流，了解他们的心理需求和困惑，给予关心和安慰。同时，向患者介绍一些成功控制哮喘的案例，增强他们的治疗信心。此外，护理人员还可以指导患者掌握一些放松技巧，如深呼吸、冥想、渐进性肌肉松弛等，帮助他们缓解焦虑和恐惧情绪，避免情绪波动诱发哮喘。

三、健康教育

（一）认识疾病

向患者讲解哮喘的病理生理特点，帮助其了解哮喘是一种慢性气道炎症性疾病，可能会长期存在但可通过良好管理来控制。强调哮喘需要长期监测和定期复诊，不能仅在发作时治疗。

（二）掌握用药知识

教导患者正确使用哮喘药物，包括预防用药（如吸入型糖皮质激素）和缓解药物（如短效 β_2 受体激动剂），并说明每种药物的作用和适用情况。确保患者掌握吸入装置的使用方法，强调每天漱口以预防局部不良反应。提醒按医嘱用药，避免自行增减剂量。

（三）识别诱发因素并积极预防

指导患者识别和避免常见诱发因素，如花粉、粉尘、宠物皮屑、冷空气、运动、情绪波动等。建议定期清洁生活环境，避免接触烟草烟雾和空气污染。对于有运动诱发性哮喘的患者，建议在运动前适量使用缓解药物，并做好热身。

（四）建立自我管理计划

协助患者制定个体化的哮喘管理计划，包含日常用药方案和急性发作的处理措施。建议患者每天记录哮喘症状、用药情况及肺通气峰值流量，帮助其了解病情变化。教会患者识别发作的早期信号，并及时使用缓解药物。

第四节　呼吸衰竭的护理

呼吸衰竭是任何原因引起的肺通气和（或）换气功能严重障碍，导致机体不能进行有效的气体交换，在呼吸空气时（海平面、静息状态），产生严重缺氧伴或不伴有二氧化碳潴留，进而引起一系列生理功能和代谢紊乱的临床综合征。呼吸衰竭是一种功能障碍状态，而不是一种疾病，可因肺部疾病引起，也可能是各种疾病的并发症。按发病急缓可分为急性呼吸衰竭和慢性呼吸衰竭；按动脉血气分析可分为Ⅰ型呼吸衰竭和Ⅱ型呼吸衰竭。

一、护理评估

（一）临床表现

除原发病症状外，主要为低氧和二氧化碳（CO_2）潴留导致的多器官功能紊乱的症状和体征。

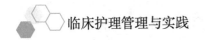

1. 呼吸困难

多数患者有明显的呼吸困难，呼吸频率加快或减慢，呼吸节律异常，辅助呼吸肌活动增加，可出现三凹征。

2. 发绀

动脉血氧饱和度 < 90% 时，口唇、甲床可出现发绀。由于发绀的程度与还原性血红蛋白含量有关，红细胞增多症者发绀更明显，贫血患者不明显或不出现。

3. 精神神经症状

急性缺氧者可出现精神错乱、狂躁、昏迷、抽搐等症状；慢性呼吸衰竭伴 CO_2 潴留时，随着 PCO_2 升高可表现为先兴奋后抑制现象，严重时可出现肺性脑病。

4. 全身症状

（1）循环系统症状：心率增快、血压升高、右心功能不全，严重时可引起周围循环衰竭、血压下降、心律失常、心搏停止。

（2）消化系统症状：食欲下降、腹胀、呕血、便血。

（3）肝肾功能受损表现：严重呼吸衰竭对肝、肾功能均有影响，部分患者可出现丙氨酸氨基转移酶与血浆尿素氮升高；个别患者可出现尿蛋白、红细胞和管型。

（二）辅助检查

急性呼吸衰竭的主要辅助检查手段为动脉血气分析，用于判断呼吸衰竭类型及相关重要参数结果。

慢性呼吸衰竭的常规辅助检查步骤包括，①询问病史，进行体格检查，检查口咽部、呼吸肌、胸廓形态等；②动脉血气分析；③进行实验室检查，包括血常规、电解质、甲状腺功能；④肺功能实验，包括肺容积、FEV_1、呼吸肌肌力。另外，还可以选择进行夜间多导睡眠监测及跨膈压测定、膈肌肌电图等检查。

（三）治疗效果评估

引起呼吸衰竭的原因很多，最根本的是要去除诱发因素，如上呼吸道梗阻、严重气胸、大量胸腔积液、药物中毒等。对于感染、休克等引起的急性呼吸窘迫综合征或其他急性呼吸衰竭，也应积极寻找病因，针对病因进行治疗。而慢性呼吸衰竭急性加剧，常因感染、过劳、营养不良、药物应用不当等因素造成，这些因素需要积极纠正。

二、护理措施

（一）一般护理

1. 环境护理

提供安静、整洁、舒适的环境，维持病室温度 18 ～ 22℃，湿度为 50% ～ 60%。保证患者休息，限制探视，减少交叉感染。

2. 卧床护理

急性呼吸衰竭应绝对卧床休息，并保持舒适体位，取坐位、半坐位有利于呼吸。慢性呼吸衰竭代偿期，可在控制时间的基础上，适当下床活动。

（二）气道管理的护理

（1）保持室内温度在 22 ～ 24℃，湿度为 50% ～ 60%，防止空气干燥而增加气道水分的丢失，有利于痰液的排出和保持呼吸的通畅。加强开窗通风，保持室内空气新鲜。

（2）定时做好口腔护理，不但能保持口腔清洁，去垢除臭，降低呼吸道感染的概率，增进食欲，而且还能使口腔湿润舒适，减轻气道干燥，并通过口腔情况的观察还可为病情变化提供信息。

（3）心功能允许的情况下，鼓励患者多饮水，增加体内水分，必要时适当增加补液量，以利于呼吸道痰液的稀释和排出。

（4）长期吸入干冷氧气不利于气道的湿化排痰，为加强氧气的湿化，可使用加温湿化装置，吸入氧气的温度以 37℃ 为宜。

（5）采用雾化吸入可加强气道湿化，雾化吸入时药液形成气雾状，并随患者呼吸进入气道，以达到湿化目的。

（6）对于部分年老体弱不能耐受或病情影响不能进行雾化吸入的患者，有研究提出，可以向口咽部滴入适量湿化液，以保持痰液黏稠度在Ⅰ～Ⅱ度，易于咳出和吸出，保持呼吸道通畅。临床应用时应注意避免误吸及气道感染的风险，严格掌握使用指征。

（7）口咽部滴入湿化液需要注意以下六点。

1）要根据痰液黏稠度及吞咽功能情况，确定滴入湿化液的量和间隔时间。Ⅰ度痰每次 2ml，间隔 2 ～ 3 小时；Ⅱ度痰每次 2 ～ 4ml，间隔 1 小时；Ⅲ度痰每次可达 4 ～ 8ml，间隔 30 分钟。

2）滴入湿化液时，患者宜取侧卧位或头偏向一侧，以防误吸。

3）滴入湿化液时，要从口腔上方滴入以扩大湿化范围。

4）对吞咽功能障碍的患者要谨慎操作，滴入量应适当减少，一次总量不超过 3ml，严密观察患者有无呛咳反应，以防误吸。

5）清醒患者，可嘱其将湿化液含在口咽部，勿吞下，以加强湿化。

6）每 24 小时更换湿化液和注射器。

（8）湿化液的选择有以下四种。

1）生理盐水：传统法使用生理盐水较多，但目前研究认为用生理盐水作为湿化液不仅不能稀释痰液，而且还会造成细支气管阻塞和感染。

2）0.45% 的灭菌盐水：生理盐水进入支气管内水分蒸发快，钠离子沉积在肺泡支气管形成高渗状态，引起支气管水肿，不利于气体交换。而 0.45% 的盐水吸入后，在气道内浓缩，使之接近生理盐水，对气道无刺激作用，保持了呼吸道纤毛运动活跃，不易引起痰痂、痰栓。

3）无菌蒸馏水：分泌物稠厚、量多，需要积极排痰的患者可以选用蒸馏水。

4）含有药物的湿化液：①糜蛋白酶、庆大霉素混合液：糜蛋白酶是一种蛋白分解酶类药物，可以化痰，但性质不稳定，需要现用现配；庆大霉素有抗菌作用，但对脑和肾均有毒性反应，不宜长期使用。② 1.25% 的碳酸氢钠溶液：作为湿化液，其碱性具有皂化功能，可使痰痂软化，痰液变稀薄，其湿化效果也明显优于生理盐水。③沐舒坦混合液：是一种黏液溶解剂，可以溶解分泌物，促进排痰。④麻黄素混合液：适用于气道出血者。⑤表皮细胞因子（EGF）：有研究显示在气道湿化液中加入 EGF，可以促进气道黏膜及肺泡上皮修复，减少中性粒细胞的渗透，显著缩短了气道修复时间。

（9）将雾化吸入与口咽部湿化相结合，有利于加强湿化效果。

（10）鼓励患者适度活动，不能自行翻身的患者定时给予被动翻身，有助于呼吸道分泌物的引流，促进痰液的排出，防止肺泡萎缩和肺不张。

（11）必要时给予吸痰。

（三）经口（鼻）吸痰的护理

1. 经口腔吸痰法

经口腔吸痰法是指将吸痰管经患者口腔插入至咽喉部吸痰的方法，适用于意识清楚、咳嗽反射好且配合度良好的患者，以及有鼻腔损伤、鼻腔狭窄或颅脑损伤后脑脊液鼻漏，无法经鼻腔气管内吸痰的患者。经口腔吸痰时，吸痰管进入气道的概率小，吸取气道内痰液效果较差，因此临床上多用于吸尽口咽部分泌物，避免患者误吸和窒息。

2. 经口咽通气管吸痰法

经口咽通气管吸痰法是指提前置入口咽通气管，吸痰管通过口咽通气管插入气道内吸痰的方法，适用于有明显上呼吸道梗阻、需短时间内清除口咽部分泌物、保持呼吸道通畅的患者。对意识清楚的患者进行口咽通气管吸痰时，由于口咽管放置位置靠近会厌，患者会有明显不适感而抗拒吸痰，部分患者可因出现烦躁、恶心、心率明显增快等不良反应而终止吸痰。经口咽通气管吸痰法对喉头水肿、气管内异物、哮喘、咽反射亢进等禁用。

3. 经鼻腔吸痰法

经鼻腔吸痰法是指将吸痰管经由鼻腔插入气道进行吸痰操作的方法，适用于鼻腔黏膜完整、无力咳嗽或咳嗽反射弱且病情相对稳定的患者。该方法对护士操作技术及患者配合要求高，但吸痰效果好，是目前临床上最常使用的方法。成人经鼻腔吸痰时为提高插管成功率，吸痰管插入 15～18cm 时，嘱患者深吸气或咳嗽，或由操作护士轻轻旋转吸痰管刺激咽喉部或由助手按压天突穴刺激咳嗽反射，使患者声门打开，此时操作者应快速、轻柔地插管，使吸痰管顺利通过声门。此外，由于大多数患者鼻中隔左偏，故由右侧鼻孔插入气管较容易。

4. 留置鼻导管吸痰法

留置鼻导管吸痰法是指在进行完 1 次经鼻腔吸痰操作后，不把吸痰管拔出，而是将其留在患者气管内，在鼻翼两侧固定后备用。对痰量较多，经口（鼻）吸痰困难，未建立人工气道的老年患者，可临时应用。此方法的优点是减少反复插管带来的气道黏膜损伤及疼痛、喘憋等不适反应，增强痰液引流效果。但有增加呼吸道感染、气道阻力及导管堵塞等风险。不建议将吸痰管末端连接氧气用于吸氧，未充分湿化的氧气直接进入气道，可破坏呼吸道黏膜正常防御机制，使痰液更加黏稠，不利于引流，而且增加导管阻塞的风险。如果连接氧气的吸痰管滑入食管内，可导致严重腹胀。

5. 支气管镜吸痰法

支气管镜吸痰法是指将支气管镜经口腔或鼻腔插入全部段支气管及大部分亚段支气管，在支气管镜直视下进行局部灌洗和吸痰操作。该方法损伤小、疗效好，近年来已广泛应用于临床。

6. 有效开放气道的吸痰体位

采取有效开放气道的吸痰体位可使吸痰管易于进入气道，从而提高吸痰效果。插管前，除协助患者取常规平卧位外，可于患者肩颈下垫软枕，使患者处于头部向后仰、颈部过伸的状态，或由护士用手抬高患者下颌，使患者处于气道被拉直的状态，保持患者的口、咽、气管呈一轴线，提高吸痰管插入气管的成功率。

7. 临床上多采用按需吸痰

临床上可根据患者痰量和痰液的黏稠度调整吸痰次数。当患者出现咳嗽、频繁呛咳或呼吸窘迫时，提示气道内痰量增多，应给予吸痰。血氧饱和度监测值只能作为判断吸痰时机的参考指标，而不能作为吸痰指征，当患者血氧饱和度逐渐或突然下降时，提示机体存在供氧不足，此时应进一步判断患者是否需要吸痰，以避免因吸痰刺激而加重机体缺氧，导致严重的并发症。

8. 局部应用利多卡因

局部应用利多卡因可直接抑制咽喉部的机械感受器，抑制因交感神经兴奋引起的心血管反应。此外，利多卡因能直接松弛气管平滑肌，有效防止气道痉挛发生。目前，临床上局部应用利多卡因的方法有吸痰管外涂利多卡因凝胶和气管内注入利多卡因注射液。研究表明，使用黏膜麻醉后吸痰，能缓解插管对患者造成的黏膜损伤、呛咳、出血等不适感，并且使吸痰管插入的深度增加，提高吸痰效果。

9. 吸痰负压设定

有研究指出，吸痰负压越大，吸痰时间越长，对气体交换和呼吸力学的影响越明显，患者越容易发生低氧血症，并且负压大小与气道黏膜受损度成正比。吸痰负压应设定在能够达到吸痰效果的最小范围内，推荐成人吸痰负压应小于150mmHg。

10. 经口（鼻）吸痰

进入吸痰管时须控制负压，吸痰过程中，应注意旋转吸痰管，以减少气道黏膜的损伤。

11. 吸痰管选择

临床上应据患者的个体差异和痰液黏稠程度选择粗细适宜的吸痰管。研究表明，吸痰管口径过粗会造成呼吸道通气量不足或形成无效腔，严重时可引起气管痉挛、呼吸困难、血流动力学改变；吸痰管过细则影响吸痰效果，增加患者的痛苦。另外，稀薄痰液宜选择较细多孔的吸痰管，黏稠痰液宜选择较粗的吸痰管。

12. 吸痰管质地

吸痰管质地太硬容易损伤气管壁，太软则容易在插入过程中盘曲、打折或被负压吸

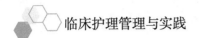

扁而致吸引不畅。临床上目前已使用柔软性好的硅胶管代替了质地硬的橡胶管。

13. 吸痰管孔型

有研究提出，用双侧孔型吸痰管比用单侧孔型吸痰管进行吸痰，操作更方便且吸痰更彻底。

14. 严格执行吸痰无菌操作原则

提高洗手的规范性和依从性，有利于减少呼吸道感染的风险。

15. 吸痰监测

吸痰过程中，应进行心电图、血压、呼吸、氧饱和度监测，当 $SpO_2 < 90\%$ 时应慎重吸痰，必要时须有医师床旁监测。吸痰可刺激迷走神经引起反射性心律失常，甚至心搏骤停。

（四）营养支持的护理

1. 重症患者

重症患者易出现食欲下降、恶心、呕吐、腹胀、烦躁不安、兴奋或失眠。部分患者因疾病因素产生悲观情绪，容易产生不思饮食或拒绝饮食，使患者热量摄入不足，宜给予高热量、清淡、易消化的流质或半流质饮食，如早餐进食牛奶或豆浆，午餐与晚餐进食鱼汤或肉汤，两餐间增加果汁或菜汁。

2. 缓解期患者

饮食中适当增加蛋白质和纤维素，主食要粗细搭配，如瘦肉粥、地瓜粥加麦片或玉米片、粉条、馒头、面条、软饭、鲜鱼、豆制品、黑木耳和蔬菜等。少食多餐，每天5～6餐，两餐之间补充水果。

3. 康复期患者

康复期患者应指导逐渐过渡至普通饮食。可选鸡、鱼、肉、蛋、奶等蛋白质丰富食物，新鲜蔬菜和水果。食物宜软烂清淡而不油腻，不宜过甜及过咸。

4. 应用利尿剂患者

应用利尿剂患者应进食富含钾的食物如橘子、香蕉、香菇、番茄等。

5. 呼吸衰竭患者

糖在体内代谢的过程中会产生大量的二氧化碳气体，而这些气体要通过呼吸排出，所以呼吸衰竭患者需要低糖饮食，以免加重呼吸困难，使病情恶化。

6. 盐类控制

患者每天应适量摄入盐类，可防止肌肉无力、意识改变等缺钠症状。避免摄盐过多刺激引起咳嗽。

（五）密切观察病情变化

（1）神志对 Ⅱ 型呼吸衰竭的患者，在吸氧过程中，应密切观察神志的变化，注意有无呼吸抑制。

（2）呼吸注意呼吸的节律、频率、深浅变化。一旦发现异常，应立即通知医师进行处理。

（3）痰液观察痰量及性状，遵医嘱留取痰液标本送检。

（六）胸部物理治疗护理

胸部物理治疗是采用专业的呼吸治疗手段松动和清除肺内痰液，防治肺不张和肺部感染等并发症，改善呼吸功能的一类治疗方法。基本环节是：①松动痰液，降低黏稠度，促进其由外周向中央移动；②将痰液咳出体外。

1. 松动痰液

松动痰液主要包括体位引流、胸部叩拍与振动、高频胸壁振动、呼气末正压、气道内振动和肺内叩击通气等改良技术。

（1）体位引流（PD）：根据气管、支气管的解剖特点，将患者摆放于一定的体位，借助重力作用促使各肺叶、肺段支气管内痰液向中央大气道移动。PD适用于以下情况：①气道痰液过多、过于黏稠，咳痰无力；②慢性阻塞性肺疾病急性加重、肺不张、肺部感染；③支气管扩张、囊性肺纤维化伴大量咳痰；④年老体弱、长期卧床。

以下情况为禁忌：①颅压＞20mmHg，头颈部损伤；②活动性出血伴血流动力学不稳；③误吸；④近期脊柱外伤或手术、肋骨骨折，食管手术；⑤支气管胸膜瘘、气胸及胸腔积液；⑥肺水肿、肺栓塞；⑦烦躁、焦虑或年老体弱不能忍受体位改变者。

PD每天宜行3～4次，每种体位维持20～30分钟，如果痰液较多且患者能耐受，可适当增加时间或增加引流次数。清晨进行效果较好。PD过程中，注意观察痰液的量和性状、精神状况、心率、血压、口唇及皮肤颜色等。指导患者，如出现胸痛、呼吸困难等情况需要立即报告。

（2）胸部叩拍与振动：此方法适应证同体位引流。禁忌证包括：①近期行肺切除术、肺挫裂伤；②心律失常、血流动力学不稳定，安置心脏起搏器；③胸壁疼痛、脊柱疾病、骨质疏松、肋骨骨折及胸部开放性损伤；④胸部皮肤破溃、感染和皮下气肿；⑤凝血机制异常；⑥肺部血栓、肺出血。

避免叩拍心脏、乳腺、肾和肝等重要器官，以及肿瘤部位。操作前需要评估患者有无禁忌证、痰液部位、黏稠度、性状及量，以及呼吸肌运动情况等。手工操作时协助患者摆好体位，叩击者将手掌微曲成弓形，五指并拢，以手腕为支点，借助上臂力量有节奏地叩拍患者胸部，叩拍幅度以10cm左右为宜，叩拍频率为2～5次/秒，每个治疗部位重复时间3～5分钟，单手或双手交替叩拍，可直接或隔着衣物（不宜过厚）叩拍。重点叩拍需要引流部位，沿着支气管走向由外周向中央叩拍。振动时，用双手掌交叉重叠在引流肺区的胸壁上，双肘关节保持伸直，嘱患者深吸气，在呼气的同时借助上肢重力快速振动胸壁，频率为12～20次/秒，每个治疗部位振动时间3～5分钟。

操作结束后，指导患者咳嗽，咳嗽无力患者可行气管内吸引以清除痰液。还可使用振动排痰机进行操作。操作前评估选择合适接头，调节好振动幅度，一般为20～35次/秒。按照由外向内，下肺由下往上、上肺由上往下的顺序进行治疗。

治疗过程中，随时密切观察患者病情变化，有异常时，立即停止治疗。

2. 促进咳嗽

（1）指导性咳嗽（DC）：通过体位引流、胸部叩拍与振动等将痰液移动到大气道后，或当患者大气道内有痰液存在时，应嘱患者主动咳嗽。咳嗽无力者，给予指导性咳嗽。首先，患者取坐位，上身略前倾，双肩放松；然后嘱其缓慢深吸气，若深吸气会诱发咳嗽者，可分次吸气，以使肺泡充气足量；接着屏气1秒，张口连咳3次，咳嗽时收缩腹肌；最后停止咳嗽，缩唇将剩余气体缓慢呼出。每次如此重复2～3个以上动作。医务人员在旁进行指导，咳嗽无力患者可帮助腹肌用力。

（2）用力呼气技术（FET）：多用于阻塞性肺气肿、肺囊性纤维化及支气管扩张患者。具体方法是指导患者深慢吸气后，做出1～2次中小潮气量的主动呼气，要求患者发出"哈"声，以开启声门，其目的是清除大气道内痰液，同时减少胸腔压的变化和支气管的塌陷。以上方法，均针对患者不同情况，在专业人员的指导下，有计划地为患者进行胸部物理治疗。治疗过程中，密切观察患者有无不良反应，以便及时采取干预措施。

（七）不良反应处理

遵医嘱给患者用药时，注意观察药物的不良反应。如使用呼吸兴奋剂时，给药过快、过多，可出现呼吸过快、面色潮红、出汗、呕吐、烦躁不安、肌肉颤动、抽搐和呼吸中枢强烈兴奋后转入抑制等现象，应减药或停药；纠正酸中毒使用5%碳酸氢钠时，注意患者有无二氧化碳潴留表现；纠正肺水肿应用脱水剂、利尿剂时，注意观察疗效。

（八）应用呼吸机患者的护理

（1）熟悉呼吸机操作及注意事项，能处理各项报警。

（2）严密观察患者使用呼吸机时的呼吸频率、潮气量、呼吸比等各项指标，监测动脉血气分析结果，根据病情变化遵医嘱进行呼吸机参数的调节。同时，需要监测患者生命体征、神志、瞳孔等变化。

（3）保持呼吸道通畅，必要时严格遵循无菌原则，进行气道内吸痰。定时监测气管插管、气囊压，防止气管插管脱落或由于气囊压力过大所引起的气道黏膜受损。

（4）加强基础护理，预防压疮、口腔细菌感染、下肢静脉血栓等。不能配合或躁动的患者，遵医嘱给予身体约束或药物约束。

三、健康指导

（一）提高患者对疾病的认识

使其了解慢性呼吸衰竭的病因、病情发展方向、诱发疾病的危险因素，使患者正确认识疾病，积极配合治疗。学会缩唇呼吸、有效咳嗽等呼吸功能锻炼。对于如COPD等高危因素的人群，应定期进行肺功能监测，做到早期发现，早期干预。

（二）指导戒烟

有吸烟史的慢性呼吸衰竭患者无论处于疾病的哪一阶段，都应该首先戒烟。因为吸烟可刺激分泌物产生、破坏纤毛功能及诱发气道痉挛等，从而加重呼吸道阻塞及破坏呼吸道的防御功能，加速肺功能的恶化。

（三）增强体质

慢性呼吸衰竭患者本身抵抗力较低，更应注意休息，规律生活，注意定时开窗通风，避免去人多的场所，积极预防上呼吸道感染。可适当进行体育锻炼，避免剧烈运动，劳逸结合。加强营养，进食高蛋白质、高热量、低脂肪的饮食。

（四）进行家庭氧疗

可长期进行低流量吸氧，改善生活质量。

（五）心理疏导

疾病久治不愈且呈进行性加重，给患者及其家庭造成极大的精神负担。因此，需要对慢性呼吸衰竭患者及家属进行心理疏导，帮助他们正确面对疾病，积极配合治疗。

第五节　呼吸系统疾病康复

呼吸系统疾病康复是指通过综合性和个体化的干预措施，改善因呼吸系统疾病导致的呼吸功能障碍、运动能力减退及生活质量下降的过程。其目标在于优化患者的生理、心理和社会功能状态，最大限度地恢复日常生活能力、提高生命质量，并减少疾病复发、急性加重和住院风险。康复内容通常包括呼吸肌训练、运动耐力训练、营养支持、心理支持、教育指导及药物管理，旨在帮助患者获得长期、持续的健康改善，并增强其对疾病的自我管理能力。

一、物理治疗

呼吸系统疾病是一类严重影响人们健康和生活质量的疾病，包括慢性阻塞性肺疾病（COPD）、支气管哮喘、肺炎、肺纤维化等。这些疾病常导致患者的呼吸功能受损，出现呼吸困难、咳嗽、咳痰等症状，严重影响患者的日常生活能力和生活质量。物理治疗作为呼吸系统疾病康复的重要手段之一，可以通过多种方法增强患者的呼吸功能、增加肺容量、促进痰液排出，并改善全身耐力和日常生活能力。本文将详细介绍呼吸系统疾病康复的物理治疗方法，包括呼吸肌训练、排痰疗法、运动训练和体位引流等。

（一）呼吸肌训练

1. 腹式呼吸

腹式呼吸是一种通过膈肌运动来增加肺容量和改善通气功能的呼吸方式。在腹式呼吸中，患者将手放在腹部，感受腹部的起伏。吸气时，腹部向外隆起，膈肌下降，使肺底部充满空气；呼气时，腹部向内收缩，膈肌上升，将肺内的气体排出。腹式呼吸可以增加肺容量，减少呼吸频率，减轻呼吸困难的症状。同时，腹式呼吸还可以增强膈肌的力量和耐力，提高呼吸效率。

患者可以在安静的环境中进行腹式呼吸训练，每次训练 10 ~ 15 分钟，每天进行 3 ~ 4 次。在训练过程中，患者要注意放松身体，保持呼吸的平稳和缓慢。可以从仰卧位开始训练，逐渐过渡到坐位和站立位。

2. 缩唇呼吸

缩唇呼吸是一种通过缩窄口唇呼气来增加呼气阻力和延长呼气时间的呼吸方式。在缩唇呼吸中，患者用鼻子吸气，然后将嘴唇缩成吹口哨状，缓慢呼气，使呼气时间延长至吸气时间的 2～3 倍。缩唇呼吸可以增加气道内的压力，防止小气道过早塌陷，改善通气功能。同时，缩唇呼吸还可以减少呼吸频率，减轻呼吸困难的症状。

患者可以在安静的环境中进行缩唇呼吸训练，每次训练 10～15 分钟，每天进行 3～4 次。在训练过程中，患者要注意保持呼吸的平稳和缓慢，避免用力呼气。可以从仰卧位开始训练，逐渐过渡到坐位和站立位。

3. 呼吸训练器

呼吸训练器是一种通过调节阻力来增加呼吸肌力量和耐力的设备。呼吸训练器可以分为吸气训练器和呼气训练器两种。吸气训练器通过调节阻力来增加吸气肌的力量和耐力，呼气训练器通过调节阻力来增加呼气肌的力量和耐力。

患者可以在医生或物理治疗师的指导下使用呼吸训练器进行训练。训练时，患者要根据自己的实际情况选择合适的阻力和训练时间。一般来说，每次训练 10～15 分钟，每天进行 3～4 次。在训练过程中，患者要注意保持呼吸的平稳和缓慢，避免用力过度。

4. 抗阻吸气训练

抗阻吸气训练是一种通过增加吸气阻力来增加吸气肌力量和耐力的训练方法。抗阻吸气训练可以使用沙袋、哑铃等重物进行，也可以使用专门的抗阻吸气训练设备进行。

患者可以在医生或物理治疗师的指导下进行抗阻吸气训练。训练时，患者要根据自己的实际情况选择合适的阻力和训练时间。一般来说，每次训练 10～15 分钟，每天进行 3～4 次。在训练过程中，患者要注意保持呼吸的平稳和缓慢，避免用力过度。

（二）排痰疗法

1. 振动排痰

振动排痰是一种通过机械振动来松动气道内的分泌物并促进痰液排出的物理治疗方法。振动排痰可以使用振动排痰机进行，也可以由物理治疗师或护士进行手工振动排痰。

振动排痰机是一种通过电机产生振动来松动气道内的分泌物并促进痰液排出的设备。振动排痰机可以调节振动的频率和强度，适用于不同病情的患者。在使用振动排痰机进行排痰时，患者要采取合适的体位，如侧卧位或半卧位。物理治疗师或护士将振动排痰机的探头放在患者的胸部或背部，按照一定的顺序进行振动排痰。振动排痰的时间一般为 10～15 分钟，每天进行 2～3 次。

手工振动排痰是一种由物理治疗师或护士用手对患者的胸部或背部进行振动来松动气道内的分泌物并促进痰液排出的方法。手工振动排痰时，患者要采取合适的体位，如侧卧位或半卧位。物理治疗师或护士将手掌放在患者的胸部或背部，按照一定的顺序进行振动排痰。振动排痰的时间一般为 10～15 分钟，每天进行 2～3 次。

2. 手法拍背

手法拍背是一种通过用手拍打患者的背部来松动气道内的分泌物并促进痰液排出的物理治疗方法。手法拍背时，患者要采取合适的体位，如侧卧位或半卧位。物理治疗师或护士将手掌弯曲成杯状，用手腕的力量轻轻拍打患者的背部，从下往上、从外向内进行拍打。拍打时要注意力度适中，避免用力过度造成患者疼痛或损伤。手法拍背的时间一般为 10～15 分钟，每天进行 2～3 次。

（三）运动训练

1. 有氧运动

有氧运动是一种通过增加心肺功能和全身耐力来改善身体健康的运动方式。有氧运动包括步行、骑自行车、游泳、慢跑等。对于呼吸系统疾病患者来说，选择适合自己的有氧运动方式非常重要。一般来说，患者可以从低强度的有氧运动开始，逐渐增加运动强度和时间。

步行是一种简单易行的有氧运动方式，适合大多数呼吸系统疾病患者。患者可以在室内或室外进行步行训练，每次训练 10～15 分钟，每天进行 2～3 次。在步行训练过程中，患者要注意保持呼吸的平稳和缓慢，避免用力过度。可以根据自己的实际情况逐渐增加步行的速度和距离。

骑自行车也是一种不错的有氧运动方式，可以在室内或室外进行。患者可以根据自己的实际情况选择合适的自行车和骑行强度。每次训练 10～15 分钟，每天进行 2～3 次。在骑自行车训练过程中，患者要注意保持呼吸的平稳和缓慢，避免用力过度。

2. 抗阻力训练

抗阻力训练是一种通过增加肌肉力量和耐力来改善身体健康的运动方式。抗阻力训练可以包括举重、俯卧撑、仰卧起坐等。对于呼吸系统疾病患者来说，选择适合自己的抗阻力训练方式非常重要。一般来说，患者可以从低强度的抗阻力训练开始，如使用轻量级的哑铃进行举重训练，逐渐增加训练强度和时间。

举重训练是一种常见的抗阻力训练方式，可以使用哑铃、杠铃等器械进行。患者可以根据自己的实际情况选择合适的重量和训练次数。每次训练 10～15 分钟，每天进行 2～3 次。在举重训练过程中，患者要注意保持呼吸的平稳和缓慢，避免用力过度。

俯卧撑和仰卧起坐也是一种不错的抗阻力训练方式，可以在室内进行。患者可以根据自己的实际情况选择合适的训练次数和组数。每次训练 10～15 分钟，每天进行 2～3 次。在俯卧撑和仰卧起坐训练过程中，患者要注意保持呼吸的平稳和缓慢，避免用力过度。

3. 个体化调整运动强度

在进行运动训练时，根据患者的实际情况进行个体化调整运动强度非常重要。患者的运动强度应该根据自己的年龄、病情、身体状况等因素进行调整。一般来说，患者可以从低强度的运动开始，逐渐增加运动强度和时间。在运动过程中，患者要注意观察自己的身体反应，如果出现呼吸困难、心悸、头晕等症状，应立即停止运动，并休息片

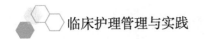

刻。如果症状持续不缓解，应及时就医。

对于病情较轻的患者，可以选择较高强度的运动训练，如慢跑、游泳等；对于病情较重的患者，可以选择较低强度的运动训练，如步行、打太极拳等。同时，患者还可以根据自己的身体状况和运动能力进行调整，如逐渐增加运动的时间和距离、增加运动的强度等。

（四）体位引流

1. 引流的最佳姿势

体位引流是一种通过采取适当的体位使肺段、肺叶处于引流的最佳姿势，借助重力的作用将痰液导向上呼吸道，以利于排出的物理治疗方法。体位引流的最佳姿势取决于患者的病情和痰液的位置。一般来说，患者可以采取侧卧位、半卧位、俯卧位等姿势进行体位引流。

对于痰液位于上叶的患者，可以采取半卧位或坐位，使痰液流向主支气管；对于痰液位于下叶的患者，可以采取侧卧位或俯卧位，使痰液流向主支气管。在进行体位引流时，患者要保持放松的状态，避免用力过度。同时，患者还可以结合深呼吸和咳嗽练习，以进一步增强排痰效果。

2. 结合深呼吸和咳嗽练习

在进行体位引流时，结合深呼吸和咳嗽练习可以进一步增强排痰效果。深呼吸可以增加肺容量，使痰液松动；咳嗽可以将痰液排出体外。患者可以在物理治疗师或护士的指导下进行深呼吸和咳嗽练习。

深呼吸练习时，患者要放松身体，用鼻子吸气，使腹部向外隆起，然后用嘴巴呼气，使腹部向内收缩。每次练习 10 ～ 15 分钟，每天进行 3 ～ 4 次。咳嗽练习时，患者要先进行深呼吸，然后用力咳嗽，将痰液排出体外。每次咳嗽练习可以进行 3 ～ 5 次，每天进行 2 ～ 3 次。

（五）物理治疗的注意事项

1. 在医生或物理治疗师的指导下进行

呼吸系统疾病康复的物理治疗需要在医生或物理治疗师的指导下进行。医生或物理治疗师会根据患者的病情和身体状况制定个性化的物理治疗方案，并指导患者正确进行物理治疗。在进行物理治疗过程中，患者要严格按照医生或物理治疗师的要求进行训练，避免自行调整训练方案或过度训练。

2. 注意安全

在进行物理治疗过程中，患者要注意安全。特别是在进行运动训练和体位引流时，患者要选择安全的环境，避免发生意外事故。同时，患者还要注意保持正确的姿势和动作，避免用力过度造成肌肉拉伤或关节损伤。

3. 观察身体反应

在进行物理治疗过程中，患者要注意观察自己的身体反应。如果出现呼吸困难、心悸、头晕等症状，应立即停止训练，并休息片刻。如果症状持续不缓解，应及时就医。

同时，患者还要注意观察痰液的颜色、量和性状，如果痰液的颜色、量或性状发生变化，应及时告知医生或物理治疗师。

4. 坚持训练

呼吸系统疾病康复的物理治疗需要长期坚持才能取得良好的效果。患者要按照医生或物理治疗师的要求进行训练，不能半途而废。同时，患者还可以结合其他康复治疗方法，如营养支持、心理治疗等，以提高康复效果。

二、作业治疗

呼吸系统疾病如慢性阻塞性肺疾病（COPD）、哮喘、肺炎等，常导致患者出现呼吸困难、体力下降等症状，严重影响患者的日常生活活动能力和生活质量。作业治疗作为呼吸系统疾病康复的重要组成部分，旨在帮助患者恢复或增强日常生活活动的能力，通过改善呼吸困难的控制、提高身体耐力、优化能量使用，从而提升生活质量。下文将详细介绍呼吸系统疾病康复中的作业治疗方法，包括日常生活活动训练、能量保存技术、工作简化技巧、呼吸节律训练及压力管理和心理支持。

（一）日常生活活动训练

1. 问题分析

呼吸系统疾病患者在进行日常活动时，容易出现呼吸急促、体力下降等问题。这主要是由于呼吸系统功能受损，导致氧气供应不足，身体无法满足活动所需的能量需求。此外，患者可能由于疾病的影响，身体活动能力下降，动作协调性变差，进一步增加了完成日常活动的难度。

2. 功能性训练方法

（1）洗漱活动训练：教导患者在洗漱时选择合适的体位，如坐在高度适中的椅子上，避免弯腰过度，减少对呼吸的影响。缓慢进行动作，避免突然的大幅度动作引起呼吸急促。例如，洗脸时可以先将毛巾放在脸上，然后轻轻擦拭，而不是快速地来回擦拭。调整呼吸节奏，在进行每个动作之前，先进行几次深呼吸，然后在动作过程中保持平稳的呼吸。例如，刷牙时可以先吸气，然后在刷牙的过程中缓慢呼气。

（2）穿衣活动训练：选择宽松、舒适的衣物，避免穿着过紧的衣服，减少对身体的束缚和呼吸的阻碍。采取坐位穿衣，避免站立时因重力作用增加呼吸困难。先穿患侧肢体的衣物，再穿健侧肢体的衣物，这样可以减少身体的扭转和活动幅度。在穿衣过程中，注意呼吸的配合。例如，穿上衣时，可以先将衣服放在腿上，然后吸气，同时将手臂伸入衣袖，接着缓慢呼气，将衣服穿上。

（3）烹饪活动训练：合理安排烹饪步骤，避免连续长时间的站立和活动。可以将烹饪过程分成几个阶段，中间适当休息。选择简单易做的菜肴，减少烹饪的复杂程度和时间。例如，选择蒸煮的方式而不是油炸，减少油烟对呼吸道的刺激。在烹饪过程中，注意保持良好的通风，避免油烟和热气积聚，加重呼吸困难。同时，使用适当的工具，如长柄勺子、铲子等，减少弯腰和伸手的幅度。

（二）能量保存技术

1. 体力合理分配

（1）安排合理的作息时间：根据患者的身体状况和活动能力，制定合理的作息时间表。保证充足的睡眠，避免过度劳累。例如，患者可以每天晚上保证 7～8 小时的睡眠时间，白天适当安排午休时间。

将活动时间和休息时间合理分配，避免连续长时间的活动。可以每隔一段时间就休息一会儿，让身体有足够的时间恢复体力。例如，患者可以每小时休息 10～15 分钟，在休息时间内可以进行放松的活动，如深呼吸、冥想等。

（2）间隔完成任务：将复杂的任务分成多个小任务，间隔完成。例如，打扫房间可以分成多个区域，每次只打扫一个区域，然后休息一会儿，再进行下一个区域的打扫。

在完成任务的过程中，注意调整节奏，避免急于求成。可以先进行一些轻松的活动，然后逐渐增加难度和强度。例如，整理书籍时，可以先将书籍分类，然后再一本一本的整理，避免一次性搬运过多的书籍。

（3）选择休息姿势：当患者感到疲劳时，选择合适的休息姿势可以有效地缓解疲劳，减少体力消耗。例如，患者可以选择半卧位或坐位，将双脚抬高，促进血液循环，减轻下肢的负担。在休息时，可以进行一些放松的活动，如按摩腿部、活动关节等，促进身体的恢复。同时，注意保持良好的呼吸姿势，避免弯腰驼背，影响呼吸功能。

2. 辅助工具利用

（1）长柄工具：使用长柄工具可以减少弯腰次数，降低体力消耗。例如，使用长柄扫帚、拖把等清洁工具，可以避免频繁弯腰，减轻腰部和背部的负担。

选择合适长度的长柄工具，根据患者的身高和活动能力进行调整。同时，注意工具的质量和稳定性，确保使用安全。

（2）其他辅助工具：对于行动不便的患者，可以使用轮椅、助行器等辅助工具，减少行走的负担。在选择辅助工具时，要考虑患者的身体状况和活动需求，确保工具的舒适性和安全性。

利用辅助器具，如扶手、防滑垫等，可以增加活动的安全性，减少意外事故的发生。例如，在卫生间安装扶手，可以帮助患者在起身和坐下时保持平衡，减少摔倒的风险。

（三）工作简化技巧

1. 任务简化

（1）减少弯腰、抬高动作：重新规划物品的存放位置，将常用物品放在易于拿取的高度和位置，避免频繁弯腰和抬高。例如，将厨房的调料放在伸手可及的橱柜里，将常用的工具放在桌面或抽屉里。

使用辅助工具，如取物器、小凳子等，帮助患者在不弯腰或抬高的情况下拿取物品。例如，使用取物器可以轻松地拿到高处的物品，使用小凳子可以避免弯腰拿取低处的物品。

（2）改变物品存放位置：根据患者的活动能力和需求，调整物品的存放位置，使日常所需物品更易拿取。例如，将经常使用的书籍、杂志放在床头或沙发边，将常用的药品放在容易看到和拿到的地方。

利用收纳工具，如抽屉式收纳盒、悬挂式收纳袋等，将物品分类存放，方便查找和拿取。同时，注意保持收纳工具的整洁和有序，避免物品堆积混乱。

2. 提供便携设备

（1）便携式吸氧装置：对于需要吸氧的患者，提供便携式吸氧装置可以方便患者在外出时保持氧气供应，减少体力消耗。便携式吸氧装置体积小、重量轻，便于携带，可以满足患者在不同场合的吸氧需求。

指导患者正确使用便携式吸氧装置，包括如何调节氧气流量、如何更换氧气罐等。同时，提醒患者注意氧气的安全使用，避免发生火灾等意外事故。

（2）轻便物品：选择轻便的物品可以减少患者的体力负担。例如，使用轻便的餐具、杯子等，可以减少手部的负担；选择轻便的衣物、鞋子等，可以减少行走的负担。

在购买物品时，注意选择质量轻、功能实用的产品。同时，根据患者的需求和喜好进行选择，提高患者的使用满意度。

（四）呼吸节律训练

1. 结合作业活动

（1）爬楼时的呼吸训练：在爬楼过程中，由于身体的运动强度增加，呼吸频率也会加快。此时，患者可以采用缩唇呼吸的方法，保持均匀的气流，避免因呼吸急促而引发不适。具体方法是：用鼻子吸气，然后将嘴唇缩成吹口哨状，缓慢呼气，使呼气时间延长至吸气时间的 2～3 倍。

调整爬楼的节奏，与呼吸配合。可以先缓慢地爬几层楼，然后休息一会儿，调整呼吸。在爬楼过程中，注意保持身体的平衡，避免摔倒。

（2）提重物时的呼吸训练：提重物时，身体的负担加重，容易导致呼吸急促。患者可以在提重物之前，先进行数次深呼吸，然后在提重物的过程中，采用腹式呼吸的方法，增加肺部的通气量。具体方法是：将手放在腹部，感受腹部的起伏。吸气时，腹部向外隆起，膈肌下降，使肺底部充满空气；呼气时，腹部向内收缩，膈肌上升，将肺内的气体排出。

合理分配体力，避免一次性提过重的物品。可以将重物分成数个小部分，分多次提拿。同时，注意保持正确的提物姿势，避免弯腰驼背，加重呼吸负担。

2. 缓解气短方法

（1）调节呼吸节律：通过呼吸节律训练，患者可以学会在活动中调节呼吸节律，缓解气短症状。例如，在进行日常活动时，可以先进行数次深呼吸，然后在活动过程中保持平稳的呼吸，避免呼吸急促。

根据活动的强度和时间，调整呼吸的频率和深度。在活动强度较大时，可以适当加快呼吸频率，但要保持呼吸的深度；在活动强度较小时，可以减慢呼吸频率，增加呼吸的深度。

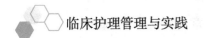

（2）避免不适发生：在进行呼吸节律训练时，要注意避免因过度呼吸或呼吸不当而引发不适。例如，避免深呼吸过度，导致头晕、胸闷等症状；避免在寒冷或污染的环境中进行呼吸训练，以免刺激呼吸道。

如果在训练过程中出现不适症状，应立即停止训练，并采取相应的措施，如休息、调整呼吸等。如果症状持续不缓解，应及时就医。

（五）压力管理和心理支持

1. 心理压力来源

（1）疾病影响：呼吸系统疾病常导致患者出现呼吸困难、体力下降等症状，严重影响患者的日常生活活动能力和生活质量。这些症状会给患者带来身体上的痛苦和不适，同时也会给患者带来心理上的压力和负担。

疾病的不确定性和反复发作也会给患者带来心理压力。患者可能会担心疾病的进展和预后，害怕病情加重或复发，从而产生焦虑、抑郁等情绪。

（2）生活改变：呼吸系统疾病可能会导致患者的生活方式发生改变，如需要长期吸氧、限制活动等。这些生活方式的改变会给患者带来心理上的不适应和压力。

疾病可能会影响患者的工作和社交生活，导致患者失去工作能力或社交机会，从而产生孤独感和失落感。

2. 心理支持方法

（1）提高作业信心：给予患者积极的反馈和鼓励，让患者看到自己的进步和努力，提高作业信心。例如，在患者完成一项任务后，及时给予表扬和肯定，让患者感受到自己的价值和能力。

帮助患者制定合理的目标和计划，让患者在完成任务的过程中感受到成就感和满足感。同时，根据患者的实际情况，适时调整目标和计划，确保患者能够顺利完成任务。

（2）自我放松技巧：教患者学习自我放松技巧，如深呼吸、冥想放松等，帮助患者缓解焦虑、抑郁和压力。深呼吸可以通过调节呼吸节奏，放松身体和心理；冥想放松可以通过集中注意力，排除杂念，达到身心放松的效果。

鼓励患者在日常生活中运用自我放松技巧，如在感到紧张或焦虑时，进行深呼吸或冥想放松，缓解情绪。同时，也可以通过听音乐、阅读、绘画等方式，放松心情，减轻心理压力。

（3）积极态度引导：引导患者以积极的态度面对康复治疗，让患者认识到康复治疗的重要性和必要性。同时，帮助患者树立战胜疾病的信心和勇气，鼓励患者积极参与康复治疗。

与患者分享成功的康复案例，让患者看到希望和未来。同时，也可以组织患者之间的交流和互动，让患者互相支持和鼓励，共同面对疾病的挑战。

三、心理治疗

呼吸系统疾病是一类严重影响人类健康的疾病，尤其是慢性阻塞性肺疾病、哮喘等慢性疾病，不仅对患者的身体造成损害，还会给患者带来一系列的心理问题。心理治疗在呼吸系统疾病康复中具有重要的作用，可以帮助患者管理由疾病引起的负面情绪，增强对治疗的依从性和生活的满意度，最终促进身心康复。

（一）呼吸系统疾病对心理的影响

呼吸系统疾病，特别是慢性阻塞性肺疾病和哮喘，常伴有气短、疲劳和运动能力的降低。这些症状会给患者的日常生活带来很大的困扰，使患者在进行日常活动时感到困难和不适。患者可能会因为呼吸困难而产生焦虑、抑郁、恐惧等负面情绪，这些情绪会进一步影响患者的生活质量和康复进程。

1. 心理困扰的表现

（1）焦虑：患者可能会对呼吸困难感到恐惧和不安，担心自己的病情会加重，甚至危及生命。这种焦虑情绪会使患者的身体更加紧张，加重呼吸困难的症状。

患者可能会对未来感到担忧，担心自己无法正常工作和生活，失去经济来源和社会支持。这种焦虑情绪会使患者的心理负担加重，影响康复的信心和动力。

（2）抑郁：患者可能会因为疾病的长期折磨而感到沮丧和无助，对生活失去兴趣和希望。这种抑郁情绪会使患者的身体更加虚弱，加重呼吸困难的症状。

患者可能会因为自己的病情而感到自卑和羞愧，不愿意与他人交往，甚至产生自杀的念头。这种抑郁情绪会使患者的心理更加脆弱，影响康复的效果和进程。

（3）恐惧：患者可能会对呼吸困难的发作感到恐惧和不安，担心自己无法及时得到救治。这种恐惧情绪会使患者的身体更加紧张，加重呼吸困难的症状。

患者可能会对治疗过程中的疼痛和不适感到恐惧和不安，不愿意接受治疗。这种恐惧情绪会使患者的心理负担加重，影响康复的信心和动力。

2. 对日常生活和人际关系的影响

（1）日常生活：呼吸困难会使患者的日常活动受到限制，如步行、爬楼梯、做家务等。这些活动的受限会使患者的生活质量下降，影响患者的心理健康。

患者可能会因为呼吸困难而需要频繁地休息，影响工作和学习的效率。这种情况会使患者感到沮丧和无助，对未来失去信心。

（2）人际关系：呼吸困难会使患者的社交活动受到限制，如参加聚会、旅游、运动等。这些活动的受限会使患者感到孤独和失落，影响患者的心理健康。

患者可能会因为自己的病情而感到自卑和羞愧，不愿意与他人交往，甚至产生社交恐惧。这种情况会使患者的人际关系受到影响，影响患者的心理健康。

（二）心理治疗的重要性

心理治疗在呼吸系统疾病康复中扮演着重要的角色，可以帮助患者管理由疾病引起的负面情绪，增强对治疗的依从性和生活的满意度，最终促进身心康复。

1. 管理负面情绪

（1）情绪支持：医护人员为患者提供情绪上的支持，让患者感受到关心和爱护。这种支持可以帮助患者缓解焦虑、抑郁、恐惧等负面情绪，增强患者的心理韧性。

医护人员可以通过倾听患者的倾诉，了解患者的情绪需求，为患者提供个性化的情绪支持。这种支持可以帮助患者更好地应对疾病带来的心理困扰，提高生活质量。

（2）心理疏导：医护人员可以通过与患者进行交流，帮助患者理解自己的情绪反应，认识到这些情绪的正常性。这种疏导可以帮助患者缓解焦虑、抑郁、恐惧等负面情绪，增强患者的心理韧性。

医护人员可以通过引导患者进行积极的思考和行动，帮助患者改变负面的情绪状态，提高生活质量。这种疏导可以帮助患者更好地应对疾病带来的心理困扰，促进身心康复。

2. 增强治疗依从性

（1）认知行为疗法：是一种有效的心理治疗方式，可以通过改变患者的负面认知和行为模式，帮助患者正确认识和应对呼吸系统疾病带来的挑战。

医护人员可以通过与患者进行交流，帮助患者识别过度担心呼吸困难的想法，纠正错误认知，培养对病情的正确理解，减轻对疾病的恐惧。这种治疗方式可以帮助患者更好地应对疾病带来的心理困扰，增强治疗的依从性。

（2）自我管理和目标设定：医护人员可以帮助患者树立康复目标，并实现健康的生活习惯。通过自我监测呼吸症状、用药、运动情况等，增强自我效能感，提高患者对康复过程的控制感。

这种治疗方式可以帮助患者更好地管理自己的疾病，增强治疗的依从性。同时，它也可以帮助患者提高生活质量，促进身心康复。

3. 提高生活满意度

（1）放松训练：是一种有效的心理治疗方式，可以通过呼吸训练、渐进性肌肉放松、冥想和正念等技术，帮助患者缓解身心紧张。

这些方法有助于在呼吸困难时让患者保持冷静，防止焦虑恶化病情，从而帮助患者控制呼吸、减少气短症状。这种治疗方式可以帮助患者提高生活质量，提高生活满意度。

（2）社会支持和家庭教育：社会支持和家庭教育对于呼吸系统疾病患者来说非常重要。家庭支持可以帮助患者建立更好的生活环境，提高生活质量。

医护人员可以通过家庭教育，使家属了解患者的情绪需求和病情波动，为患者提供更好的支持和照顾。这种支持可以帮助患者更好地应对疾病带来的心理困扰，提高生活满意度。

第六节　肺癌患者护理

肺癌是指起源于肺部上皮组织的恶性肿瘤，是全球最常见的致死性癌症之一。肺癌主要分为小细胞肺癌（SCLC）和非小细胞肺癌（NSCLC）两大类，其中非小细胞肺癌包括腺癌、鳞状细胞癌、大细胞癌等类型。肺癌的发展与吸烟、空气污染、职业暴露、遗传因素等多种风险因素有关。其早期症状通常不明显，随着肿瘤的进展，患者可能会出现持续咳嗽、咯血、胸痛、呼吸困难、体重减轻等症状。由于肺癌的进展速度和易扩散性，其早期诊断和及时治疗对患者的预后至关重要。

一、护理评估

（一）健康史

评估肺癌患者的健康史需收集吸烟史、职业暴露史、家族史、既往疾病史及环境暴露史等信息。吸烟是最主要的肺癌风险因素，长期吸烟者风险显著增加；职业暴露如石棉、镍等致癌物，空气污染及二手烟长期暴露也增加风险。家族中肺癌或其他癌症病史可能预示遗传易感性；既往慢性肺病如 COPD、肺结核等会增加患病风险。生活方式也需要进行评估，如饮酒、饮食和运动量，因其影响免疫力与康复。此外，记录症状起始时间、性质和变化，有助于制定个体化的治疗方案。

（二）身体评估

肺癌患者的身体评估是一项重要的护理工作，用于全面了解患者的病情发展、症状表现及身体的整体功能情况。主要评估内容包括呼吸系统、心血管系统、神经系统、皮肤和外周血管状态、体重及营养状况等方面。

呼吸系统评估是首要环节，护理人员应关注患者的呼吸频率、深度和节律，了解有无呼吸困难、喘息、胸痛、咳嗽及其严重程度。对于咳嗽伴有痰液的情况，要评估痰液的量、颜色、黏稠度，尤其是有无痰中带血的情况，以观察有无病情恶化或出现并发症的可能性。

心血管系统评估着重于监测患者的血压、心率和脉搏是否正常，检查有无心率不齐和胸闷症状。肺癌患者可能因肿瘤扩散至心包或周围血管导致心包积液等心血管并发症，护理评估应及早发现心血管异常表现。

神经系统评估主要是观察患者是否出现头痛、眩晕、肢体无力或感觉异常。肺癌的扩散可能压迫神经系统，导致神经症状的出现。护理人员需要留意神经系统的任何变化，以便及时识别并汇报给医生进行进一步诊断和处理。

皮肤和外周血管评估也是重要内容。评估中应观察皮肤是否苍白、发绀、湿冷等低氧表现，以判断血氧供应情况。此外，还应关注四肢有无水肿及静脉通路的通畅性，有无压疮风险，特别是对卧床患者应重点监测皮肤状况并预防压疮的发生。

体重和营养状况评估是不可忽视的部分，肺癌患者常因食欲下降和营养摄入不足而出现体重减轻。护理人员应定期监测体重变化，关注有无消瘦、营养不良等表现，评估营养摄入是否足够，并观察有无吸收障碍，以便必要时给予营养支持。

（三）辅助检查

1. 影像学检查

（1）胸部 X 线检查：是肺癌治疗前后基本的影像学检查方法，通常包括胸正、侧位片，是早期发现肺癌的一个重要手段。

（2）胸部 CT 检查：可以进一步验证病变所在的部位和累及范围，也可鉴别其良性、恶性，是目前肺癌诊断、分期、疗效评价及治疗后随诊中最重要和最常用的影像学手段。

（3）MRI 检查：对肺癌的临床分期有一定价值，特别适用于判断脊柱、肋骨及颅脑有无转移。

（4）超声检查：主要用于发现腹部重要器官及腹腔、腹膜后淋巴结有无转移，也用于双锁骨上窝淋巴结的检查；对于邻近胸壁的肺内病变或胸壁病变，可鉴别其囊、实性及进行超声引导下穿刺活检；超声还常用于胸腔积液抽取定位。

（5）骨扫描检查：用于判断肺癌骨转移的常规检查。当骨扫描检查提示骨可疑转移时，应对可疑部位进行 MRI、CT 或 PET-CT 等检查验证。

（6）PET-CT 检查：在诊断肺癌纵隔淋巴结转移时较 CT 的敏感性、特异性高。

2. 内镜检查

（1）支气管镜检查：是诊断肺癌最常用的方法，包括纤维支气管镜直视下刷检、活检及支气管灌洗获取细胞学和组织学诊断。

（2）经支气管针吸活检术（TBNA）和超声支气管镜引导的经支气管针吸活检术可以穿刺气管或支气管旁的淋巴结和肿块，有助于肺癌诊断和淋巴结分期。

（3）经支气管肺活检术（TBLB）可在 X 线、CT、气道超声探头、虚拟支气管镜、电磁导航支气管镜和细支气管镜引导下进行，适合诊断 2/3 的肺外周病变（PPL），在诊断 PPL 的同时检查管腔内情况，是非外科诊断肺部结节的重要手段。

（4）纵隔镜检查：作为确诊肺癌和评估分期的有效方法，是目前临床评价肺癌纵隔淋巴结状态的金标准。

（5）胸腔镜检查：可以准确地进行肺癌诊断和分期，对于经纤维支气管镜和经胸壁肺肿物穿刺针吸活检术（TTNA）等检查方法无法取得病理标本的早期肺癌，尤其是肺部微小结节病变，行胸腔镜下病灶切除，即可以明确诊断。

3. 其他检查技术

（1）痰细胞学检查：目前诊断肺癌简单方便的无创伤性诊断方法之一，连续三天留取清晨深咳后的痰液进行痰细胞学涂片检查可以获得细胞学的诊断。

（2）经胸壁肺内肿物穿刺针吸活检术（TTNA）：TTNA 可以在 CT 或超声引导下进行，在诊断周围型肺癌的敏感度和特异性上均较高。

（3）胸膜活检术：当胸腔积液穿刺未发现细胞学阳性结果时，胸膜活检可以提高阳性检出率。

（4）胸腔穿刺术：当胸腔积液原因不清时，可以进行胸腔穿刺，以进一步获得细胞学诊断，并可以明确肺癌的分期。

（5）浅表淋巴结活检术：对于肺部占位病变或已明确诊断为肺癌的患者，如果伴有浅表淋巴结肿大，应当常规进行浅表淋巴结活检，以获得病理学诊断，进一步判断肺癌的分期，指导临床治疗。

4. 实验室检查

（1）血液生化检查：肺癌患者血浆碱性磷酸酶或血钙升高考虑骨转移的可能，血浆碱性磷酸酶、谷草转氨酶、乳酸脱氢酶或胆红素升高考虑肝转移的可能。

（2）血液肿瘤标志物检查：癌胚抗原（CEA）、神经特异性烯醇化酶（NSE）、细胞角蛋白片段 19、鳞状细胞癌抗原（SCC）。

（四）治疗效果评估

1. 肺癌的外科治疗

外科治疗是肺癌首选和最主要的治疗方法，也是唯一能使肺癌治愈的治疗方法。外科手术治疗肺癌的目的是完全切除肺癌原发病灶及转移淋巴结，达到临床治愈；切除肿瘤的绝大部分，为其他治疗创造有利条件，即减瘤手术。

2. 辅助治疗

辅助治疗是为了降低术后患者的复发风险而采取的治疗措施。辅助治疗包括放射治疗和化学治疗（未来可能还会包括靶向治疗）。目的是尽可能地消灭体内可能残存的癌细胞。辅助治疗只可能降低复发风险，而不能阻止复发。

3. 放射治疗

放射治疗是应用高能量 X 线或其他能量粒子来杀死肿瘤细胞的一种治疗手段。与手术一样，广泛转移的患者不适合行放射治疗。放射治疗不但能杀死处于放射线束路径上的肿瘤细胞，也能杀死处于该路径上的正常组织细胞。因此，如果射野累及身体区域过大，不能应用放射治疗。

4. 化学治疗

化学治疗是应用药物杀死肿瘤细胞。系统性化学治疗通过血流定位至全身的癌细胞。化学治疗是肿瘤内科医师来执行的。研究证明化学治疗对于大多数期别的患者均能够改善生活质量，延长生存期。

5. 靶向治疗

靶向治疗是指针对促进癌症发生、发展的缺陷基因和蛋白的治疗方法。在某些肺癌细胞中，这些异常蛋白大量存在。

6. 联合治疗

大部分肺癌患者需要与多个医学专家交流，接受不止一种治疗。例如，化学治疗可以在手术前或手术后，也可在放射治疗前、与放射治疗同步或放射治疗后。

二、护理措施

（一）戒烟的护理

WHO 报道 90% 肺癌与吸烟有关，吸烟已经被证实为癌的重要危险因素之一。每只烟中含 20 ～ 40ng 苯并芘，是一种极强的致癌原和致突变原。苯并芘需要经代谢激活始具致突变作用，成为致癌物 BPDE，BPDE 损伤抑癌基因 P53 基因，引起人肺组织癌细胞的发展和转移。

（1）烟草依赖是一种已经明确界定的慢性成瘾性疾病，其治疗应涉及心理、行为干预及社会环境的改变。

（2）COPD 患者任何时间戒烟都不晚。据研究发现，在不同戒断状态中，完全戒烟者肺功能的下降幅度最低，间断戒烟（反复多次戒烟）者居中，持续吸烟者肺功能下降幅度最为严重。

（3）对吸烟者应评估其烟草依赖程度。

（4）医务人员实施简单戒烟干预及组建戒烟小组实施干预，均可以提高戒烟率。对住院吸烟者应进行简单戒烟干预与小组干预相结合的模式。

（5）面对面的宣教可以提高戒烟率。宣教次数与戒烟率有量效关系，8 次及以上的宣教优于 2 次或 3 次。宣教时间在 31 ～ 90 分钟者的戒烟率高于宣教时间 1 ～ 3 分钟者，没有证据显示超过 90 分钟的宣教时间其戒烟率更高。

（6）讨论吸烟的危险性、提高戒烟技巧及预测疾病的复发都有助于提高戒烟率。

（7）5A 干预法（询问、劝导、评估、指导帮助、有计划随访）可显著提高戒烟率。

（8）社会环境的外部治疗和社会支持有助于戒烟。

（9）与安慰剂相比，使用戒烟药会提前 6 个月，戒烟率提高一倍。

（10）充分发挥临床护士咨询和随访中的作用，对控烟的实施可起到积极的推动作用。

（二）心理支持的护理

（1）肺癌患者除受疾病本身折磨外，容易出现情绪的不稳定，临床护士应提供个性化、人性化的服务，多鼓励关心患者，给予心理疏导，引导患者积极面对疾病，保持乐观的心态。

（2）对于暗示性强的患者避免给予不良刺激，向患者适当隐瞒病情或降低病情的严重程度，稳定其情绪是一个极其重要的方面。

（3）社会及家庭支持对肺癌患者情绪稳定起重要作用。临床护士应引导家属多给予患者关心和支持，家属的精神支持和生活照顾在患者心理社会适应中发挥潜在的作用。

（4）加强对患者及家属疾病相关知识的宣教，提高患者及家属对肺癌的认识与应对能力。

（5）指导患者应用放松术有效调节自己的情绪。

（6）护士娴熟的技术操作技能与丰富的专业知识，能为患者提供最大的安全感。

（7）主动了解患者的需求和情绪状态，被认为是对患者关爱的最好表现。临床护士具有同情之心，能够感同身受，并积极、及时为患者提供帮助和支持，是最完美的关爱。

（8）有研究报道，临床护士认为关爱的情感层面对肺癌患者更为重要，而肺癌患者认为护理技术行为层面更为重要，这种差异从一定程度上反映了患者需要的特殊性和护士为患者护理的整体性，提示护理技术和人文关怀在肺癌患者护理中缺一不可。

（9）癌症的诊断结果对人类来说是较强烈的应激体验之一。有研究提出，当健康个体被疑诊癌症需要明确诊断时，心理会遭受重创，伴发不同程度的焦虑、抑郁等心理应激反应。如果应激反应过于强烈，会导致体内儿茶酚胺及肾上腺皮质激素，特别是糖皮质激素分泌增加，可以影响机体的抗病能力、生活质量及治疗预后。

（10）医护人员的人文关怀可以显著减轻患者的心理应激，缓解其紧张、焦虑的情绪，增加抗病能力，对进一步治疗能够产生积极正向的作用。

（11）临床护士要将人文关怀融入临床护理实践中，能够根据患者的文化背景、价值观及期望水平，个性化满足患者人文关怀的需求。要有意识为患者提供人文关怀，加强护患沟通，并使护患沟通贯穿于整个护理过程。

（12）对肺癌患者实施人文关怀，可使患者提高对疾病的认识，积极主动配合治疗，提高治疗效果，改善患者乃至患者整个家庭的生活质量。

（13）积极为患者创造舒适、安静、温馨的治疗环境。

（14）在日常工作中注重关心患者、尊重患者，建立以患者利益为中心的人文环境。

（15）重视健康教育，鼓励患者共同参与，可采取集体教育与一对一教育相结合的方式，对出院的患者定时电话回访并给予适当的指导，增强患者治疗信心。

（三）营养支持的护理

肿瘤细胞代谢的特点为有氧糖酵解及谷氨酰胺的活跃摄取，肿瘤这种低效率利用葡萄糖过程容易导致患者出现恶病质。肺癌恶病质可导致患者内脏和机体蛋白质消耗，损害机体组织结构和器官功能，减弱机体免疫力，增加宿主易感性。有研究提出，营养状况良好的肺癌患者的生存率明显优于营养不良患者。

（1）营养评估有利于临床护士针对性的应用营养支持方案。

（2）准确地评估肺癌化学治疗期患者的营养状况，重视化学治疗给肺癌患者带来的营养风险，及早应对，最大程度维持患者的营养水平。

（3）合理安全用药，以保证疗效并减少不良反应的发生。

（4）血清白蛋白水平是揭示患者营养状态的窗口，预示患者预后的重要因子，也是评价内脏蛋白功能的重要方法。营养不良和炎症可抑制血清白蛋白合成，积极控制感染及改善营养状况对肺癌患者非常重要。

（5）根据患者身体状况及体质，为患者制定个性化饮食计划及促进食欲的方案，有利于改善患者的营养状况。

（四）疼痛的护理

70%癌症晚期有剧痛，癌性疼痛引发的痛苦，不仅是躯体的疼痛，也是对精神的折磨，容易使患者失去生活的勇气，痛不欲生，甚至导致自杀，这也是晚期癌症患者尤其是终末期患者最严重的问题。癌性疼痛不仅是医学问题，还是一个社会问题。

（1）控制疼痛最重要的是合理使用镇痛药物，根据 WHO 制定的三阶梯疼痛原则，采用阶梯给药、口服给药、按时给药、个体化给药。

（2）在使用镇痛药物的同时，应密切的观察镇痛药物的不良反应，合理使用相关的辅助用药，减轻和消除不良反应，达到最好效果。

（3）鼓励患者做自己感兴趣的事，分散患者对疼痛的注意力，使其疼痛处于抑制状态，减轻其疼痛的感受强度。

（4）采用积极暗示可使患者放松、消除紧张情绪，提高其疼痛阈值，对减轻疼痛或止痛有良好效果。

（5）使用安慰剂，或合理利用某些医生的权威均有效缓解患者的疼痛。

（6）采用放松疗法，让患者集中注意力想象自己身处一个意境或风景，再配以优美的音乐，可起到松弛和减轻疼痛的作用。

（7）做诱导性想象前，让患者先行有节奏的深呼吸，通过自我意识集中注意力，放松全身肌肉，对减轻疼痛强度、增加耐痛力具有良好的效果。

（五）功能锻炼的护理

肺癌手术是创伤性手术，手术本身可造成患者呼吸功能下降，容易引起呼吸系统并发症。加强早期功能锻炼能有效预防和减少肺部并发症的发生，促进患者术后顺利康复。

（1）呼吸功能锻炼，使膈肌活动能力增强，肺泡换气量增加，呼吸能量消耗减少，可有效改善患者的呼吸困难。

（2）呼吸功能锻炼不能迅速改善患者的肺功能，其锻炼是一个长期的过程。

（3）临床护士应让患者了解功能锻炼的重要性，提高患者对呼吸功能训练的重视程度。

（4）肺癌患者坚持长期呼吸功能锻炼，能改善肺功能，提高患者的生活质量，预防呼吸系统的并发症。

（5）缩唇呼吸、吹气球锻炼、爬楼梯训练均可有效锻炼患者的呼吸肌，增加患者的肺活量。

（6）适当康复锻炼对促进肺癌术后患者肺活量的恢复有积极作用。

（7）行走康复锻炼能促进身体气机畅达、血液流动、筋骨舒松、关节活动，同时可以改善肺通气功能，使肺活量增加，有利于促进肺功能恢复。

（8）通过保健操的锻炼还可以防止骨骼肌肉退化，促进机体各组织器官的协调运作，全面提高身体素质。

（六）放射治疗期间护理

1. 常规护理

（1）做好放射治疗的健康教育，介绍放射治疗的目的、注意事项及不良反应，取得患者的配合。

（2）放射治疗前1小时不可进食，放射治疗前后静卧30分钟，注意保持足够的睡眠和休息。

（3）着宽松、柔软的纯棉衣服，保持记号线的清晰，勿使用刺激性强的碱性洗涤剂，勿用手指抓挠皮肤，局部不涂擦刺激性药膏。

（4）注意保暖，预防感冒。限制探视人员，减少外出，尽量不去公共场所，以避免交叉感染。

（5）戒除烟酒，加强营养。饮食采取少食多餐，进食易消化、清淡饮食，忌辛辣、燥性大的食物，多吃新鲜蔬菜及水果，每天饮水 2000ml 以上。建议饮用菊花茶、金银花茶。

（6）出现高热、呼吸困难、咯血、手足麻痹、胸膜炎、心功能不全、严重血液循环障碍等症状时应暂停放射治疗，遵医嘱给予对症处理。

2. 放射性肺炎的护理

放射性肺炎是肺炎放射性治疗常见的也是较为危险的并发症，急性放射性肺炎多见于放射治疗 2 周时，应注意观察患者有无发热、气促、咳嗽、呼吸困难、胸痛等症状。遵医嘱给予抗生素、类固醇药物及镇静、止咳治疗。必要时给予低流量吸氧。安慰患者，指导其卧床休息、保持镇静、保暖，预防上呼吸道感染。严重者需暂停放射治疗。放射性肺炎一旦发生其治疗存在较大难度，所以预防其发生极为重要。

全面的放射治疗前评估及周密的放射治疗计划是关键。作为护理人员，应做好对患者的健康教育及病情观察，指导患者加强营养、适当锻炼以增强体质，平时注意保暖，避免感冒及交叉感染。发现发热咳嗽、胸闷、呼吸困难等不适症状时应立即报告医护人员。

3. 放射性食管炎的护理

因放射线所引起的食管损伤，称为放射性食管炎。常出现在放射治疗后 1～3 周，一般症状较轻，严重者可出现胸部剧痛、发热、呛咳、呕吐、呕血。患者主诉感吞咽时疼痛，护士需要向患者解释这只是暂时的症状，停止放射治疗后可逐渐消失。指导患者进食清淡、易消化、无刺激的流质或半流质饮食，忌食粗、硬、烫、辛辣刺激性食物，进食速度宜缓慢，进食后漱口，并饮温凉开水以冲洗食管。

症状严重者可用维生素 B_{12} 4000μg、2% 利多卡因 15ml、庆大霉素 24 万 U 加入生理盐水 500ml，每次取 10ml 于三餐前及临睡前含漱；疼痛者可酌情给予止痛剂。

4. 脑转移患者放射治疗的护理

（1）给予低盐饮食，忌辛辣产气性食物，戒除烟酒。

（2）避免劳累及情绪激动等。

（3）指导患者保持大便通畅。避免腹压增大，以免引起颅内压增高。

（4）密切观察患者的意识、瞳孔及血压的变化，如出现剧烈头痛或频繁呕吐，有脑疝的可能，应立即通知医生，做好降压等抢救处理。

（5）指导患者注意患者安全，预防跌倒、坠床。

三、健康教育

（一）心理支持

（1）合理选择向患者及家庭告知病情的方式和时间，解释治疗计划，取得患者的理解和配合。

（2）做好各种检查前的健康宣教，最大限度地减轻治疗带来的不良反应，提高患者的生存质量。

（3）纠正错误认知，正确认识肿瘤，保持良好心态，给予积极的心理暗示，使患者了解只要及时发现、及时治疗，恶性肿瘤是可以治愈的，同时可提高生存质量等。

（4）强化社会支持，尽力做好患者家属的开导和劝慰，协同医护人员做好患者心理支持。

（二）饮食指导

肺癌患者应给予高蛋白质、高热量、富含维生素、易消化的食物，合理搭配动、植物蛋白质。忌油腻、油煎、烧烤等热性食物及辛辣刺激性食物，如葱、蒜、韭菜、姜、花椒、辣椒、桂皮等。注意加强口腔护理，保持口腔的清洁卫生，以增进食欲。化学治疗期间应酌情使用止吐剂以缓解化学治疗药物导致的胃肠道反应。

（1）具有增强机体免疫、抗肺癌作用的食物，如薏苡仁、甜杏仁、菱角、茯苓、山药、大枣、乌梢蛇、四季豆、香菇、核桃、甲鱼等。

（2）咳嗽多痰宜吃白果、萝卜、芥菜、杏仁、橘皮、枇杷、橄榄、橘饼、荸荠、海带、紫菜、冬瓜、丝瓜、芝麻、无花果、松子、核桃、罗汉果、桃、橙、柚等。

（3）发热宜吃黄瓜、冬瓜、苦瓜、莴苣、茄子、花菜、百合、苋菜、荠菜、马齿苋、西瓜、菠萝、梨、柿、橘、柠檬、橄榄、桑葚、鸭、青鱼。

（4）咯血宜吃青梅、藕、甘蔗、梨、莲子、黑豆、豆腐、荠菜、茄子、牛奶、鲩鱼、甲鱼。

（5）放射治疗、化学治疗期间宜吃减轻不良反应的食物：蘑菇、桂圆、黄鳝、核桃、甲鱼、乌龟、猕猴桃、大枣、葵花籽、苹果、绿豆、黄豆、赤豆、泥鳅、鲩鱼、绿茶。

（三）生活指导

（1）严格戒烟，避免被动吸烟。

（2）保持良好的心态，提倡健康的生活方式。保持室内空气新鲜，定时开窗通风，避免接触煤烟、油烟污染，避免容易产生致癌因素的环境及食物。合理地安排休息及活动，适当进行体育运动，以增强机体抵抗力，注意预防呼吸道感染。

（四）康复训练与出院指导

1. 术前指导

患者进行呼吸功能锻炼，教会其练习正确的咳嗽咳痰方法，预防肺部并发症的发生。患者坐位，双脚着地，身体稍前倾，双手环抱一个枕头，协助患者轻轻按住伤口，进行数次深而缓慢的腹式呼吸，深吸气末屏气，然后缩唇缓慢呼气，在深吸一口气后屏气3～5秒，身体前倾，从胸腔进行2～3次短促而有力咳嗽，张口咳出痰液，咳嗽时收缩腹肌或用自己的手按压上腹部帮助咳嗽。可减少患者术后因方法不当导致疼痛从而不能进行有效咳嗽咳痰的情况，能有效防止术后并发症的发生。

2. 鼓励患者早期下床活动

术后早期下床活动能预防肺不张，改善全身血液循环，促进伤口愈合，防止压疮，减少下肢静脉血栓形成。患者生命体征稳定，术后第一天鼓励及协助患者坐起，术后第二天可根据情况协助患者在病室内行走。下床活动期间，妥善保护引流管，保持密封状态，不需夹管，密切观察患者病情变化。患者做其他检查时必须双钳夹闭引流管，以防意外。若引流管意外滑脱，应立即用手捏闭伤口处皮肤，同时通知医务人员处理。

3. 健康宣教

告知患者出院后继续做呼吸功能锻炼的意义，可适当进行室外行走、上下楼梯等运动，提高肺功能，提高生存质量。坚持治疗、定期复查。出现疲乏、体重减轻、咳嗽加重或咯血时应随时就医。

第三章 神经系统疾病护理

第一节 脑梗死护理

脑梗死（CI）又称缺血性脑卒中，指各种原因引起脑部血液循环障碍，缺血、缺氧所致的局限性脑组织缺血性坏死或软化。脑梗死占全部脑卒中的 60% ~ 80%。临床最常见类型为脑血栓形成和脑栓塞。

一、脑血栓形成

脑血栓形成（CT）即动脉粥样硬化性血栓性脑梗死，是在脑动脉粥样硬化等动脉壁病变的基础上，脑动脉主干或分支管腔狭窄、闭塞或形成血栓，造成该动脉供血区局部脑组织血流中断而发生缺血、缺氧性坏死，引起偏瘫、失语等相应的神经症状和体征。脑血栓形成是临床最常见的脑血管疾病，也是脑梗死最常见的临床类型，约占全部脑梗死的 60%。

（一）护理评估

1. 病史

（1）病因和危险因素：了解患者有无颈动脉狭窄、高血压、糖尿病、高脂血症、短暂性脑缺血（TIA）病史，有无脑血管疾病的家族史，有无长期高盐、高脂饮食和烟酒嗜好，是否进行体育锻炼等。详细询问 TIA 发作的频率与表现形式，是否进行正规、系统的治疗。是否遵医嘱正确服用降压、降糖、降脂、抗凝及抗血小板聚集药物，治疗效果及目前用药情况等。

（2）起病情况和临床表现：了解患者发病的时间、急缓及发病时所处状态，有无头晕、肢体麻木等前驱症状。是否存在肢体瘫痪、失语、感觉和吞咽障碍等局灶定位症状和体征，有无剧烈头痛、喷射性呕吐、意识障碍等全脑症状和体征及其严重程度。

（3）心理－社会状况：观察患者是否存在因疾病所致焦虑等心理问题；了解患者和家属对疾病发生的相关因素、治疗和护理方法、预后、如何预防复发等知识的认知程度；患者家庭条件与经济状况及家属对患者的关心和支持度。

2. 身体评估

（1）生命体征：监测血压、脉搏、呼吸、体温。大脑半球大面积脑梗死患者因脑水肿导致高颅压，可出现血压和体温升高、脉搏和呼吸减慢等生命体征异常。

（2）意识状态：有无意识障碍及其类型和严重程度。脑血栓形成患者多无意识障碍，如发病时或病后很快出现意识障碍，应考虑椎－基底动脉系统梗死或大脑半球大面积梗死。

（3）头颈部检查：双侧瞳孔大小、是否等大及对光反射是否正常；视野有无缺损；有无眼球震颤、运动受限及眼睑闭合障碍；有无面部表情异常、口角歪斜和鼻唇沟变浅；有无听力下降或耳鸣；有无饮水呛咳、吞咽困难或咀嚼无力；有无失语及其类型；颈动脉搏动强度、有无杂音。优势半球病变时常出现不同程度的失语，大脑后动脉血栓形成可致对侧同向偏盲，椎 - 基底动脉系统血栓形成可致眩晕、眼球震颤、复视、眼肌麻痹、发音不清、吞咽困难等。

（4）四肢脊柱检查：有无肢体运动和感觉障碍；有无步态不稳或不自主运动。四肢肌力、肌张力，有无肌萎缩或关节活动受限；皮肤有无水肿、多汗、脱屑或破损；括约肌功能有无障碍。大脑前动脉血栓形成可引起对侧下肢瘫痪，颈动脉系统血栓形成主要表现为病变对侧肢体瘫痪或感觉障碍。如为大脑中动脉血栓形成，瘫痪和感觉障碍限于面部和上肢；后循环血栓形成可表现为小脑功能障碍。

3. 实验室及其他检查

（1）血液检查：血糖、血脂、血液流变学和凝血功能检查是否正常。

（2）影像学检查：头部 CT 和 MRI 有无异常及其出现时间和表现形式；数字减影血管造影（DSA）和磁共振血管造影（MRA）是否显示有血管狭窄、闭塞、动脉瘤和动静脉畸形等。

（3）经颅多普勒（TCD）：有无血管狭窄、闭塞、痉挛或侧支循环建立情况。

4. 常用护理诊断／问题

（1）躯体活动障碍：与运动中枢损害致肢体瘫痪有关。

（2）语言沟通障碍：与语言中枢损害有关。

（3）吞咽障碍：与意识障碍或延髓麻痹有关。

5. 护理目标

（1）患者能掌握肢体功能锻炼的方法并主动配合进行肢体功能的康复训练，躯体活动能力逐步增强。

（2）能采取有效的沟通方式表达自己的需求，能掌握语言功能训练的方法并主动配合康复活动，语言表达能力逐步增强。

（3）能掌握恰当的进食方法，并主动配合进行吞咽功能训练，营养需要得到满足，吞咽功能逐渐恢复。

（二）护理措施

1. 躯体活动障碍

（1）生活、安全及康复护理。

（2）心理护理：因偏瘫、失语及肢体和语言功能恢复速度慢、时间长，日常生活需依赖他人照顾，可使患者产生焦虑、抑郁等心理问题，进而影响疾病的康复和患者生活质量。应关心、尊重患者，鼓励其表达自己的感受，避免任何刺激和伤害患者的言行。多与患者和家属沟通，耐心解答患者和家属提出的问题，解除患者思想顾虑。鼓励患者和家属主动参与治疗、护理活动。

（3）用药护理：患者常联合应用溶栓、抗凝、脑代谢活化剂等多种药物治疗。护士应熟悉患者所用药物的药理作用、用药注意事项、不良反应和观察要点，遵医嘱正确用药。

1）溶栓和抗凝药物：应严格掌握药物剂量，监测出凝血时间和凝血酶原时间，观察有无黑便、牙龈出血、皮肤瘀点瘀斑等出血表现。密切观察症状和体征的变化，如患者原有症状和体征加重，或出现严重头痛、血压增高、脉搏减慢、恶心、呕吐等，应考虑继发颅内出血，立即停用溶栓和抗凝药物，协助进行紧急头颅 CT 检查。观察有无栓子脱落所致其他部位栓塞的表现，如肠系膜上动脉栓塞引起的腹痛、下肢静脉栓塞所致皮肤肿胀、发红及肢体疼痛和功能障碍，发现异常应及时报告医生处理。

2）甘露醇：选择较粗大的静脉给药，以保证药物能快速静脉滴注（250mL 在 15 ~ 30 分钟内滴完），注意观察用药后患者的尿量和尿液颜色，准确记录 24 小时出入量；定时复查尿常规、血生化和肾功能，观察有无药物结晶阻塞肾小管所致少尿、血尿、蛋白尿及血尿素氮升高等急性肾衰竭的表现；观察有无脱水速度过快所致头痛、呕吐、意识障碍等低颅压综合征的表现，并注意与高颅压进行鉴别。

2. 吞咽障碍

（1）病情评估：观察患者能否经口进食及进食类型（固体、流质、半流质）、进食量和进食速度，饮水时有无呛咳；评估患者吞咽功能，有无营养障碍。

由多种原因导致食物不能经口腔进入胃中称为吞咽障碍，表现为液体或固体食物进入口腔、吞下过程发生障碍或吞下时发生呛咳、哽噎。可用下述方法对吞咽功能进行评定。

1）视频荧光造影（VFC）：是目前最可信的吞咽功能评价方法。调制不同黏度的造影剂，让患者吞服，在荧光屏幕下摄录整个吞咽过程，评价吞咽障碍的程度和部位。

2）吞唾液测试：患者取坐位，护士将手指放在患者的喉结及舌骨处，观察在 30 秒内患者吞咽的次数和活动度。

3）洼田饮水试验：患者取坐位，饮温水 30ml，观察饮水经过并记录时间。

4）摄食－吞咽过程评定：观察进食情况、唇舌和咀嚼运动、食团运送情况、吞咽后有无食物吸入及残留。

（2）饮食护理：

1）体位选择：选择既安全又有利于进食的体位。能坐起的患者取坐位进食，头略前屈，不能坐起的患者取仰卧位将床头摇起 30°，头下垫枕使头部前屈。此种体位下进食，食物不易从口腔中漏出，又有利于食团向舌根运送，还可以减少向鼻腔逆流及误吸的危险。

2）食物的选择：选择患者喜爱的、营养丰富、易消化的食物，注意食物的色、香、味及温度，为防止误吸，便于食物在口腔内的移送和吞咽，食物应符合：柔软、密度与性状均一；不易松散有一定黏度；能够变形，利于顺利通过口腔和咽部；不易黏在黏膜上。故可将食物调成糊状或通过烹调时勾芡，使食物易于形成食团便于吞咽。

3）吞咽方法的选择：空吞咽和吞咽食物交替进行；侧方吞咽：吞咽时头侧向健侧

肩部，防止食物残留在患侧梨状隐窝内，尤其适合偏瘫的患者；点头样吞咽：吞咽时，配合头前屈、下颌内收如点头样的动作，加强对气道的保护，利于食物进入食管。

4）对不能吞咽的患者，应予鼻饲饮食，并教会照顾者鼻饲的方法及注意事项，加强留置胃管的护理。

（3）防止窒息：因疲劳有增加误吸的危险，所以进食前应注意休息；应保持进餐环境的安静、舒适；告知患者进餐时不要讲话，减少进餐时环境中分散注意力的干扰因素，如关闭电视和收音机、停止护理活动等，以避免呛咳和误吸。

因用吸管饮水需要比较复杂的口腔肌肉功能，所以，患者不可用吸管饮水、饮茶，用杯子饮水时，保持水量在半杯以上，以防患者低头饮水的体位增加误吸的危险；床旁备吸引装置，如果患者呛咳、误吸或呕吐，应立即指导其取头侧位，及时清理口、鼻腔内分泌物和呕吐物，保持呼吸道通畅，预防窒息和吸入性肺炎。

（三）评价

（1）患者掌握肢体功能锻炼的方法并在医护人员和家属协助下主动活动，肌力增强，生活自理能力提高，无压疮和坠积性肺炎等并发症。

（2）能通过非语言沟通表达自己的需求，主动进行语言康复训练，语言表达能力增强。

（3）掌握正确的进食或鼻饲方法，吞咽功能逐渐恢复，未发生营养不良、误吸、窒息等并发症。

（四）健康指导

1. 疾病预防指导

对有发病危险因素或病史者，指导进食高蛋白、富含维生素、低盐、低脂、低热量清淡饮食，多食新鲜蔬菜、水果、谷类、鱼类和豆类，保持能量供需平衡，戒烟、限酒；应遵医嘱规则用药，控制血压、血糖、血脂和抗血小板聚集；告知改变不良生活方式，坚持每天进行 30 分钟以上的慢跑、散步等运动，合理休息和娱乐；对有 TIA 发作史的患者，指导在改变体位时应缓慢，避免突然转动颈部，洗澡时间不宜过长，水温不宜过高，外出时有人陪伴，气候变化时注意保暖，防止感冒。

2. 疾病知识指导

告知患者和家属疾病发生的基本病因和主要危险因素、早期症状和及时就诊的指征；指导患者遵医嘱正确服用降压、降糖和降脂药物，定期复查。

3. 康复指导

告知患者和家属康复治疗的知识和功能锻炼的方法，帮助分析和消除不利于疾病康复的因素，落实康复计划，并与康复治疗师保持联系，以便根据康复情况及时调整康复训练方案。如吞咽障碍的康复方法包括：①唇、舌、颜面肌和颈部屈肌的主动运动和肌力训练；②先进食糊状或胶冻状食物，少量多餐，逐步过渡到普通食物；③进食时取坐位，颈部稍前屈（容易引起咽反射）；④软腭冰刺激；⑤咽下食物练习呼气或咳嗽（预防误咽）；⑥构音器官的运动训练（有助于改善吞咽功能）。

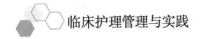

4. 鼓励生活自理

鼓励患者从事力所能及的家务劳动，日常生活不过度依赖他人；告知患者和家属功能恢复需要经历的过程，使患者和家属克服急于求成的心理，做到坚持锻炼，循序渐进。嘱家属在物质和精神上对患者提供帮助和支持，使患者体会到来自多方面的温暖，树立战胜疾病的信心。同时，也要避免患者产生依赖心理，增强自我照顾能力。

（五）预后

脑血栓形成急性期病死率约为 10%，致残率达 50% 以上，存活者中 40% 以上可复发，且复发次数越多，病死率和致残率越高。影响预后的因素较多，最重要的是神经功能缺损的严重程度、患者年龄和疾病的病因等。积极处理各项可干预的脑卒中危险因素和应用抗血小板聚集药物，可降低脑卒中复发的危险性。

二、脑栓塞

脑栓塞是指血液中的各种栓子（如心脏内的附壁血栓、动脉粥样硬化斑块、脂肪、肿瘤细胞、空气等）随血流进入颅内动脉系统，导致血管腔急性闭塞，引起相应供血区脑组织缺血性坏死，出现局灶性神经功能缺损的症状和体征，占脑梗死的 15%～20%。据相关调查显示，脑栓塞的患病率为 13/10 万，年发病率为 6/10 万。只要产生栓子的病原不消除，脑栓塞就有复发的可能。2/3 的复发发生在第 1 次发病后的 1 年之内。

（一）临床表现

（1）任何年龄均可发病，风湿性心脏瓣膜病所致以青壮年为主，冠心病及大动脉粥样硬化所致以中老年多见。

（2）安静与活动时均可发病，但以活动中突然发病常见，发病前多无明显诱因和前驱症状。

（3）起病急，症状常在数秒至数分钟内达高峰（是所有急性脑血管病中发病速度最快者）。

（4）以偏瘫、失语等局灶定位症状为主要表现，有无意识障碍及其程度取决于栓塞血管的大小和梗死的部位与面积，重者可表现为突发昏迷、全身抽搐、因脑水肿或颅内高压继发脑疝而死亡。

（5）多有导致栓塞的原发病和同时并发的脑外栓塞的表现，如心房颤动的第一心音强弱不等、心律不规则、脉搏短绌；心脏瓣膜病的心脏杂音；肺栓塞的气急、发绀、胸痛和咯血；肾栓塞的腰痛和血尿；皮肤栓塞的瘀点或瘀斑。

与脑血栓形成相比，脑栓塞容易导致多发性梗死，并容易复发和出血，病情波动较大，病初病情较为严重。但因血管的再通，部分患者临床症状可迅速缓解；如并发出血，则临床症状亦可急剧恶化；如栓塞再发，稳定或一度好转的临床症状可再次加重。此外，如栓子来源未消除，脑栓塞可反复发作；感染性栓子栓塞并发颅内感染，病情较危重。

（二）护理要点

同脑血栓形成。

（三）健康指导

告知患者和家属本病的常见病因和控制原发病的重要性；指导患者遵医嘱长期抗凝治疗，预防复发；在抗凝治疗中定期门诊复诊，监测凝血功能，及时在医护人员指导下调整药物剂量。其他同脑血栓形成。

（四）预后

脑栓塞预后与被栓塞血管大小、栓塞部位、栓子数量等有关。急性期病死率为5%～15%，多死于严重脑水肿所致脑疝、肺部感染和心力衰竭等。心肌梗死所致者预后较差，存活的患者多遗留严重后遗症。脑栓塞易复发，10%～20%的患者在10天内发生第二次栓塞，复发者病死率更高。

三、脑卒中患者恢复期护理措施

（一）日常照护

1. 康复护理

急性脑血管病引起的残障以偏瘫为多，越早进行康复训练，效果越好。康复的目标在于尽可能地恢复患者的日常生活和工作能力、回归社会。

2. 心理护理

急性脑血管病患者病后往往都有不同程度肢体、语言、智力等方面的残障，对患者及家庭都是一个沉重的打击。如何让患者及家庭成员面对现状，树立信心，积极参与患者的康复治疗，需要做细致而长期的心理护理。患者的心理康复也是病后康复的一个主要内容。

3. 协助生活护理

中风患者由于肢体的残障，日常生活活动受限，护理人员除了指导患者及家属进行正确的康复活动以外，做好生活护理，防止并发症的发生，如压疮、尿路感染、肺炎等。

4. 预防脑卒中

脑卒中是严重影响老年人生命质量的疾病，养老护理员应懂得避免各种诱发因素，避免心理应激，减少脑血管意外事件的发生。

（1）控制高血压：高血压是脑血管病最重要的危险因素，老年高血压患者应按医嘱服药，并注意运动和膳食控制，逐步控制血压于正常范围。

（2）防治心脏病：对心房颤动、冠心病和左心室肥大的防治是预防心源性栓子引起脑栓塞的基础。

（3）防治糖尿病：糖尿病患者发生缺血性脑血管病的危险性是非糖尿病患者的2倍，这是因为糖尿病容易引起动脉硬化、高血压、肥胖和血脂异常。因此，纠正高血糖、控制糖尿病并发症对预防脑血管病的发生是有益的。

（4）防治高脂血症：控制高脂血症有助于预防脑血管病，饮食调节是首要方法，如通过饮食控制不能使血脂水平正常，则应适当用降血脂药物进行治疗。

（5）戒烟酒：已知吸烟可导致血管痉挛和血压、血中胆固醇升高，加速动脉硬化，引起血液黏稠度增高和血流变慢，容易形成血栓。多数流行病学研究证明，嗜酒者中风的发生率比非饮酒者高。因此，戒烟、避免大量饮酒是预防脑血管病的措施。

（6）合理的生活方式：不适当的生活方式会增加脑血管病的危险性，包括肥胖、活动减少、饮食结构不合理、精神紧张等。运动锻炼、平衡膳食、稳定情绪、精神放松等对预防中风的发生有积极作用。

（7）避免诱发因素：凡影响血压或脑血管血流供应的各种原因都可成为脑血管意外的诱因，老年人、高血压、糖尿病等患者应尽量避免这些因素，如过度疲劳、情绪激动、用力过猛（如搬运重物、用力大小便等）、体位突然改变、饮食过饱、饮酒过量、受寒、看情节惊险的电视节目等。

5. 应急救护

急性脑血管病常突然起病，且大多是在家庭或工作单位里发病，部分是在出差或旅游时，应急处理是否得当是抢救患者的一个重要环节。

（1）正确安置患者体位：当患者突然发病跌倒时，首先应保持镇静，设法将患者抬到床上。搬动时要注意不要将患者从地上扶起至坐位或立位，更不能背起患者，或一人抬头、一人抬脚，这样会使患者的病情加重。最好的方法是由 2 ～ 3 人轻轻地托住患者的头肩、背臀和腿部，同时将患者抬起，然后轻放于床上。

（2）保持呼吸道通畅：患者平卧后可将其上身稍许垫高，头偏向一侧，以防呕吐物和口鼻腔分泌物被吸入气管。若口腔和鼻腔内有较多的分泌物和呕吐物时，应用毛巾或纱布及时擦除，防止窒息和吸入性肺炎。同时，解开患者的衣领纽扣、皮带，取出活动性义齿。

（3）避免病情加重，减轻脑水肿：不随便搬动患者的上半身，或在床上、担架上任意翻动患者，以免加重病情。转送患者时，应头朝上坡、脚朝下坡，即头部高于下肢，以减少脑部充血，减轻脑水肿。在患者送往医院的途中，可以轻托起患者的头部和上半身，避免头部因震动过大而导致出血加重，或使患者呕吐加重，甚至发生窒息。

（4）拨打急救电话求救：宜用担架或床等平稳地运送患者到医院，切忌手忙脚乱地背着、用手抬着去医院，一路颠簸容易使患者脑出血加重或引起脑疝，也容易致呼吸不畅而使患者窒息。因此，经一般的紧急处理后，应拨打急救电话求救。

（二）脑卒中患者床上改变体位方法

1. 转移生物力学

（1）支撑面：也叫基面，指一件物体的底部平面，如人站立时两脚分开，两脚之间的面积就是基面，以这个基面的大小、平衡决定身体的稳定程度。

支撑面越大，物体就越稳定。物体的稳定性是随支撑面的改变而改变。如人站立时的基面是两脚之间（包括脚底）的面积及双脚相隔的距离，双脚左右分开可增加外侧的稳定力。按步行姿势放置可增加前后稳定力。

（2）人体的重心与重心线：物体的重心是物体的平衡点。如使照顾对象站起，须屈膝，使重心线落在两脚之间。可在其臀部用力。

（3）重心线：是垂直穿过重心点，如物体要稳定，中心线必须落在物体的基面范围内，如果重心线落于基底以外，物体便失去平衡。

（4）搬移与重心线的关系：身体向前扶抱照顾对象时，整个上臂和前臂尽量靠近照顾对象，两腿分开或前后腿分开，这增加了外侧的稳定性。当身体继续向前弯时，重心线向前移动，这样不易发生意外，否则，双方都发生危险，如果照顾者的腰背过分前弯（两者距离远），会损伤腰部，也因不稳定累及照顾对象。

2. 瘫痪的照顾对象卧床体位（姿势）

（1）健侧卧位（睡向健侧肢体）：这种体位可防止患侧肢体上肢屈肌痉挛、下肢伸肌痉挛。

（2）患侧卧位（卒中一侧）。

1）抑制上肢屈肌痉挛。

2）抑制下肢伸肌痉挛。

3）患侧卧位时对患肢可产生压力刺激，通过各种感受器的传入，有利于使照顾对象获得患肢的实体感，促进感觉功能的恢复。

4）患侧卧位使健肢解放。

5）利于患者自理。

6）持续牵拉患侧躯干，减轻痉挛。

（3）仰卧。

（4）卧床姿势注意事项。

1）摆放的睡姿要舒适。

2）由于仰卧位受颈紧张反射和迷路反射影响，异常反射活动较强，时间过长容易引起骶尾部、足跟外侧或外踝部发生压疮，因此，应以侧卧为主。

3. 瘫痪的照顾对象坐位、半卧位

不提倡坐位和半卧位的原因：①屈颈程度较大，容易引起紧张性颈反射。导致上肢屈肌的易化及下肢伸肌的易化。②长期半卧位时，有助于加强痉挛模式的发生。③半卧位时髋关节处于外旋位，促进足内翻的形成。

但半卧位在进食及防止直立性低血压时，注意在大腿外侧及膝部垫一软枕，使膝关节保持一定屈曲。

4. 协助瘫痪照顾对象床上翻身

翻身通过躯干的旋转和肢体的摆动可以刺激全身的反应，照顾者要督促、指导、协助照顾对象，每1～2小时从仰卧位转向健侧卧位或患侧卧位。

5. 由卧床到坐起的方法

（1）协助从床上坐起的方法。

方法一：①照顾者站于患侧，单脚跪在床上，先将照顾对象双脚屈曲。②照顾者的手按住照顾对象的肩膀及盆骨，转向患侧。③协助照顾对象把双脚垂放于床边。④照顾者的手扶稳照顾对象的肩部以助平衡。

方法二：①一首托起肩胛骨，使照顾对象缓慢坐起。②另一手置照顾对象的腘窝把双腿放到床边。

方法三：①照顾者单膝屈于床边，一首协助托起照顾对象的头，同时另一手置于照顾对象的腘窝把腿移至床边病使其下垂。②照顾对象的双手环绕照顾者的颈部。③照顾对象双手环绕照顾者的背部。④坐起后照顾者双手放入照顾对象臀部使其坐稳。⑤脚垫合适的硬物。

（2）瘫痪的照顾对象从床上主动翻身。

1）仰卧转向侧卧翻身法（伸肘摆动翻身法）：①伸肘。②双手十指交叉而对握，患手拇指放在上方，由健侧上肢带动患侧上肢伸直。③屈膝，先将伸握的双手摆向前侧，再反方向地摆向右侧。④同时健侧足蹬床使身体向患侧旋转。

2）健腿翻身法：①屈肘，用健手前臂拖住患肘，将健腿插入患腿下方。②搬动身体旋转的同时，用健腿托患腿，翻向健侧。

3）对于上下肢不能屈、伸者，协助翻身方法。

6. 坐位、站立的扶抱转移

（1）从坐位到站起的扶抱方法。

1）臀部扶抱法：①面对着照顾对象，并把头转向一侧，用一膝顶着患膝盖，另一膝分开，屈曲双膝，腰背挺直。②照顾对象身体稍前倾，健脚稍后放置，两足分开。③照顾对象通过健手握患手，绕于照顾者的身上。④双手置于照顾对象双侧的臀部，喊口令下用力扶抱同时站起。

2）腰带（内裤）扶抱法：①腰带（内裤）扶抱坐起。②腰带（内裤）扶抱坐下。

（2）从站起到坐位的扶抱方法。

1）宽带扶抱法：①照顾者用宽带扶抱照顾对象的臀部，把宽带置于臀部，用膝顶着照顾对象的患膝。照顾对象的手环绕照顾者的颈部。②照顾者腰背挺直，膝不离患膝。屈膝坐下。

2）腰带扶抱法：①照顾者双足不要并拢，应前后分开，同时双手抓住照顾对象的内裤和腰带。②照顾者屈膝下蹲，单膝顶住照顾对象的患侧膝盖，以防其跌倒。

（三）脑血管意外的功能锻炼

1. 床上锻炼（上肢被动运动）

（1）肩关节屈曲及伸展：①将手臂缓慢举高。②手臂继续向头部移动至有"紧"的感觉或有疼痛感就停止。③将手臂放回身旁。

（2）肩关节内收与外展运动：①照顾者的手应抓住照顾对象的手掌。②手向下，将手臂从身旁拉向外侧。③使手掌向上屈肘，协助固定位置，然后放回原位。

（3）肩关节内、外旋转运动：①将肘拉离身体侧使其与肩平。②屈肘。③将手放下使其触及床褥。④屈肘90°与肩平衡，使其手背触及床褥并使手臂触床。

（4）肘部运动。

1）肘部关节屈曲与伸展运动：①屈肘（手指向肩），并将肘部伸直。②屈肘，肘直，其手指向下颌。

2）肘部关节旋转运动：①一手握住患肢手部。②将患肢手掌反复向上下转动（活动范围为前臂部，肩不动）。③一手握住患肢、手腕，另一手拉住患侧手指，使手腕向前屈。④患肢手腕伸直，然后把手腕向后屈。⑤将手掌轮流屈向拇指及小指两旁。⑥一手握住患肢的腕部。另一手拉住患肢的手指，使腕部向前屈。⑦使手指伸直，将腕部向后屈，手指屈曲及伸展。⑧一手握住患肢手腕稍向后伸；另一手在患肢手背上，把患肢手指握成拳（患肢拇指置在其他手指上）。然后将拳头放松，五指伸直。

2. 下肢被动运动

（1）髋关节。

1）髋关节屈曲及伸展运动：①一手置脚跟，另一手置腘窝，使患肢伸直并抬高，其范围至 90° 内。②然后将腿放回原位。

2）髋关节内外展：①以一手置于患肢腘窝，另一手置于脚跟，将下肢往外拉（不能与床接触）。②将患肢移向对侧肢体，然后放回原位。③照顾对象的膝部稍抬高。

3）髋关节内旋转：①一手置于患膝另一手放在踝部将腿向内侧转动。②将腿向外侧转动。

（2）足踝关节内外转：①一手握着踝部，另一手握着足部，使足外转。②一手握着踝部，另一手握着足趾部，将足趾外转动。

（3）足踝关节屈曲及伸展：①一手握着踝部，另一手握着足趾部，将足部向上（前）屈。②然后向下（外）屈。

3. 坐着自动运动

（1）上肢自动运动：①健上肢握住患上肢，举上举下运动。②健上肢握住患上肢，向左右摆动。③健上肢握住患上肢，屈肘伸直。④健上肢握住患上肢，举高打圈。

（2）下肢自动运动：①单膝抬高后放下。②伸直单膝后放下。③健腿托起患腿，双膝伸直后放下。④双膝由外向内合，又由内向外分开。

（3）头、颈、肩自动运动。

1）伸肘锻炼：①仰卧。②照顾对象努力把手伸直。③照顾者一手托住肘关节的内侧肌肉（三头肌），使肌肉松弛并诱发肘伸直。另一只手扶着上臂支持着，保持肩前屈 90°。如功能恢复有进步，可进一步从主动伸肘到屈肘，至摸对侧耳朵的锻炼。

2）双上肢上举：①双手十指交叉而对握，患手拇指放在上方，由健侧上肢带动患侧上肢向前伸直。②双上肢水平向前，腕关节上、下、左、右前屈。手掌翻转；腕关节旋转。③患手肩部由被动运动逐渐转变为主动运动。

3）患肢上举运动。

（4）桥式运动。

1）协助照顾对象在床上进行桥式运动：①照顾者一手在患肢膝部给予向下压力，并固定膝、踝关节稳定肢体。②嘱照顾对象抬起臀部必要时用一手伸入腰部帮助抬离臀部稍停留后复回原位。③双膝屈，抬高腰臀。④照顾者协助照顾对象把双上肢伸直分别放于身体的两侧，双下肢屈膝屈髋，足平贴于床，向前后移。

2）主动的桥式运动：①照顾对象用力将臀抬起，下肢保持稳定，尽量伸髋，并停留此姿势5～10分钟。②可行单桥运动，即在臀抬起后，再抬起健下肢保持单足支撑。③患侧上肢充分伸肘上举。

（5）挤压肩关节：①照顾者一手握住照顾对象患手肘部。②另一手掌与照顾对象的患手掌相对后向下推（即将肱骨推入关节窝），同时协助照顾对象做前屈、外展运动。

（6）伸展手指训练：控制拇指关键点降低手屈肌痉挛。

（7）肘关节旋前、旋后活动：由于旋前肌紧张造成旋后困难，通过牵拉旋前肌后快速牵拉前后肌。

（8）牵拉躯干肌：①照顾者站在患侧肢体旁，一手下压患侧。②同时另一手作用于患肩使患侧躯干肌收到持续牵拉。③患侧下肢屈膝，髋内旋。④患侧上肢往健肢放，其下垫软物。

（9）盆带摆动：①屈膝，照顾者扶着照顾对象患肢膝，使双膝一起从左摆到右，再从右摆到左。②健手握着患手向上伸直。③协助患侧髋与健侧髋关节一起由外旋位向内旋位摆动。

（10）屈膝运动。

1）立位伸髋屈膝运动：①照顾者两手分别托起患肢。②使髋部和足踝均弯曲至大于90°。③然后恢复手位置。

2）足趾、踝关节屈曲、伸展训练：使患肢早期负重，获得直立的感觉刺激，通过反射机制诱发肌张力。

方法一：①照顾者一手置于小腿。②一手握压足底，尽量使患侧踝关节伸展。③一手握压足底，尽量使患侧踝关节屈曲。

方法二：①一手握压足底，尽量使患侧足面向外翻。②一手握在足底。尽量使患侧足面向上。

（11）坐位锻炼。

1）平衡训练：增强躯干肌的控制能力，提高平衡反应水平，为直立行走作准备。这个过程应诱发出患侧保护性姿势反射。

2）坐位患肢负重训练：①双手十指交叉而对握，患手拇指位于外侧，由健侧上肢带动患侧上肢伸直向前。②向前向患侧方向触及目标物，此时双脚向下用力，将体重移至患肢上。

3）坐位的上肢训练：耸肩训练。

（12）坐起训练。

方法一：①双手十指交叉对握患手拇指放在上方，由健侧上肢带动患侧上肢伸直向前。②双足同一水平分开或双足前后分开（患足在后）。③屈膝、抬臀，双脚用力，缓慢起身。④站立，双手仍向前伸直。

方法二：①如患足无力踏地时，照顾者站在患侧。②一手握住照顾对象腰带。③另一手轻压膝，以助力使其站起。

（13）站立训练：站立下的平衡训练，是继续训练患侧下肢负重。

健手可扶着固定的扶手如床栏、扶手、墙等，患侧下肢屈膝抬起（刚开始时患足抬起距地面5cm左右，然后视身体平衡程度和患肢恢复的力度而定）。

（14）步行锻炼。

1）要清楚照顾对象障碍的部位和程度。

2）了解照顾对象使用的辅助工具的功能，并检查其安全性能。例如，手杖底端有无装橡胶帽，如果橡胶帽已磨损应尽早更换。

3）步行时，要注意安全，尽量减轻照顾对象的不安，在坡道及马路上，要避开易滑倒的地方。

4）要注意房间内的电线和门槛，观察通道的安全性，如有危险应及时采取措施。

5）观察其穿着是否适合步行，尤其冬天在房外行走时，穿着衣服较多或穿大衣，有步行障碍和高龄者防止下摆绊倒。

6）肌力弱的照顾对象，不知道其借助步行器能走多远时，应站在其身后保护，让其自己行走，以增强其自信。

7）步行过程中，要密切观察照顾对象全身情况，一旦有异常或危险信号，应立即中止训练。

8）要站在照顾对象的患侧，也可站在正后方给予保护，但不同情况有所不同。

①当照顾对象有障碍时，应站在患侧。

②当照顾对象握有手杖时，应站在手杖另一侧。

③在有车道或阴沟，危险场所时，应站在危险侧。

9）步行训练后，要观察照顾对象的健康状态，必要时可以让他躺下休息，此外，出汗时要及时更衣。

10）如果室内有需要改善之处，要提供建议，如有便于协助行走促进自立的辅助工具应给予建议使用。

11）手杖的把手上可以系个外套，以便握时不易脱落，

12）在室内行走时，即使穿袜子也有可能滑倒，可以在袜底粘防滑橡胶。

①持手杖步行顺序：手杖→患腿→健腿。

如果考虑照顾对象高龄，稳定性差或预后不能恢复独立步行，可先用辅助步行器后才能使用手杖。

②扶持下的步行：当能独立站稳，可用如下方法。

扶着患手自行走：照顾者站患侧，两手分别放在肘部和手部。

一手扶着照顾对象腰部自行走，一手扶患侧手臂或一手扶患侧手行走或扶着患侧腰部行走。可在照顾对象腰部系一带子便于及时给予协助，但需要注意，使用带子时，要尽量照顾对象的人格，须征得本人及家属同意步行前要检查带子是否牢固及脱落照顾者在照顾对象的患侧，握着带子跟随着。

③持手杖走开始不要急于走快，首先注意步态是否正确。正确的步态是：a. 先视心

中路。b. 患足落地稳定后才迈健足。c. 患脚伸直向前迈，步伐不要过大。患足跟与足趾贴地面。

④上、下楼梯训练。

（四）营养支持

1. 营养支持方式

营养支持的方式关系到营养支持是否能够持续和最终完成。在此过程中首先需要关注的是肠内营养输注速度，尤其老年脑卒中患者胃肠运动功能减弱，需要缓慢增加营养液输注速度和逐渐增加营养液输注总量。通常第一天总量为 500ml，以 20～50ml/h 的速度输注；2～5 天内达到每天目标量，并以 80～100ml/h 的速度持续输注。

有条件的情况下，最好使用营养输注泵控制输注速度。在整个输注过程中需要抬高床头＞30°，因为多项研究已经证实管饲患者体位与误吸和吸入性肺炎相关，床头抬高＞30° 的误吸率明显低于床头抬高＜30°。为了防止肠内营养输注管道堵塞，每 4 小时用 20～30ml 温水冲洗管道 1 次，在每次中断输注或给药前后均应予 20～30ml 温水冲洗管道。

2. 营养支持监测

体重是临床上最常用的反映营养状态的指标，在营养支持过程中应至少每月测量体重 1 次，并根据体重和身高计算体重指数（体重／身高^2）。若 BMI＜18.5，则为营养不足。当严重水肿或脱水及胸水、腹水等影响体重的因素存在时，体重和 BMI 结果仅供参考。

血糖是脑卒中伴糖尿病患者或脑卒中伴应激性血糖增高患者的重要监测指标。血糖水平不仅预示疾病严重程度，还与不良结局相关，因此营养支持过程中须密切监测血糖，并合理使用胰岛素。胰岛素输注初始 1～2 小时检测血糖 1 次，血糖稳定后每 4 小时检测 1 次。即便入院时血糖正常，也须每周检测血糖 1～3 次，因为除了脑损伤外，继发感染等应激因素也可导致血糖增高。急性脑卒中患者血糖控制目标为＜10mmol/L。危重脑卒中伴血糖增高的患者，在营养液持续泵注的同时应采用胰岛素静脉持续泵注，将血糖控制在目标范围内，尤其是避免低血糖的发生。

血清蛋白是重症脑卒中患者的重要监测指标，任何引起蛋白丢失或分解增加的因素，如全身炎症反应综合征、肝功能障碍和肾功能障碍等，均可引起低蛋白血症。持续低蛋白血症与患者预后不良相关。监测血清蛋白如血清蛋白（半衰期 20 天）和血清前清蛋白（半衰期 2 天）可及时发现患者营养代谢变化。当急性脑卒中患者血清蛋白水平下降时，须增加蛋白补充比例，必要时输注入血清蛋白，维持血清蛋白正常或＞30g/L。

血脂是脑卒中患者的重要监测指标，血脂异常（总胆固醇增高、低密度脂蛋白增高、高密度脂蛋白降低）与缺血性脑卒中发生率和复发率密切相关。在营养支持过程中应对血脂异常增高的缺血性脑卒中患者进行监测，并选择优化脂肪营养配方和强化他汀类调血脂药物。此外，血脂指标全面下降预示病情危重、预后不良，此时除了加强原发疾病的治疗外，还须加强营养支持，改变不良营养状态。

四、脑卒中患者开展医院社区一体化护理的意义

脑卒中是老年人的一种常见病，脑卒中患者常出现不同程度的功能障碍、生活自理能力缺陷，长期的康复治疗、高额的住院费用给家庭和社会带来沉重的负担，也给患者带来沉重的心理负担，影响患者的康复。

Berkman（伯克曼）认为，疾病的康复除需要依靠患者本人，还需要依靠他们的家庭甚至整个社会。多数脑卒中患者病情一旦稳定就会出院，而康复阶段的护理工作基本由家属承担，家属不具备专业性，缺乏相应的知识、康复锻炼方法及常用的家庭护理技巧，导致脑卒中患者即使定期门诊复查也很难达到预期康复目标。社区护士数量及专业水平有限，不能进行有效的健康指导。目前许多医院已开展各种形式的居家护理。但由于出院后访视制度与医院工作脱节，患者与医护人员不能形成稳定的关系，护理人员负担重等使患者出院的居家护理不能持久，难以达到预期成效。

脑卒中患者的康复期较长，病情反复，医院社区一体化的居家护理能够实现信息、医疗护理服务和医护患关系三方面的延续，使医院及社区医护人员能够全面了解患者的病情与康复情况，不过分增加各自的工作负荷的情况下，真正地实现有效的延续护理；通过对患者对居家护理需求和满意度的调查结果充分说明了开展居家护理的必要性和意义，与相关研究认为的连续护理是一致的。

第二节　颅脑损伤的护理

颅脑损伤是一种常见外伤，可单独存在，也可与其他损伤复合存在。其分类根据颅脑解剖部位分为头皮损伤、颅骨损伤与脑损伤，三者可合并存在。头皮损伤包括头皮血肿、头皮裂伤、头皮撕脱伤。颅骨骨折包括颅盖骨线状骨折、颅底骨折、凹陷性骨折。脑损伤包括脑震荡、弥散性轴索损伤、脑挫裂伤、脑干损伤。按损伤发生的时间和类型又可分为原发性颅脑损伤和继发性颅脑损伤。按颅腔内容物是否与外界交通分为闭合性颅脑损伤和开放性颅脑损伤。根据伤情程度又可分为轻、中、重、特重四型。

一、护理评估

（一）头皮损伤

1. 健康史

头皮损伤均由直接外力所致。应了解患者受伤的方式和致伤物的种类，因可能合并有其他脑损伤，要询问患者受伤后的意识情况和有无其他不适。

2. 身体评估

（1）擦伤：是表皮层的损伤，仅为表皮受损脱落，有少量渗血或渗液，疼痛明显。

（2）挫伤：除表皮局限擦伤外，损伤延及皮下层，可见皮下血肿、肿胀或有淤血，并发血肿。

（3）裂伤：头皮组织断裂，帽状腱膜完整者，皮肤裂口小而浅；帽状腱膜损伤者，裂口可深达骨膜，多伴有挫伤。可出现头皮血肿，分为皮下血肿、帽状腱膜下血肿、骨膜下血肿。

（4）撕脱伤：大片头皮自帽状腱膜下撕脱。伤情重，可因大量出血而发生休克、缺血、感染、坏死，后果严重。

3. 治疗效果评估

（1）头皮损伤者彻底清创后缝合。

（2）头皮血肿：一般加压包扎，自行吸收。血肿巨大、时间长而不吸收者，穿刺吸除血液并加压包扎，已感染者应切开引流。

（3）头皮撕脱缺损者：①可酌情采用成形手术修复、植皮；②止痛、止血、加压包扎；③必要时给予输血、补液抗休克；④防治感染。

（二）颅骨损伤

1. 健康史

询问患者受伤的过程，如暴力的方式、部位、大小、方向，当时有无意识障碍及口鼻流血、流液等情况，初步判断有无脑损伤和其他损伤。

2. 身体评估

表现为颅骨骨折。除分线形骨折、凹陷性骨折和粉碎性骨折外，又根据骨折在颅骨顶底部的不同，分颅盖骨折和颅底骨折。颅盖骨折常合并有头皮损伤。若骨折片陷入颅内则可导致脑损伤，出现相应的症状和体征；若引起颅内血肿，则可出现颅内高压症状。颅底骨折常伴有硬脑膜破裂，引起脑脊液外漏。

根据颅底骨折位于颅凹底前后位置的不同进一步分为颅前凹、颅中凹、颅后凹骨折，主要表现为皮下和黏膜下淤血、瘀斑，脑脊液外漏和脑神经损伤三个方面。

3. 治疗效果评估

（1）脑脊液漏：一般在伤后 3～7 天自行停止。若 2 周后仍不停止，应行硬脑膜修补术。脑脊液漏患者护理注意事项主要包括：①严禁堵塞、冲洗鼻腔、外耳道。避免擤鼻等动作，以防逆行感染；②保持鼻部与耳部清洁卫生；③应用适量抗生素预防感染；④禁止进行腰椎穿刺。

（2）颅底骨折：本身无须特殊处理，重点是预防感染。

（3）口鼻大出血：应及时行气管切开，置入带气囊的气管导管。可行鼻腔填塞暂时压迫止血，有条件可行急诊颈内外动脉血管造影及血管内栓塞治疗，闭塞破裂血管。

（4）颅神经损伤：①视神经管骨折压迫视神经时，应争取在伤后 4～5 天内开颅行视神经管减压术；②颅神经挫伤，应用促神经功能恢复药物，可逐步恢复，但完全性神经断裂恢复困难；③严重面神经损伤，可暂时缝合眼睑，以防止角膜溃疡发生；④吞咽困难及饮水呛咳者，置鼻饲管。

治愈标准为肿胀、淤血已消退，脑脊液漏已愈，无颅内感染征象，脑局灶症状和颅神经功能障碍基本消失。

（三）脑损伤

1. 健康史

详细了解患者的受伤经过，如暴力的性质、大小、方向及速度；了解其身体状况，有无意识障碍及程度和持续时间，有无头痛、恶心、呕吐、抽搐、大小便失禁和肢体瘫痪等。了解现场急救情况，既往健康状况。

2. 身体评估

（1）脑震荡：①意识障碍伤后立即出现；②逆行性遗忘；③伤后短时间内表现为面色苍白、出汗、血压下降、心动过缓、呼吸浅慢、肌张力降低、各种生理反射迟钝或消失；④神经系统检查一般无阳性体征，脑脊液压力正常或偏低，其成分化验正常。多数经过严格休息 7 ～ 11 小时即可恢复正常工作，完全康复，无须特殊治疗及护理。

（2）脑挫裂伤：①意识障碍；②轻度脑挫裂伤者生命体征有轻度改变，严重脑挫裂伤患者可出现体温、脉搏、呼吸、血压等改变；③头痛；④瞳孔对称性缩小、颈项强直并有其他脑膜刺激征，且有发热、头剧痛，常为伤后出现的蛛网膜下隙出血，可做腰椎穿刺放出 1 ～ 2ml 脑脊液证实。

（3）脑干损伤：①以中脑损伤为主者出现去大脑强直、眼球位置和活动异常；②以脑桥损伤为主者出现双侧瞳孔极度缩小，对光反应消失，两眼球同向凝视、向对侧偏斜，核上性眼肌麻痹，两眼同向运动障碍，伴有高热；③以延髓损伤为主者出现呼吸循环功能紊乱，表现为呼吸深快、衰竭时呼吸变浅，间歇或不规则，潮式呼吸，至呼吸停止。

（4）颅内血肿：①意识障碍；②生命体征的变化，表现为血压升高，脉搏、呼吸缓慢，体温升高；③头痛、头昏、恶心、呕吐等一般症状，但如头痛剧烈、呕吐频繁，是颅内血肿的征兆，应受重视；④不同部位的血肿，产生相应的症状和体征。

（5）脑疝：①幕上血肿引起小脑幕裂孔疝（又称颞叶钩回疝），主要是中脑受压和推移，引起患侧瞳孔散大、动眼神经麻痹，对侧肢体瘫痪，大脑角受压；②幕下血肿易使颅内压急剧增高，产生枕骨大孔疝，使延髓受压而引起昏迷、急性呼吸心搏停止、循环衰竭而骤死。

3. 治疗效果评估

对于急性颅内血肿和某些严重对冲性脑挫裂伤，手术治疗是挽救生命的关键性措施；颅脑损伤出现脑疝或其他方法证实颅内血肿后，必须尽快地彻底清除血肿和止血；伴有严重脑组织挫裂伤者，尚须行脑组织适当清创和减压。凡属重型颅脑损伤患者均应置重症护理病房进行特护观察。

二、护理措施

（一）一般护理

常规床头抬高 10° ～ 30°，有利于脑部静脉回流，减轻脑水肿和脑肿胀，降低颅内压。由于颅脑损伤早期存在不同程度脑水肿及意识障碍，伤后初期应常规禁食，控制补液量和补液速度，最好使用输液量控制补液速度。对于使用深静脉插管补液的患者，需要预防静脉血栓形成和感染。头皮损伤者做好伤口护理，注意创面有无渗血，有无疼痛，保持敷料干燥清洁，保持引流通畅。预防感染，按医嘱给予抗生素和破伤风抗毒素；观察有无全身和局部感染表现。

颅脑损伤患者常有呕吐、高热、大汗或强直性抽搐等表现，容易出现代谢紊乱。加之伤后早期限制水、钠摄入，采用脱水利尿、激素等药物治疗，患者会出现不同程度脱水和电解质紊乱，要注意调整。严格记录24小时出入量，尤其是下丘脑损伤患者会出现尿崩症，应该认真记录尿量和尿比重。对于眶部损伤、面瘫或昏迷患者，眼分泌物增多时，应该定时清洗，必要时给予抗生素眼药水或眼膏，以防眼部感染。眼睑闭合不全者，可用眼罩或凡士林纱布将眼睑暂时贴合，并给予抗生素眼膏，以防暴露性角膜炎。

颅脑损伤患者会因肠蠕动减少、排便反射抑制或卧床等原因导致便秘。便秘会引起腹胀、腹痛，继而影响患者情绪和食欲。颅内高压患者还可能因用力排便诱发脑疝。所以，保持患者大便通畅也是颅脑损伤患者护理的基本要求。部分颅脑损伤患者因消化不良、继发性肠道感染、饮食不当等原因发生腹泻，应该加强会阴部和臀部护理。定时翻身和清洗，保持会阴部和臀部干燥，以防发生压疮。对于昏迷患者禁止使用热水袋，以防烫伤。

（二）病情观察

颅脑损伤患者伤情重、病情变化快。因此，对颅脑损伤患者的病情观察极为重要。特别是重型颅脑损伤患者，随时可能发生脑疝。若不及早发现，采取有效的抢救措施，常危及患者生命。护理人员应在掌握颅脑损伤患者受伤机制和病理变化规律的基础上，通过仔细地观察及时发现病情变化，赢得抢救时机。急救时应建立观察记录单，根据病情决定观察及记录间隔时间，每15分钟至1小时1次。若有条件，应采用床旁监护仪实施24小时连续监测患者生命体征及血氧饱和度。观察内容主要包括意识状态、生命体征、神经系统体征等。

1. 意识状态

颅脑损伤越重，意识障碍越严重。如发现患者由清醒转为嗜睡或躁动不安，或有进行性意识障碍加重时，可考虑有颅内压增高，可能有颅内血肿形成，要及时采取措施。应及早做CT检查，确定是否颅内血肿。

2. 生命体征

临床通常依次测呼吸、脉搏、血压和体温。注意患者呼吸节律、深浅、有无叹息样呼吸、呼吸困难或呼吸暂停现象。注意脉搏是洪大有力还是细弱无力、节律是否规则。注意血压升高还是降低，脉压差增大还是缩小。注意体温是否升高。床旁监护仪能连续动态准确地反映患者生命体征变化。闭合性颅脑损伤患者出现休克征象时，应该检查是否并存其他内脏出血。

对于重型颅脑损伤患者伤后即出现高热者多系下丘脑损伤或脑干伤；对于后枕部着地的患者如出现脉搏缓慢、呼吸不规则、频繁呕吐和强迫头位，应考虑后颅凹血肿；当颅脑损伤患者出现脉搏缓慢、呼吸慢、血压升高（二慢一高）、颅内压升高征象时，应判断是否存在颅内血肿。

3. 神经系统体征

神经系统体征有定位意义。注意对比双侧瞳孔的形状、大小及对光反射。正常瞳孔等大、圆形、直径为 2～6mm，直接和间接对光反射灵敏。双侧瞳孔极度缩小、深昏迷和双侧锥体束征阳性，提示脑桥损伤；双侧瞳孔散大、对光反射消失伴去大脑强直，提示中脑损伤；双侧瞳孔散大、对光反射消失，伴有深昏迷、呼吸异常（或停止）、体温下降（或测不出），多为严重脑干伤或为临终前表现。

伤后逐渐出现进行性一侧瞳孔散大，伴意识障碍进行性加重，对侧肢体瘫痪，是颞叶钩回疝的典型表现，常提示幕上颅内血肿，也可为脑水肿或脑肿胀所致。严密观察肢体肌力、肌张力，并结合有无感觉障碍及病理反射等进行综合分析。颅脑损伤伴四肢伤者并不少见，单肢活动障碍在排除骨折、脱臼或软组织伤后，需要考虑对侧脑皮质运动区损伤；伤后立即出现一侧上下肢运动障碍，多是由于对侧原发性脑损伤所致。

4. 其他情况

观察有无呕吐及呕吐物性质等。颅内高压引起的呕吐与进食无关，呈喷射状。脑脊液漏是颅底骨折的典型临床表现。重型颅脑损伤患者胃内容物或呕吐物呈咖啡样，或患者出现黑便，提示应激性溃疡。重型颅脑损伤患者出现血尿，应考虑并发泌尿系统损伤或甘露醇、磺胺嘧啶、苯妥英钠等药物损害肾所致。若颅脑损伤患者出现血性痰，应考虑肺损害。若颅内血肿清除术后头部引流袋内出现大量新鲜血，应考虑手术区域再出血。

（三）营养与补液

颅脑损伤可导致患者消化吸收功能减退，由于创伤的恢复、感染或高热等原因，使机体消耗量增加，应维持营养及水、电解质平衡。待肠鸣音恢复后，可采用鼻饲给予高蛋白、高热量、富含维生素和易于消化的流质食物。每次鼻饲前检查鼻饲胃管是否在胃内，保持胃管通畅，并注意观察有无腹胀。当患者吞咽反射恢复后，即可试行喂食，先从水开始，然后是流食、半流食、普食。

重型颅脑损伤、有意识障碍及开颅手术后的患者，应禁食 2～3 天，给予补液，输液量控制在 1500～2000ml，输液量不宜过多，速度不宜过快，以免加重脑水肿。严重的脑水肿应先脱水后补液，脱水剂应快速输入。

（四）躁动的护理

躁动不安是颅脑损伤患者伤后早期常见的临床表现。引起躁动不安的因素很多，常见原因包括脑挫裂伤，尤其是额叶挫裂伤；颅内血肿、脑水肿和脑肿胀所致的颅内高压状态；呼吸道不畅所致的缺氧；尿潴留引起的膀胱过度充盈；大便干结引起的强烈排便反射；呕吐物或大小便浸渍衣服；瘫痪肢体受压及冷、热、痛、痒、饥饿等因素。

如患者突然由安静转入躁动或自躁动转为安静、嗜睡状态时，应该提高警惕，观察是否有病情恶化，特别是应该排除呼吸道梗阻和颅内高压所致的躁动。切勿轻易给予镇静剂，以防混淆病情。对于躁动患者不能强加约束，以免造成患者过分挣扎使颅内压进一步增高。可加床栏以防坠床，必要时由专人守护。对于确诊为额叶挫裂伤所致的躁动，应给予适量镇静剂。另外，患者要勤剪指甲以防抓伤；加强卫生护理，保持床被平整，以防皮肤擦伤。

（五）癫痫的护理

癫痫是颅脑损伤患者最常见的临床症状，多见于额颞叶挫裂伤患者。对于癫痫大发作或癫痫持续状态的患者，除立即给予抗癫痫或镇静药物治疗外，还应帮助患者松解衣扣和裤带，头偏向一侧，保持呼吸道通畅，清除呼吸道分泌物，持续吸氧，用纱布包裹的压舌板垫在患者上下牙齿之间，防止咬伤舌及颊部，同时必须避免舌后坠影响呼吸。注意保护患者，以免碰伤。应避免用力过大，防止患者肌肉撕裂、骨折或关节脱位。

（六）昏迷的护理

重型颅脑损伤昏迷患者的护理是个较长的过程，恢复十分缓慢。要鼓励患者家属树立信心，并告知必须掌握的护理知识，取得家属的配合。临床上护理要点包括：①保持呼吸道通畅；②观察记录患者意识状态；③防止感染；④防止压疮；⑤加强营养；⑥加强康复护理；⑦防止坠床及病情好转过程中的自伤。

（七）脑脊液漏的护理

早期耳、鼻脑脊液漏的血性脑脊液容易与耳道、鼻腔损伤出血相混淆。可将标本滴于纱布或吸水纸上，如见血迹外有月晕样淡红色浸渍圈，则可判断有脑脊液漏。护理措施主要是预防逆行性颅内感染。具体措施包括：①绝对卧床休息，平卧位，将头部抬高 $15° \sim 20°$，促进漏口封闭愈合。②保持外耳道、鼻腔、口腔清洁，每天 2 ～ 3 次清洁消毒。③严禁阻塞鼻腔和耳道；禁止耳、鼻滴药、冲洗；严禁经鼻腔吸氧、吸痰和留置胃管。④避免用力打喷嚏、擤鼻涕、咳嗽、用力排便，以防脑脊液逆流。⑤观察和记录脑脊液漏出量。⑥治疗配合预防性应用抗生素和破伤风抗毒素。

（八）气管切开后的护理

气管切开是一种急救手术。气管切开便于清除呼吸道分泌物、保持呼吸道通畅、减少呼吸道无效腔、增加肺部有效气体交换量、改善脑缺氧状态、减轻脑水肿和颅内高压等。气管切开的指征主要包括：①重型颅脑损伤昏迷患者；②严重颌面伤；③多发性肋骨骨折反常呼吸；④血气胸；⑤呕吐物和血性分泌物误吸反流者。

1. 气管切开早期护理

早期应严密观察呼吸变化，注意气管套管敷料有无渗血、皮下血肿、气管套管及呼吸道内有无梗阻等，每天更换消毒内套管 3 ～ 4 次，更换气管切开伤口敷料，防止切口感染。定时吸痰，并每天数次深插管吸痰，诱发咳嗽，促使下呼吸道分泌物及时排出。为防止干扰正常呼吸功能和颅内压突然增高，每次吸痰不宜超过 15 秒，并且尽量避免剧烈咳嗽。

若痰液黏稠应给予雾化吸入。每天定期检查肺部情况，如一侧局部痰鸣音多，可将患者翻向对侧、叩背后放平，深插吸痰管后吸除分泌物。对于昏迷患者，如头位不当扭曲，气管套管内口可压迫气管壁引起出血、糜烂或穿孔，甚至形成气管 – 食管瘘。所以，要随时保持头颈与躯干在同一轴线上。对于采用带气囊气管套管、呼吸机辅助呼吸患者，应每天定时放开气囊，以免长时间压迫气管壁，造成气管壁软化、缺血坏死及气管 – 食管瘘等。

2. 气管切开后期护理

当患者意识逐渐恢复、能自行咳嗽、分泌物较少、无明显肺部感染、吞咽功能恢复时，可试行堵管。24 小时堵管无异常即可拔管。

第四章 循环系统疾病护理

第一节 心瓣膜病的护理

心瓣膜病是指由于炎症、黏液样变、退行性变、先天性畸形、缺血性坏死、创伤等原因引起单个或多个瓣膜结构（包括瓣叶、瓣环、腱索或乳头肌）的功能或结构异常，导致瓣口狭窄或关闭不全，血流动力学显著改变的一组疾病。风湿性心脏病，是由风湿性炎症过程所致的瓣膜损害，主要累及 40 岁以下人群，最常受累的瓣膜是二尖瓣，其次是主动脉瓣。

一、护理评估

（一）二尖瓣狭窄

大多二尖瓣狭窄是由于风湿热累及心脏所致，故称为风湿性心脏病二尖瓣狭窄。

1. 临床表现评估

（1）症状：一般在二尖瓣中度狭窄时开始有明显症状。一般出现呼吸困难、咯血、咳嗽和胸痛、声音嘶哑、吞咽困难、食欲下降、腹胀、恶心、尿少等症状。

（2）体征：重度狭窄患者常有双颧绀红，又称"二尖瓣面容"。

2. 辅助检查评估

（1）超声心动图：M 型超声最突出的表现是二尖瓣呈"城墙样"改变（EF 斜率降低，A 峰消失），后叶向前移动及瓣叶增厚。彩色多普勒血流显像可观察二尖瓣狭窄的射流。连续多普勒可测量二尖瓣血流速度，可计算跨瓣压差和瓣口面积。食管超声有利于检出左心耳及左心房附壁血栓。

（2）X 线检查：轻度狭窄者仅表现为后前位左心缘变直，右心缘有双心房影，左前斜位可见左心房使左支气管前抬，右前斜位可见增大的左心房压迫食管下段后移。食管钡餐造影时，可见左心房明显扩大，压迫食管下段，使食管移向后侧。

（3）心电图：重度狭窄可见"二尖瓣型 P 波"，即 P 波宽度＞0.12 秒，伴切迹终末负向波增大，电轴右偏等右心室肥大的表现。

（4）右心导管检查：主要是测定右心室、肺动脉和肺毛细血管压力、肺循环阻力及计算心输出量等，从而判断病变的程度。

3. 治疗效果评估

（1）一般治疗。

1）有风湿活动者应予以抗风湿治疗。无活动性病变者以预防为主。

2）预防感染性心内膜炎。

3）无症状者避免剧烈体力活动，每 6～12 个月定期复查一次；呼吸困难者遵照慢性心力衰竭的治疗，如减少体力活动、限制钠盐摄入、口服利尿剂、避免和控制诱发急性肺水肿的因素。

（2）介入及手术治疗。

1）经皮球囊二尖瓣成形术。

2）外科手术治疗。

（二）二尖瓣关闭不全

1. 临床表现评估

（1）急性二尖瓣关闭不全：二尖瓣轻度反流者症状较轻。严重者（如乳头肌断裂）则很快出现急性左心衰竭，甚至出现急性肺水肿和心源性休克。

（2）慢性二尖瓣关闭不全：轻度反流者可终身无症状。严重反流者则表现为心输出量减少的症状，首先出现的突出表现为疲乏无力，肺淤血症状则出现较晚。

2. 辅助检查评估

（1）超声心动图：脉冲式多普勒超声和彩色多普勒血流显像可于二尖瓣心房侧和左心房内探及收缩期反流束，诊断二尖瓣敏感率几乎为 100%，并可半定量反流的程度。

（2）X 线检查：急性者心影正常或左心房轻度增大伴明显肺淤血，甚至肺水肿征。慢性重度反流者常见左心房、左心室增大，左心衰竭时可见肺淤血和间质性肺水肿征。二尖瓣环钙化为致密粗糙的"C"形阴影，在左侧位或右前斜位可见。

（3）其他：放射性核素、心室造影可测定左心室收缩与舒张末期容积、静息和运动时的射血分数，以判断左心室收缩功能，并可通过左心室、右心室每搏输出量的比值来评估反流程度，该比值大于 2.5 时提示反流严重。

3. 治疗效果评估

（1）急性二尖瓣关闭不全治疗。

内科治疗一般为术前过渡措施，尽可能在床旁 Swan-Ganz 导管血流动力学监测指导下进行。外科治疗为根本措施，视病因、病变性质、反流程度和对药物治疗的反应，采取紧急或择期手术。部分患者经药物治疗后症状基本得到控制，进入慢性代偿期。

（2）慢性二尖瓣关闭不全治疗。

1）内科治疗：①风湿性心脏病伴风湿活动者应行抗风湿治疗，并预防风湿热复发。②预防和治疗感染性心内膜炎。③无症状、心功能正常者无须特殊治疗，但应定期随访。④心房颤动的处理同二尖瓣狭窄，但维持窦性心律没有二尖瓣狭窄时重要。除因心房颤动导致心功能恶化时需要恢复窦性心律外，多数只需要满意控制心室率即可。⑤心力衰竭者应限制钠盐的摄入，使用利尿剂、β 受体阻滞剂、血管紧张素转化酶抑制剂（ACEI）和洋地黄。

2）外科治疗：是恢复瓣膜关闭完全的根本措施，应在发生不可逆的左心室功能不全之前施行手术，否则会影响术后预后。可行瓣膜修补术或人工瓣膜置换术。

（三）主动脉瓣狭窄

1. 临床表现评估

症状出现较晚。呼吸困难、心绞痛和晕厥为典型主动脉瓣狭窄常见的三联征。

2. 辅助检查评估

（1）超声心动图：M 型超声诊断本病不敏感，且缺乏特异性。二维超声心动图探测主动脉瓣异常十分敏感，有助于显示瓣膜结构和确定狭窄的病因，但不能准确定最狭窄程度。多普勒血流显像可测出最大血流速度，计算出平均和峰跨瓣压差及瓣口面积，所得结果与心导管检查相关性良好。

（2）X 线检查：早期心影可正常或左心室稍大，后期增大明显；升主动脉根部常见狭窄后扩张；晚期可见肺淤血及左心房增大。

（3）心导管检查：瓣口面积＞1.0cm^2 为轻度狭窄，0.75～1.00cm^2 为中度狭窄，＜0.75cm^2 为重度狭窄。如以压差判断，平均压差＞50mmHg 或峰压差达 70mmHg 为重度狭窄。

（4）心电图：重度狭窄者常有左心室肥厚伴 ST-T 继发性改变和左心房肥大。可有房室传导阻滞、室内阻滞、心房颤动或室性心律失常。

3. 治疗效果评估

（1）内科治疗：主要目的是观察狭窄程度及进展情况，为择期手术做准备。

（2）外科治疗及介入治疗：人工瓣膜置换术为治疗成人主动脉瓣狭窄的主要方法。重度狭窄（瓣口面积＜0.75cm^2 或平均跨瓣压＞50mmHg）伴心绞痛、晕厥或心力衰竭为主要手术指征。介入治疗主要是经皮球囊主动脉瓣成形术，临床使用较少，但目前对高龄且不能耐受外科手术的患者行经皮主动脉瓣膜置换手术（TAVI）介入治疗是一种比较理想的治疗方法。

（四）主动脉瓣关闭不全

1. 临床表现评估

症状急性者，轻度可无症状，重者出现急性左心衰竭和低血压。慢性者，轻度或中度关闭不全患者临床可无明显症状，甚至可耐受运动。最早的主诉为心悸、心前区不适及头部动脉强烈搏动感等。少数患者可有心前区疼痛，部分患者伴有心绞痛。常有体位性头晕，晕厥较罕见。晚期出现左心衰竭的表现。

2. 辅助检查评估

（1）超声心动图：多普勒血流显像可探及全舒张期反流束，为最敏感的确定主动脉瓣反流的方法，并可通过计算反流血量与搏出血量的比例来判断其严重程度。

（2）X 线检查：急性者，心脏大小正常，除原有的主动脉根部扩大或有主动脉夹层外，无主动脉扩张，常伴肺淤血和肺水肿征。慢性者，早期心影可正常或稍大，后期左心室增大明显，可有左心房增大。严重的主动脉瘤样扩张提示为马方综合征或中层囊性坏死。左心衰竭时有肺淤血或肺水肿征。

（3）其他：放射性核素心室造影可测定左心室舒张期、收缩末期容量和静息、运动时的射血分数，以判断左心室功能。

3. 治疗效果

急性外科治疗为根本措施，内科治疗一般为术前准备的过渡措施，其目的为降低肺静脉压，增加心输出量，稳定血流动力学，尽量进行血流动力学指标监测。用硝普钠降低前后负荷、改善肺淤血、减少反流量和增加心输出量。酌情静脉使用利尿剂和正性肌力药。血流动力学不稳定者应立即手术治疗。主动脉夹层即使伴轻度或中度反流也应立即手术。活动性感染性心内膜炎争取在完成 7～10 天的强有力的抗生素治疗后手术。创伤性或人工瓣膜功能障碍者，酌情选择手术时间。真菌性心内膜炎所致者，无论反流轻重，均应尽早手术。

二、护理措施

（一）病情观察

（1）密切观察体温、脉搏、呼吸、血压、意识的变化。

（2）观察有无皮下环形红斑、皮下结节、关节红肿疼痛等风湿活动的表现；有无反复发生咽炎、扁桃体炎等。

（3）注意有无心律失常，有无呼吸困难、水肿等心力衰竭症状，检查肺部啰音变化及肝脾情况等。

（4）观察有无栓塞等并发症出现。①脑栓塞时可出现偏身瘫痪、失语、失明等。②四肢动脉栓塞可有肢体剧痛、局部皮肤苍白、发绀、发凉，甚至坏死。③肾栓塞时可出现腰痛、蛋白尿、血尿。④肠系膜动脉栓塞时可有剧烈腹痛、血便。⑤脾栓塞时可有左上腹剧痛、脾大。⑥肺栓塞时为突然出现的剧烈胸痛、气急、发绀、咯血和休克等。一旦发生，立即报告医师并协助处理。

（二）生活护理

1. 休息与活动

根据病情和心功能状况安排休息和活动。心功能代偿期，适当活动；有风湿活动及心力衰竭等严重并发症时应卧床休息，左心房内有巨大附壁血栓者应绝对卧床休息，协助患者日常生活。

2. 饮食护理

给予高热量、高蛋白、富含维生素、低胆固醇、易消化饮食，以增强机体抵抗力。多食蔬菜、水果，保持大便通畅。并发心力衰竭时应限制钠盐摄入。

（三）体温过高

体温过高与风湿活动、并发感染有关。

1. 病情观察

观察有无风湿活动的表现，如皮肤环形红斑、皮下结节、关节红肿及疼痛不适等。测量体温，每 4 小时一次。体温超过 38.5℃时给予物理降温或遵医嘱给予药物降温，

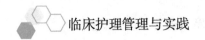

30 分钟后复测体温并记录降温效果。出汗多的患者应勤换衣裤、被褥，以免受凉。

2. 饮食与休息

给予高热量、高蛋白质、富含维生素、易消化饮食，如牛奶、鸡蛋、水果等，以促进机体恢复。无症状者避免剧烈体力活动，呼吸困难者应减少体力活动，限制钠盐摄入。风湿复发时应注意休息，病变关节应制动、保暖，并用暖垫固定，避免受压和碰撞。

3. 用药护理

遵医嘱给予抗生素及抗风湿药物治疗。苄星青霉素溶解后为白色乳剂，若按一般的肌内注射方法易堵塞针头。操作时应选择 9 号针头，用 4～6ml 生理盐水稀释后，更换 7 号注射针头，快速深部肌内注射。阿司匹林可导致胃肠道反应、牙龈出血、血尿、柏油样便等不良反应，应饭后服用并观察有无出血征象。口服华法林应定时检测凝血酶原时间国际标准化比值（INR），将 INR 值控制在 2.0～3.0。使用大量利尿药时，严密观察出入量，监测血清电解质，防止血容量不足和电解质紊乱。

（四）潜在并发症

1. 心力衰竭

（1）避免诱因：积极预防和控制感染，纠正心律失常，避免劳累和情绪激动等诱因，以免发生心力衰竭。

（2）心力衰竭的观察与处理：监测生命体征，评估患者有无呼吸困难、乏力、食欲下降、少尿等症状，检查有无肺部湿啰音、肝大、下肢水肿等体征。一旦发现则按心力衰竭患者进行护理。

2. 栓塞

（1）栓塞的评估：评估患者有无栓塞的危险因素，如心房颤动、心房增大、附壁血栓形成等。

（2）栓塞的预防：遵医嘱使用抗心律失常、抗血小板聚集的药物，预防附壁血栓形成和栓塞。左房内有巨大附壁血栓应绝对卧床休息，以防脱落造成其他部位栓塞。病情允许时应鼓励并协助患者翻身、活动下肢、按摩或用温水泡脚或床下运动，预防下肢深静脉血栓形成。

（3）栓塞的观察与处理：观察患者有无栓塞的征象。一旦出现栓塞征象，应立即报告医生并协助处理。

（五）药物治疗护理

遵医嘱给予抗生素、抗风湿药物，以及强心、利尿、血管扩张药，抗心律失常、抗凝等药物，注意观察疗效和不良反应。例如，阿司匹林引起的胃肠道症状和出血、洋地黄类药物中毒、利尿药引起的电解质紊乱等。

（六）专科手术护理

1. 护理评估

（1）评估患者病情：是否有呼吸困难，咳嗽明显症状；重度二尖瓣狭窄可有"二尖瓣面容"，双颧绀红；伴右心衰竭时可有颈静脉怒张、肝大、下肢水肿等；辅助检查，X线检查中重度狭窄时心影呈梨形。

（2）评估术前准备质量：如人工瓣膜、输血准备、急救准备、手术物品准备、必备药物等。

（3）评估患者的血氧饱和度及血氧分压。

2. 护理措施

遵医嘱备好人工瓣膜，仔细核查人工瓣膜的名称、型号、规格、使用有效期、灭菌有效期及包装。使用前必须再次与主刀者一一核查无误，方可拆卸外包装，按无菌方法，传递至手术台上。生物类人工瓣膜使用前需要彻底清洗，滤净保养液。

（七）并发症预防和护理

（1）心力衰竭和心律失常的护理：监测生命体征，评估患者有无呼吸困难、少尿、食欲下降等症状，检查有无肝大、肺部湿啰音等体征。一旦出现以上征兆，则按心力衰竭患者进行护理。

（2）栓塞：观察有无栓塞征兆，并做好相应护理。对长期卧床患者如病情允许，鼓励并协助其在床上或下床活动，可每天用温水泡脚，按摩下肢，防止下肢静脉血栓形成。

（3）亚急性感染性心内膜炎：如患者出现不明原因的发热、皮肤黏膜出血点、脾大及栓塞表现时，应高度警惕感染性心内膜炎的发生。遵医嘱采血做血培养，严格无菌操作。给予抗生素治疗。

（八）心理护理

加强与患者的沟通，了解患者的心理状况，耐心向患者及其家属解释病情，介绍治疗方法和目的，消除其紧张、焦虑情绪，使患者积极配合治疗和护理。

（九）健康教育

1. 知识宣教

告知患者及其家属本病的病因和病程进展特点，鼓励其做好长期与疾病做斗争的思想准备。坚持遵医嘱服药的重要性，并定期门诊复查。有手术适应证时，及早择期手术，以免错过最佳手术时机。

2. 预防感染

尽可能改善居住环境，避免潮湿、阴暗等，保证室内空气流通、阳光要充足。日常生活中防止受伤。避免与上呼吸道感染等患者接触。加强营养，锻炼身体，以增加抵抗力，预防感冒。对于反复发作扁桃体炎的患者，应劝其在风湿活动控制后2～4个月摘除扁桃体。指导患者在接受牙科治疗及各种侵袭性检查或治疗时，事先告诉医生有风湿性心脏病病史，以便预防性应用抗生素。

3. 避免诱因

尽量避免剧烈运动、重体力劳动或情绪激动。育龄妇女应在医生的指导下选择妊娠与分娩时机，病情重不能妊娠与分娩者，应做好家属的思想工作。

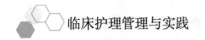

4. 用药指导

指导患者遵医嘱按时口服抗凝药物，尽量不要漏服，服用剂量视凝血酶原时间（PT）及活动度决定，每次服用后记录在保健手册上，以便复查时作为参考。阿司匹林的服用参见本病的用药护理。服用排钾利尿药者应多食富含钾的食物。不可集中食用过多蔬菜或高脂食物，以免影响抗凝效果或增加心脏负担。

第二节　心力衰竭的护理

心力衰竭是由于各种心脏疾病导致心功能不全的临床综合征。心力衰竭通常伴有肺循环和（或）体循环的充血，故又称充血性心力衰竭。

心功能不全分为无症状和有症状两个阶段，无症状阶段表现为心室功能障碍的客观指标（如射血分数）降低，但无充血性心力衰竭的临床症状，如果不积极治疗，将会发展成有症状心功能不全。

一、护理措施

（一）急性心力衰竭护理措施

急性心力衰竭是指心肌遭受急性损害或心脏负荷突然增加，使心输出量急剧下降，导致组织灌注不足和急性淤血的综合征。以急性左心衰竭常见，多表现为急性肺水肿或心源性休克。

1. 体位

立即将患者扶起坐在床边，两腿下垂或半卧位于床上，以减少回心血、减轻水肿。同时注意防止患者坠床跌伤。

2. 氧疗

给予高流量吸氧，6 ～ 8L/min，并通过 20% ～ 30% 的乙醇湿化，以降低肺泡内泡沫的表面张力使泡沫消散，增加气体交换面积。通过氧疗将血氧饱和度维持在 95% ～ 98% 水平。对于病情特别严重者可用面罩呼吸机持续加压给氧，一方面可使气体交换加强；另一方面也可对抗组织液向肺泡内渗透。也可加用 50% 的乙醇湿化，以降低肺泡内泡沫的表面张力，使泡沫破裂，改善通气功能。

3. 保持呼吸道通畅

协助患者咳嗽、排痰，必要时吸痰。

4. 迅速建立静脉通道

迅速建立两条静脉通道，遵医嘱正确使用药物，观察药物疗效与不良反应。

（1）吗啡：不仅具有镇静、解除患者焦虑情绪的作用，而且能扩张动脉和静脉，减轻心脏前后负荷。一般 3 ～ 5mg 静脉注射，必要时可隔 15 分钟再重复 1 次，共 2 ～ 3 次；老年患者可适当减小剂量或改为皮下注射或肌内注射。观察患者有无呼吸抑制或心动过缓。

（2）快速利尿：可 2 分钟内静脉注射呋塞米 20 ～ 40mg，4 小时后可重复一次。减少血容量和扩张静脉，以利于缓解肺水肿。

（3）使用血管扩张剂：以静脉用药为主，常用制剂通常包括以下三种。①硝普钠12.5～25.0μg/min 静脉滴注，调整药量使收缩压维持在 100mmHg 左右，对原有高血压者，血压降低幅度不超过 80mmHg，维持量为 50～100μg/min，用药时间不宜连续超过 24 小时。静脉滴注硝普钠时，药液宜现用现配，用 5% 葡萄糖注射液稀释，每 6 小时更换一次，注意控制滴速、监测血压，还应避光输液、防止外渗。②硝酸甘油：患者对本药耐受量个体差异很大，可先以 10μg/min 开始，然后每 10 分钟调整一次，每次增加 5～10μg，以血压达上述水平为度。③酚妥拉明：从 0.1mg/min 开始，每 5～10 分钟调整一次，最大可增至 1.5～2.0mg/min，监测血压同前。

5. 病情观察

（1）严密观察患者意识、呼吸频率及深度，精神状态。

（2）观察患者咳嗽、咳痰情况，观察痰液的性质和量。

（3）观察患者皮肤温度及颜色，心率、肺部啰音等的变化，血氧饱和度，监测血气分析结果。

（4）观察药物疗效及不良反应。例如，使用吗啡时观察患者的意识状态、呼吸，注意有无呼吸抑制、心动过缓；用利尿剂要严格记录出入量；用血管扩张剂要注意药物速度和血压变化，以防低血压发生。

（5）对安置漂浮导管者应注意监测血流动力学变化，以判断疗效及病情进展。

6. 心理护理

（1）向患者介绍环境及工作人员，简要介绍病情及治疗措施及使用监测设备的必要性。

（2）鼓励患者表达自身感受，分析产生恐惧的原因。

（3）教会患者自我放松的方法，如深呼吸、放松疗法。向患者说明恐惧对病情的不利影响，如加重支气管痉挛、增加心脏负荷等，使患者主动配合，保持情绪稳定。

（4）医护人员保持沉着冷静、操作熟练，使患者产生信任、安全感。

7. 排便护理

指导患者养成每天按时排便的习惯，预防便秘。排便时切忌过度用力，以免增加心脏负荷，甚至阻塞严重的心律失常。长期卧床的患者定期变换体位，腹部做顺时针方向的按摩，或每天收缩腹肌数次，必要时使用缓泻剂。

8. 休息与活动

（1）血流动力学指标不稳定、心力衰竭症状严重的患者应绝对卧床休息，以减少心肌耗氧量。病情稳定的患者，可结合心功能分级、超声或左室射血分数（LVEF）值、年龄等与患者及其家属共同制定个体化活动方案。患者活动原则如下。

Ⅰ级：不限制一般的体力活动，积极参加体育锻炼，但应避免剧烈运动和重体力劳动。

Ⅱ级：适当限制体力活动，增加午睡时间，强调下午多休息，可不影响轻体力工作和简单家务劳动。

Ⅲ级：严格限制一般的体力活动，每天有充分的休息时间，日常活动可以自理或在他人协助下自理。

Ⅳ级：绝对卧床休息，取舒适体位，生活由他人照顾，可在床上做肢体被动运动。

（2）患者活动过程中，应密切观察有无呼吸困难、胸痛、心悸、头晕、疲劳、面色苍白、大汗等，出现以上症状时应立即停止活动，如患者经休息后症状仍不缓解，应及时通知医师。

（3）长期卧床易发生静脉血栓形成，甚至肺栓塞，同时也会导致消化功能减低、肌肉萎缩等。因此，对需要静卧的患者，应帮助患者进行四肢被动活动和腹部按摩。

9. 饮食护理

给予低盐、低热量、高蛋白、富含维生素的、清淡、易消化饮食，避免食用产气的食物及浓茶、咖啡或辛辣、刺激性食物；戒烟酒；多吃蔬菜、水果，少量多餐，不宜过饱。肥胖者更要适当限制饮食。限制水分和钠盐的摄入，根据患者的具体情况决定每天的饮水量，通常一半量在用餐时摄取，另一半量在两餐之间摄取。必要时行口腔护理，以减轻口渴感。

食盐一般限制在每天 5g 以下，告诉患者及其家属低盐饮食的重要性并督促其执行。中度心力衰竭每天摄入量为 2.5～3.0g，重度心力衰竭控制 1g 以下。除了低盐饮食，还要控制腌制品、发酵的点心、味精、酱油、海产品、罐头、皮蛋、啤酒、碳酸饮料等含钠量高的食品。可用糖、醋、蒜调味以增进食欲。但在应用强效排钠利尿剂时，不宜过分严格限盐，以免引起低钠血症。

10. 用药护理

（1）洋地黄类。

1）洋地黄用量个体差异很大，①向患者讲解洋地黄类药物治疗的必要性及洋地黄中毒的表现。②给药前应检查心率情况，若心率低于 60 次 / 分，或发生节律改变，应暂停给药，并通知医师。③静脉注射用药宜稀释后缓慢注射，一般为 10～15 分钟。注射后注意观察心率变化及患者反应。

2）观察并告知患者洋地黄中毒的表现，主要表现在以下四个方面。①胃肠道反应：一般较轻，常见食欲下降、恶心、呕吐、腹泻、腹痛等。②心律失常：是洋地黄中毒最重要的反应，可见各类心律失常，最常见者为室性期前收缩。室上性心动过速伴房室传导阻滞是洋地黄中毒的特征性表现。③神经系统表现：可有头痛、失眠、忧郁、眩晕，出现黄视、绿视或复视。④洋地黄中毒的处理：停用洋地黄、补充钾盐、纠正心律失常。立即停用洋地黄是治疗洋地黄中毒的重要措施。可口服或静脉补充氯化钾、门冬氨酸钾镁，停用排钾利尿剂。若有快速型心律失常，可用利多卡因或苯妥英钠。若心动过缓可用阿托品静脉注射或临时起搏器。地高辛中毒可用抗地高辛抗体。

3）预防洋地黄中毒。①明确影响洋地黄中毒的因素：老年人、心肌缺血缺氧情况下，重度心力衰竭、低钾血症或低镁血症、肾功能减退等情况对洋地黄较敏感，使用时应注意询问和倾听患者的不适主诉，并及时发现患者 ECG 上的异常情况，及时处理。洋地黄与奎尼丁、胺碘酮、维拉帕米、阿司匹林等药物合用，增加中毒机会，给药前应询问有无上述药物用药史。②正确用药：指导患者严格按时间、按剂量服用。服用地高辛时，若上一次药漏服，则下次服药时无须补服，以免剂量增加而致中毒。静脉用药必须稀释后缓慢静脉注射，推注时间不得少于 15 分钟。同时监测心率及心电图变化。洋地黄发挥效应时心电图最先出现的改变为 ST-T 改变，即特征性的鱼钩状的 ST-T 改变。以Ⅰ、Ⅲ、aVF 及左胸导联最为明显。心率减慢。③监测脉搏：使用洋地黄类之前，应先测基础脉搏，若脉搏 < 60 次 / 分，应禁止给药。服用洋地黄过程中，脉搏突然变化（如显著减慢或加速），或由规则转为有特殊规律的不规则，如室性期前收缩二联律或三联律，是判断洋地黄中毒的重要依据，应及时告知医师处理。④必要时监测地高辛的血药浓度。

4）洋地黄中毒的处理。①立即停药并停止使用排钾利尿剂：一般停药后胃肠道反应和神经系统反应可随时间的延长而逐渐好转。②纠正心律失常：快速型心律失常可静脉或口服氯化钾。钾可阻止洋地黄与心肌进一步结合，防止中毒继续加深。但同时伴有房室传导阻滞及高钾血症者应慎用。补钾的同时还可以补镁。选用苯妥英钠或利多卡因抗心律失常药物。一般禁用电复律，以免引发心室颤动。严重缓慢型心律失常，如重度房室传导阻滞、窦性心动过缓可给予阿托品静脉注射或异丙肾上腺素静脉滴注，必要时可予临时心脏起搏治疗。③应用洋地黄特异性抗体：能使强心苷从与 Na^+-K^+-ATP 酶结合的部位迅速解离出来，并与该抗体结合，起灭活解毒作用。

（2）利尿剂。

非紧急情况下，利尿剂的应用时间选择早晨或日间为宜，避免夜间排尿过频影响休息。

1）疗效判断。使用利尿剂期间，密切观察患者的出入量，每天监测体重以检验利尿剂效果。利尿剂足量的情况下，患者表现为水肿消退、肺部啰音消失，体重稳定，说明病情得以控制。有部分患者可出现利尿剂抵抗，严格限制钠盐摄入量，能减轻此效应。

2）不良反应。①电解质丢失：心力衰竭常用袢利尿剂和噻嗪类，如呋塞米和氢氯噻嗪，最主要的不良反应是低钾血症，易诱发心律失常或洋地黄中毒，应注意监测血钾及有无低钾血症表现，如乏力、腹胀、肠鸣音减弱等。合用 ACEI 或给予保钾利尿剂能一定程度上预防钾丢失，但应严格监测血电解质，防止出现高钾血症。补充含钾丰富的食物。必要时补充钾盐，口服补钾宜在饭后或将水剂与果汁合饮，以减轻胃肠道不适；外周静脉补钾时应注意用药浓度。②低血压和氮质血症：若出现低血压和氮质血症而患者已无液体潴留，则可能是利尿过度，血容量减少所致，应告知医师减少利尿剂的用量。

（3）血管扩张剂。

1）ACEI 类药物的不良反应包括咳嗽、低血压和头晕、肾损害、高钾血症、血管神经性水肿。用药期间需要监测血压，避免体位的突然改变，检测血钾水平和肾功能。

2）β 受体阻滞剂的主要不良反应为心力衰竭恶化、疲乏、心动过缓、低血压等，应监测心率和血压。当心率低于 50 次 / 分时，暂停给药。

11. 健康指导

（1）疾病知识指导：指导患者积极治疗原发病，注意避免心力衰竭的诱发因素，如感染（尤其是呼吸道感染）、心律失常、过度劳累、情绪激动、饮食不当等。注意保暖，防止受凉感冒，保持乐观情绪。

（2）活动指导：合理休息与活动，活动应循序渐进，活动量以不出现心悸、气急为原则。保证充足的睡眠。适当活动有利于提高心脏储备力，提高活动耐力，改善心理状态和生活质量。

（3）饮食指导：坚持合理饮食，进食低盐、低脂、低热量、高蛋白、富含维生素、清淡、易消化的饮食；少量多餐，每餐不宜过饱，多食蔬菜、水果，防止便秘。戒烟、戒酒；避免浓茶、咖啡及辛辣、刺激性食物。

（4）自我监测指导：教会患者及其家属自我监测脉搏，观察病情变化，若足踝部出现水肿，突然气急加重、夜尿增多、体重增加，有食欲下降饱胀感，提示心力衰竭复发。

（5）用药指导：指导患者及其家属强心剂、利尿剂等药物服用方法、剂量、不良反应及注意事项。定期复查，如有不适，及时复诊。

（二）慢性心力衰竭护理措施

慢性心力衰竭是多数心血管疾病的终末阶段，也是主要的死亡原因。心力衰竭是一种复杂的临床综合征，特定的症状是呼吸困难和乏力，特定的体征是水肿，这些情况可造成器官功能障碍，影响生活质量。主要表现为心脏收缩功能障碍的主要指标是 LVEF 下降，一般 < 40%；而心脏舒张功能障碍的患者 LVEF 相对正常，通常心脏无明显扩大，但有心室充盈指标受损。

我国引起慢性心力衰竭的基础心脏病的构成比与过去有所不同，过去我国以风湿性心脏病为主，近十年来其所占比例趋于下降，而冠心病、高血压的所占比例明显上升。

1. 环境与心理护理

保持环境安静、舒适，空气流通；限制探视，减少精神刺激；注意患者情绪变化，做好心理护理，要求患者家属要积极给予患者心理支持和治疗的协助，使患者心情放松情绪稳定，减少机体耗氧量。

2. 休息与活动

向患者解释休息是心力衰竭的一种基本治疗，可减轻心脏负荷，有利于心功能的恢复。根据患者心功能状态和日常活动量，与患者及其家属一起制定活动计划。告诉患者活动中若出现呼吸困难、胸痛、心悸、疲劳等不适时应停止活动，并调整活动计划，降低活动量。

（1）心功能Ⅰ级：不限制患者一般的体力活动，但要避免剧烈运动和重体力劳动。

（2）心功能Ⅱ级：应适当限制体力活动，增加午睡时间，可做轻体力工作和家务劳动。

（3）心功能Ⅲ级：应严格限制一般的体力活动，增加卧床休息的时间。

（4）心功能Ⅳ级：绝对卧床休息。生活由他人照顾。

因长期卧床可导致静脉血栓的形成、肺栓塞、便秘等，所以当病情好转后，应鼓励患者尽早做适量的活动，以增加肺活量。保持室内安静、空气清新；注意保暖，保持呼吸道通畅，防止呼吸道感染。严格控制输液量和输液速度，一般为每分钟 20 ～ 30 滴，以防加重心力衰竭及诱发急性肺水肿发生，并向患者及其家属解释不可随意调快滴速。

3. 病情观察

（1）观察水肿情况：注意观察水肿的消长情况，每天测量并记录体重，准确记录液体出入量。

（2）保持呼吸道通畅：监测患者呼吸困难的程度、发绀情况、肺部啰音的变化及血气分析和血氧饱和度等变化，根据缺氧的轻重程度调节氧流量和给氧方式。

（3）注意水、电解质变化及酸碱平衡情况：低钾血症可出现乏力、腹胀、心悸、心电图出现 U 波增高及心律失常，并可诱发洋地黄中毒。少数因肾功能减退，补钾过多而致高血钾，严重者可引起心搏骤停。低钠血症表现为乏力、食欲下降、恶心、呕吐、嗜睡等症状。如出现上述症状，要及时通报医师给予检查、纠正。

4. 保持大便通畅

患者常因精神因素使规律性排便活动受抑制，排便习惯改变，加之胃肠道淤血、进食减少、卧床过久影响肠蠕动，易致便秘。应帮助患者训练床上排便习惯，同时饮食中增加膳食纤维，如发生便秘，应用小剂量缓泻药和润肠药，病情许可时扶患者坐起使用便器，并注意观察患者的心率变化，以防发生意外。

5. 输液护理

根据患者输入液体出入情况及用药要求，控制输液量和速度，以防诱发急性肺水肿。

6. 饮食护理

给予低盐、低热量、高蛋白、富含维生素的、清淡、易消化饮食，避免食用产气的食物及浓茶、咖啡或辛辣、刺激性食物；戒烟酒；多吃蔬菜、水果，少量多餐，不宜过饱。肥胖者更要适当限制饮食。限制水分和钠盐的摄入，根据患者的具体情况决定每天的饮水量，通常一半量在用餐时摄取，另一半量在两餐之间摄取。必要时行口腔护理，以减轻口渴感。

食盐一般限制在每天 5g 以下，告诉患者及其家属低盐饮食的重要性并督促其执行。中度心力衰竭每天摄入量为 2.5 ～ 3.0g，重度心力衰竭控制 1g 以下。除了低盐饮食，还要控制腌制品、发酵的点心、味精、酱油、海产品、罐头、皮蛋、啤酒、碳酸饮料等含钠量高的食品。可用糖、醋、蒜调味以增进食欲。但在应用强效排钠利尿剂时，不宜过分严格限盐，以免引起低钠血症。

7. 用药护理

慢性心力衰竭有非药物治疗和药物治疗，前者包括休息、限钠盐、吸氧、祛除诱因、避免刺激、加强营养等，后者包括利尿剂（是治疗心力衰竭最常用的药物）、血管扩张剂、正性肌理药物和其他药物，如血管紧张素转化酶抑制剂（ACEI）、抗醛固酮制

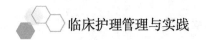

剂、β 受体阻滞剂等。

（1）洋地黄类药物。

1）向患者讲解洋地黄类药物治疗的必要性及洋地黄中毒的表现。

2）给药前应检查心率情况，若心率低于 60 次 / 分，或发生节律改变，应暂停给药，并通知医师。

3）静脉注射用药宜稀释后缓慢注射，一般为 10 ～ 15 分钟。注射后注意观察心率变化及患者反应。

4）毒性反应的观察及护理：胃肠道症状最常见，表现为食欲下降、恶心、呕吐；神经精神症状，常见有头痛、乏力、烦躁、易激动；视觉异常，表现为视物模糊、黄视、绿视等。心脏表现主要有心律失常，常见室性期前收缩呈二联律或三联律、心动过缓、房室传导阻滞等各种类型的心律失常。用药后注意观察疗效，及有无上述毒性反应，发现异常时应及时报告医师，并进行相应的处理。

5）洋地黄中毒的处理：停用洋地黄、补充钾盐、纠正心律失常。立即停用洋地黄是治疗洋地黄中毒的重要措施。可口服或静脉补充氯化钾、门冬氨酸钾镁，停用排钾利尿剂。若有快速型心律失常，可用利多卡因或苯妥英钠。若心动过缓可用阿托品静脉注射或临时起搏器。地高辛中毒可用抗地高辛抗体。

（2）利尿剂。

1）遵医嘱正确使用利尿剂，注意对药物不良反应的观察和预防。例如，祥利尿剂和噻嗪类利尿剂量主要的不良反应是水、电解质紊乱，尤其是低钾血症，故应监测血清电解质水平。患者出现低钾血症时常表现为恶心、呕吐、乏力、腹胀、肌无力和肠鸣音减弱等；低钠时可出现肌无力、口干、下肢痉挛等；低钾低氯性碱中毒时可出现神志淡漠、呼吸浅慢等。

服用排钾利尿剂时和出现低钾血症时鼓励患者多摄入含钾丰富的食物，如鲜橙汁、西红柿汁、橘子、香蕉、苹果、茶等，必要时遵医嘱补充钾盐。外周静脉补钾时每 500ml 液体中 KCl 含量不宜超过 1.5g。使用保钾利尿剂时告知患者少食含钾丰富的食物。

2）合理安排给药时间，在非紧急情况下，宜在早晨或白天服用利尿剂，以免夜间排尿过频而影响患者的休息。

3）严格记录 24 小时出入量、体重、腹围和水肿消退情况：使用利尿剂时，每天测量体重 1 ～ 2 次，每天尿量少于 500ml 说明利尿无效，每天尿量大于 2000ml，说明利尿效果好。

（3）β 受体阻滞剂。

β 受体阻滞剂可产生心肌收缩力减弱、心率减慢、房室传导时间延长、支气管痉挛、低血糖、血脂升高的不良反应。因此，应监测患者的心音、心率和呼吸，定期查血糖、血脂。

（4）非洋地黄类正性肌力药物和 ACEI。

长期应用非洋地黄类正性肌力药物可引起心律失常；应用 ACEI，可出现低血压、高血钾、干咳、肾功能减退等。故应严密观察病情变化，发现异常及时处理。

8. 心理护理

心力衰竭患者存在多种负性情绪，如呼吸困难所引发的紧张和恐惧；疾病的反复与进行性加重导致的自信心降低；经济负担的加重导致对治疗前景的担心等。护理人员应根据患者的具体情况，给予足够的关心和安慰，必要时遵医嘱给予镇静剂。

9. 体液过多

与右心衰竭致体静脉淤血、水钠潴留、低蛋白血症有关。

10. 潜在并发症

（1）预防洋地黄类药物中毒。

1）洋地黄类药物的治疗量与中毒剂量有一定程度的关系，同一剂量的药物，某些患者无中毒症状，而有些患者可发生严重中毒。除与个体差异有关外，还受一些因素影响，如年龄、心肌缺血缺氧、重度心力衰竭、电解质紊乱、肾功能减退等情况易导致洋地黄中毒，应严密观察患者用药后反应。

2）与奎尼丁、胺碘酮、维拉帕米、阿司匹林等药物合用，可增加中毒机会，在给药前应询问有无上述药物及洋地黄类用药史。

3）严格遵医嘱用药，用毛花苷 C 或毒毛花苷 K 时务必稀释后缓慢（10～15 分钟）静脉注射，并同时监测心率及心电图变化。

（2）用药观察。

用药前应密切观察患者病情，注意心率、脉搏、尿量及辅助检查结果，识别易导致洋地黄类药物中毒的因素。成人心率低于 60 次 / 分，儿童低于 100 次 / 分应暂停用药。用药后，观察心力衰竭症状、体征改善情况，注意用药后是否出现中毒表现。教会患者自我进行监测，记录脉搏、尿量及体重变化，出现异常及时报告医护人员。告知患者严格遵医嘱服药，避免漏服或因漏服而加服药物的情况。

（3）观察洋地黄类药物中毒表现。

1）心脏毒性：表现为各类心律失常，如室性期前收缩、室性心动过速、房室传导阻滞及心房颤动等，其中室性期前收缩最常见，且多呈二联律或三联律。

2）胃肠道反应：如食欲下降、恶心、呕吐等。

3）神经系统症状：如头痛、乏力、视物模糊、黄视或绿视等。

（4）洋地黄类药物中毒的处理。

1）立即停用洋地黄类药物。

2）低血钾者可口服或静脉补钾，停用排钾利尿剂。

3）治疗心律失常：快速型心律失常可用利多卡因或苯妥英钠，因易致心室颤动一般禁用电复律；有传导阻滞及缓慢型心律失常者可用阿托品。

二、健康指导

（一）避免诱发因素

绝大多数心力衰竭患者的基本病因不易根除。因此，应避免可导致增加心力衰竭危险的行为。告知患者出院后常见的诱因，如感冒、过度劳累、情绪激动、用力排便等，应及时治疗和控制。讲解合理饮食的重要性，针对患者的实际情况安排适宜的饮食种类和烹饪方法，控制盐摄入量。保持大便畅通，养成定时排便习惯，必要时遵医嘱服用缓泻剂。育龄妇女应在医师指导下决定是否可以妊娠与自然分娩。

（二）提高服药依从性

要严格按医嘱用药，不可擅自停药或换药，以免引发严重不良后果；告知患者及其家属药物的名称、剂量、用法、作用，学会识别药物的不良反应。教育家属给予患者各方面的积极支持，帮助树立战胜疾病的信心，保持情绪稳定，积极配合治疗。

（三）合理安排运动

根据患者的基础疾病、心功能和自理能力，指导患者选择适宜的运动，避免长期卧床。保证充足的睡眠。

（四）自我监测与管理

教会患者每天检测自己脉搏、血压、尿量、体重的变化。当出现心悸、咳嗽、呼吸困难、难以平卧、水肿、恶心、呕吐、尿量减少，以及一天之内体重增加 1kg 以上时，应立即到医院就诊，以便医生及时调整治疗方案。同时告知患者应定期随访。

第三节　血流动力学监测

一、心电监测

（一）概述

持续心电监测可用于监测心率、判断心律失常及评价起搏器功能，并有助于发现心肌缺血及电解质紊乱。对有发生心律失常风险的患者，尤其是急性心脏梗死、创伤性心肌挫伤、心脏手术后及既往有心律失常病史者应进行心电监测。对有出血风险、进行液体复苏的患者需要监测心率。对有心脏冠脉基础病变，在创伤、其他疾病及手术等情况下具有心肌缺血风险的患者，应行心电图 ST 段监测。同时心电监测也可以用于判断某些电解质紊乱，如糖尿病酮症酸中毒治疗过程中出现的低钾血症等。

皮肤表面能够监测的心脏电位在 $0.5 \sim 2.0$ mV。因为信号水平较低，所以心电监测系统必须具有较好的敏感性、增益及显示设备。通常在黏附电极中填充银 – 氯化银作为导电胶。应注意在放置黏附电极前需要保持皮肤清洁与干燥，因为皮肤的颗粒层具有 $50000\Omega/cm^3$ 的电阻，通过简单的清洁皮肤浸渍及坏死细胞，可以将其降至 $10000\Omega/cm^3$，而监测信号过低的问题通常可以通过清洁皮肤后重新放置电极得到解决。

合适的电极位置有助于获得干扰最小的心电监测信号。与常规监测相比，"改良的 II 导联"通过将肢导电极移向近心端，并越过肩关节放置于骨性突起处，可以减少因肌肉收缩产生的电位干扰。

心电监测用于诊断与监测时还需要适当的信号放大器及显示设备。与监护模式时采用的信号放大范围（0.5～50Hz）相比，诊断模式的范围更大（0.05～100HZ）。为减少基线漂移，减少不必要的干扰并改善整个扫描的质量，在进行常规心率及心律失常监测时应选用监护模式，而在心肌缺血为原发疾病时，监护模式可能导致对 ST 段增高或压低的判断错误，此时应选择诊断模式。

（二）临床应用

1. 心电监测

将 II 导联放置于肩部平行于心房的位置，可以获得所有表面导联中电位最明显的 P 波，这有助于识别心律失常和下壁缺血。将 V5 导联沿腋前线放置，可以监测前壁和侧壁缺血，由于患者体位因素可能导致实际 V5 导联放置困难，可以选择将左肢体导联放置于左侧乳头外侧、下肢导联放置在髂峰上进行监测。若条件许可，应尽可能同时监测 II 导联和 V5 导联。食管导联在监测心律失常应用中比 II 导联更好，但其除了可用于麻痹或镇静的患者外，在其他患者中很难应用，因此在 ICU 中也很少采用。

2. 并发症

心电监测相关的并发症主要因技术错误或设备故障产生。当电极老化、干燥或黏附不牢时，将不能很好地发挥其监测功能。心电监测的干扰通常由于电极松脱、导线损坏、接头接触不良或相关电子设备的问题。患者靠近电线（如电源线等）时会通过电容耦合，即共模电压产生电位差。耦合电容通常只有数毫伏，但也可产生高达 20V 的电压。共模电压通常产生 60Hz 的干扰，可以通过恰当放置屏蔽线、良好的皮肤准备及心电信号放大器产生共模抑制削弱其作用。

为了确保大的 T 波在心率测定时不被"重复计数"，必须设置合适的信号放大器及记录仪灵敏度而对装有心脏起搏器的患者，有时需要额外的滤波器以免其起搏波被认作 QRS 波群。

二、血压监测

（一）概述

因为血压与心功能及外周循环有关，所以血压监测可以提供与整个循环状态有关的信息。血压监测在危重患者中广泛采用，应根据患者个体的诊断及病情决定监测的类型及频次。

血压是指血流对血管的侧压力。血压在心室收缩后短时间达最大值（即收缩压，SBP），而舒张压（DBP）是指在心脏舒张后循环过程中最低的压力。平均动脉压（MAP）是指在动脉循环中的持续的压力。其计算公式见式（4-1）。

$$MAP = (SBP + 2 \times DBP)/3 \tag{4-1}$$

脉压是指收缩压和舒张压的差值，脉压随每搏输出量和血管顺应性的变化而变化。在低血容量状态、心动过速、主动脉狭窄、缩窄性心包炎、胸腔积液及腹水时脉压多低于 30mmHg。而动脉反流、甲状腺毒症、动脉导管未闭、动静脉瘘及主动脉缩窄则可能使脉压增加。脉压和收缩压在呼吸周期的变异率与血管内容量反应性相关。

左心室射血产生动脉波形的上升支及峰值，收缩末期出现短暂的血压下降，直至主动脉瓣关闭血液反流入主动脉。在主动脉或近心端动脉可以监测到"重搏切迹"。当监测远心端动脉血压时，波形更尖更高，初期的上升支延长，产生更高的收缩压和更低的舒张压。

因为大动脉具有可扩张性，扩张可使势能增加、动能减少，所以血流在大动脉速度最慢。在大动脉（如锁骨下动脉）脉搏波的速率为 7～10m/s，而在远端小动脉增至 15～30m/s。

当压力波进入小的不可扩张的动脉时，部分血流可能反流入近心端血管。如果反流波与下一个压力波相遇，其综合效应则是产生更高的血压。这就导致远端外周动脉比主动脉血压高 20～30mmHg 的现象。

动脉血压取决于心输出量（CO）和体循环阻力（SVR）。后者计算公式见式（4-2）。

$$SVR = (VAP-CVP) \times 80/CO \tag{4-2}$$

当平均动脉压（MAP）和中心静脉压（CVP）以 mmHg 单位，心输出量以 L/min 为单位。该公式表明在体循环阻力或心输出量增加时，平均动脉压会增高。

（二）血压测量方法

动脉血压既可以用仪器直接在血管内测量，也可以通过间接方法测量，间接的技术通常通过充气囊以阻断动脉，在气囊放气时血流恢复，从而确定动脉血压。

1. 无创动脉压力监测

（1）触诊：将血压计袖套放到容易触诊的动脉上，充气直至脉搏消失。再放气至动脉搏动恢复，此时的压力即为收缩压。这种方法的缺陷在于低估了动脉血压，且不能测得舒张压。

（2）听诊（Riva-Rocci 法）：当充好气的袖套内压力低于收缩压时，血流开始通过受压的动脉，产生的湍流与血管壁产生撞击，产生回音（柯氏音，Korotkoff 音）。在袖套内压力高于收缩压时，在舒张期远端血管没有血流，因此上述回音自然规律地出现。一旦袖套内压力低于舒张压，在整个心搏过程中都有血流，则回音消失。在监测时必须采用比肢体直径宽 20% 的袖带以测得准确的复合血压，如果袖带过窄，收缩压及舒张压将增高，反之则降低，其他引起血压监测误差的原因包括放气速度过快或过慢。不恰当地过慢放气会导致静脉充血，使袖带内压力接近舒张压时的柯氏音强度减弱。

与动脉内测得的压力相比，听诊法得到的血压收缩压相差 1～8mmHg，舒张压相差 8～10mmHg。在血管内监测收缩压低于 120mmHg 时，听诊法可能会高估血压；而高于 120mmHg 时则会低估血压。

（3）振荡测压法：振荡测压仪应用串联的两个袖套，一个用于阻断近心端动脉，而另一个用于监测搏动的出现：在测收缩压时，近心端袖带缓慢放气可以使无液气压针振荡或水银柱变化。振荡测压法是无创技术中唯一可以确定平均动脉压的方法，平均动脉压与测压仪振荡幅度峰值一致。尽管舒张压记做振荡停止时的压力值，但实际测得值是不准确的。因此，振荡测压法需要数个心搏周期以获得更准确的血压监测。

自动振荡测压仪多采用单袖套交替充放气。放气时气囊内的压力变化通过仪器内的换能器感知，电子储存对应的振荡信号和袖套内压力，从而测得收缩压和舒张压。自动监测设备在心律失常及无法减少活动的患者中应用受限。另外，在低血容量状态的监测结果也误差较大。

（4）指容积脉搏波法：动脉搏动使末梢血容量产生细微变化。这种手指血容量变化可以通过指容积脉搏波法以光度测定法测得。该方法比交替压力监测法准确度差，尤其是在低血容量和应激状态时误差更明显。

（5）多普勒：多普勒效应即在声束传播途径上任何物体的运动都会改变传播信号的频率。在晶体上应用电位，使其在无线电波谱范围内发生振荡，产生通过组织的声波。这种声束通过导声凝胶与相应的组织相对应。

当声束碰到运动的红细胞时，反射声束的频率发生与反射面速率成比例的变化。目前，有连续波多普勒仪及脉冲式波多普勒仪。连续波换能器将两个晶体装在单个探头上。一个持续发送声波，另一个持续接收。这种检测仪只能检测血流速和方向，因为只有在血流运动与换能器相对时才会发生多普勒频移，所以必须应用角度校正，其计算公式见式（4-3）。

$$\triangle f = 2feV（\cos\theta）/C \qquad (4-3)$$

式中：

$\triangle f$——频移频率；

fe——接收超声波的频率；

V——血流速度；

θ——接收超声波的入射角；

C——组织中声束的速度。

声束组织穿透的深度与接收超声波的频率成反比。因为通常关注的动脉都较表浅，所以可以应用 10MHz 的探头。从公式中可以看出，当探头与动脉平行时可以获得最大的频移。在垂直的位置频移减小（$\cos\theta \rightarrow 0$）。多普勒通过将超声探头放置在袖带远端动脉从而测得血压。

当袖带内压力低于动脉压时即出现多普勒超声。尽管所有的关联性都较好，但应用多普勒探头测得的动脉血压通常比触诊法测得的血压高，而比直接测得的值低。超声波血压仪是应用多普勒原理制成的一种自动设备，其直接应用 2MHz 的超声波频率监测肱动脉，准确性好，尤其是在低血压状态时，超声波技术及触诊法都比听诊法更加准确。其缺点包括对运动过于敏感、需要准确的定位及需要应用导声凝胶。

2. 有创动脉压力监测

（1）原理。是将动脉导管置入动脉内直接测量动脉内血压的方法。（正常情况下有创动脉血压比无创血压高 2～10mmHg，危重患者可高 10～30mmHg）。

（2）适应证。适用于休克、重症疾病、严重的周围血管收缩、进行大手术或有生命危险手术患者的术中和术后监护、其他存在高危情况患者的监护。

（3）优点。其一，直接动脉压力监测为持续的动态变化过程，不受人工加压、袖带宽度及松紧度影响，准确可靠，随时取值。其二，可根据动脉波形变化来判断分析心肌的收缩能力。其三，患者在应用血管活性药物时可及早发现动脉压的突然变化。其四，反复采集动脉血气标本，减少患者痛苦。

（4）所需设备。合适的动脉导管、充满液体带有开关的压力连接管、压力换能器、连续冲洗系统、电子监护仪。

（5）动脉内置入导管的部位及方法。

1）部位：常用于桡动脉、股动脉、腋动脉、肱动脉、足背动脉，其中首选桡动脉，其次为股动脉。置管方法：以经皮桡动脉穿刺置管法为例。

2）用物准备：①动脉套管针（根据患者血管粗细选择）、12 号或 16 号普通针头、5ml 注射器、无菌手套、无菌治疗巾及 1% 普鲁卡因。②动脉测压装置。③常规无菌消毒盘。④小夹板及胶布等。

3）患者准备：①向患者解释操作目的和意义，以取得其配合。②检查尺动脉侧支循环情况，艾伦（Allen）试验阴性者，可行桡动脉置管。③前臂与手部常规备皮，范围约 10cm，应以桡动脉穿刺处为中心。

4）穿刺与置管：①患者取平卧位，前臂伸直，掌心向上并固定，腕部垫一小枕手背屈曲 60°。②摸清桡动脉搏动，常规消毒皮肤，术者戴无菌手套，铺无菌巾，在桡动脉搏动最清楚的远端用 1% 普鲁卡因做浸润局麻至桡动脉两侧，以免穿刺时引起桡动脉痉挛。③在腕褶痕上方 1cm 处摸清桡动脉后，用粗针头穿透皮肤做一引针孔。④用带有注射器的套管针从引针孔处进针，套管针与皮肤成 30° 角，与桡动脉走行相平行进针，当针头穿过桡动脉壁时有突破坚韧组织的脱空感，并有血液呈搏动状涌出，证明穿刺成功。此时即将套管针放低，与皮肤成 10° 角，再将其向前推进 2mm，使外套管的圆锥口全部进入血管腔内，用手固定针芯，将外套管送入桡动脉内并推至所需深度，拔出针芯。⑤将外套管连接测压装置，将压力传感器置于无菌治疗巾中防止污染。第 24 小时局部消毒并更换 1 次治疗巾。⑥固定好穿刺针，必要时用小夹板固定手腕部。

（6）动脉内压力图形的识别与分析正常动脉压力波形。正常动脉压力波分为升支、降支和重搏波。升支表示心室快速射血进入主动脉，至顶峰为收缩压，正常值为 100 ～ 140mmHg；降支表示血液经大动脉流向外周，当心室内压力低于主动脉时，主动脉瓣关闭与大动脉弹性回缩同时形成重搏波。之后动脉内压力继续下降至最低点，为舒张压，正常为 60 ～ 90mmHg。

从主动脉到周围动脉，随着动脉管径和血管弹性的降低，动脉压力波形也随之变化，表现为升支逐渐陡峭，波幅逐渐增加，因此股动脉的收缩压要比主动脉高，下肢动脉的收缩压比上肢高，舒张压所受的影响较小，不同部位的平均动脉压比较接近。

（7）监测注意事项。注意压力及各波形变化，严密观察心率变化，注意心律失常的出现，及时、准确地记录生命体征。如发生异常，准确判断患者的病情变化，及时报告医师进行处理，减少各类并发症的发生。

（8）测压时注意事项。直接测压与间接测压之间有一定的差异，一般认为直接测压的数值比间接法高出 5 ～ 20mmHg；不同部位的动脉压差，仰卧时，从主动脉到远心端的周围动脉，收缩压依次升高，而舒张压依次降低；肝素稀释液冲洗测压管道，防止凝血的发生；校对零点，换能器的高度应于心脏在同一水平；采用换能器测压，应定期校验测压仪。

（9）并发症监护。

1）远端肢体缺血：引起远端肢体缺血的主要原因是血栓形成，血管痉挛及局部长时间包扎过紧等也可引起。血栓的形成与血管壁损伤、导管太硬太粗及置管时间长等因素有关，监护中应加强预防，具体措施如下。①桡动脉置管前需要做 Allen 试验，判断尺动脉是否有足够的血液供应。②穿刺动作轻柔稳准，避免反复穿刺造成血管壁损伤，必要时行直视下桡动脉穿刺置管。③选择适当的穿刺针，切勿太粗及反复使用。④密切观察术侧远端手指的颜色与温度，当发现有缺血征象（如肤色苍白、发凉及有疼痛感等异常变化）时，应及时地拔管。⑤固定置管肢体时，切勿行环形包扎或包扎过紧。

2）局部出血：血肿、穿刺失败及拔管后要有效地压迫止血，尤其是对应用抗凝药的患者，压迫止血应在 5 分钟以上，并用宽胶布加压覆盖。必要时局部用绷带加压包扎，30 分钟后予以解除。

3）感染：动脉置管后可并发局部感染，严重者也可引起血液感染，应积极预防。①所需用物必须经灭菌处理，置管操作应在严格的无菌技术下进行。②置管过程应加强无菌技术管理。③加强临床监测，每天监测体温 4 次，查血常规 1 次。如患者出现寒战，应及时寻找感染源。必要时，取创面物培养或做血培养以协助诊断，并合理应用抗生素。④置管时间一般不应超过 7 天，一旦发现感染迹象应立即拔除导管。

（三）临床应用

通常应用有创动脉血压监测优先选择桡动脉、尺动脉、足背动脉、胫后动脉、股动脉及腋前动脉。优先选择桡动脉是因为其易于置管，且严重并发症发生率相对较低。尺动脉在 90% 的患者中是手部优势动脉，在 95% 的患者中与桡动脉通过掌弓相连。因为血管充盈不足可能引起优势血管闭塞，所以所有患者在置管前都应进行 Allen 试验，并将结果记录于病历中。然而，有前瞻性研究表明血管并发症与 Allen 试验结果无直接相关。总之，在成人中置入 20G 导管 1 ～ 3 天，动脉闭塞的发生率为 10%，而应用 22G 导管似乎可以降低其发生率。

动脉血栓在女性中的发生率比男性低，其具体原因尚不明确。女性即使发生血栓，通常也是暂时性的。桡动脉远端闭塞后可能会因为血流反射增加而导致收缩压偏高，而近端闭塞后常会因阻尼过高导致测得压力减小。动脉置管的另一并发症为感染，大部分感染局限于皮肤，有时也会累及血管，但很少出现远端感染性血栓。感染的发生率及严重度可以通过严格执行以下措施降低，包括每天导管检查、更换无菌敷料及避免在 5 天内在同一部位重复置管等。假性动脉瘤是动脉置管的远期并发症，可以通过应用小号导管、缩短导管留置时间及预防导管感染等措施降低其发生率。

将三尖瓣处血管内压力定义为零，生理压力监测均以此为参考点。静脉静力学轴线与体型无关。体位的变化导致参考点的压力改变小于 1mmHg。静脉静力学零点的定义如下：①从后至前 61%；②完全位于中线；③剑突下以上 1/4 的位置。可以通过简便的方法对系统进行定标，通过一个开放的活塞与充有液体的管路及换能器连接，将其放置到患者腋中线水平。监护仪显示的读数可用于确定腋中线在换能器的上方（正压）或下方（负压），然后调节床的高度直至压力读数为零。

监护仪非零压力定标可以通过内部或外部的方法实现。外部定标可以用水银血压计测量全身动脉血压。利用充满液体的连接管路在压力范围较低的肺动脉导管（达 60cmH_2O）进行简单定标。在确定零参考点后，将三通连接并高于换能器，高于换能器的单位为厘米（压力为厘米水柱 cmH_2O），而在监护仪上的读数为毫米汞柱（mmHg），毫米汞柱为厘米水柱的 1.36 倍。因此，如果系统精确定标，当三通高于换能器 20cm 时，压力读数为 14.8mmHg。

动脉置管的另一方面应用是留取血液标本。常用于需要频繁留取血液标本进行血气或其他检查的患者。

三、中心静脉置管

（一）概述

中心静脉导管经过锁骨下静脉、颈内静脉或手臂外周静脉置入。股静脉导管长度不足，不能够到达中心静脉，但能提供类似的静脉输液通道。监测方面，中心静脉导管可以用于评价中心静脉压（CVP）和评价中心静脉血氧饱和度（ScvO_2）。CVP 反映体循环静脉回流与心输出量的关系。正常心脏右心室的顺应性比左心室更好。这种顺应性差异可以解释其不同的弗兰克-斯塔林（Frank-Starling）曲线斜率。因为 CVP 直接反映了右心舒张末期压力变化，间接反映肺静脉及左室压力的变化，所以不宜用 CVP 直接评价左室前负荷。由于通往胸腔的血管塌陷，所以降低右房压至零以下并不能显著提高 CVP。这种现象表明体循环平均压力的变化，使静脉回流也产生类似的变化。血管阻力的变化（贫血、动静脉瘘、妊娠、甲状腺毒症可导致其降低）也使右房压与静脉回流关系的曲线斜率发生相应的变化。

可以应用水压计测量 CVP。CVP 的正常范围在 -4～10mmHg(-5.4～13.6mmH_2O)。

电子换能器可以显示压力波形。用于监测 CVP 的导管换能器系统的信号放大范围比用于监测动脉压的系统的信号放大范围明显更小。

典型的 CVP 波形有三个正向波（a，c，v）和两个负向波（x，y）。a 波由心房收缩引起房内压增高而产生；c 波是在心室收缩初期三尖瓣向右心房移位产生；x 降波与心脏排空的心室射血期对应，心室排空牵拉心房底部并使 CVP 降低而产生；v 波是因为三尖瓣关闭后静脉持续回流引起心房内压力增高而产生；y 降波出现在心室收缩结束后三尖瓣开放，血流注入心室时。a 波在心房颤动时消失，而在三尖瓣狭窄时增大（大炮波）。心房颤动时 x 降波也可能消失。缩窄性心包炎可能导致 x 波和 y 波均增高。心脏压塞使 x 波增高而 y 波消失。当三尖瓣反流时，c 波和 x 降波会被一单个大的反流波取代。肺动脉高压使右心室的顺应性降低，v 波更明显。

（二）临床应用

1. CVP 监测

CVP 监测作为评价静脉回流及心脏充盈的指标，最适用于既往无心脏病史的患者。通过补液试验可协助判断低血容量或心力衰竭引起的血压下降。CVP 监测受通气影响，因为胸腔内压的变化可以传递到心包及薄壁的腔静脉。自主呼吸时，CVP 在吸气时降低而呼气时增加。而在机械通气时情况相反，吸气时增加胸腔内压而使 CVP 增高。

CVP 增高的程度取决于肺顺应性、血管内容量及患者的个体差异。因此，CVP 应在呼气末进行测量和比较。当应用呼气末正压（PEEP）时，压力可以传导到右心房，导致 CVP 增加和静脉回流减少。有学者认为应该在测量 CVP 时暂时停用 PEEP，但这难以在实际操作中实施且存在潜在风险。在紧急情况下可以置入食管探头测量胸腔内压。CVP 减去胸腔内压即为跨壁压，其更好地评价了存在胸腔压增高时的右房压。

2. 中心静脉血氧饱和度

混合静脉血氧饱和度（SvO_2）通过氧消耗间接反映组织氧供应，若其比正常值低，应考虑是否存在组织缺氧。准确的 SvO_2 必须从肺动脉抽血检测。中心静脉血氧饱和度（$ScvO_2$）不需要肺动脉漂浮导管，但理论上其价值与 SvO_2 不同，因为 $ScvO_2$ 从锁骨下静脉或颈内静脉抽血检测，不能反映下腔静脉及冠状窦的血液回流的影响。一般 $ScvO_2$ 比 SvO_2 高 5% 左右，而实际上 $ScvO_2$ 在评价末梢器官缺氧方面具有与 SvO_2 相似的价值，最近的研究强调在重症感染患者早期目标导向治疗应通过输血和应用心肌收缩药使 $ScvO_2$ 高于 70%。$ScvO_2$ 可以从中心静脉导管留取少量血样检测，也可以应用中心静脉导管尖端血氧饱和度监测仪测量。

3. 并发症

误穿入动脉的发生率约 2%，若采用大号硬质"带鞘"导管，这种误穿是十分危险的。其伴穿破上腔静脉的发生率 67%，而伴右心室撕裂伤的发生率接近 100%。该并发症可能因导丝或导管尤其是带鞘导管穿刺造成。其他在穿刺时可能损伤的结构包括臂丛神经、星状神经节及膈神经。气体栓塞在穿刺时很少发生，但在使用导管过程中及拔管时患者体位不当会经常发生。

远期并发症包括导管移位、血栓形成及感染。导管相关性腋前静脉及锁骨下静脉血栓形成发生率为 16.5% ～ 46%。中心静脉导管感染的发生率约 5%。最常见的病原体包括表皮葡萄球菌 30%，金黄色葡萄球菌 8%，链球菌 3%，阴性杆菌 18%，类白喉菌 2%，念珠菌属 24% 及其他病原体 15%。常规导管护理及定期拔除或重新置管可以减少中心静脉导管细菌定植及全身性感染的发生。

四、肺动脉漂浮导管

（一）概述

肺动脉漂浮导管是中心静脉压（CVP）监测的有效补充，它能够提供左室充盈压的数据，并可以从肺动脉留取标本以监测混合静脉血氧饱和度。通过末端带热敏电阻导管，以热稀释法测量心输出量。

随着球囊漂浮导管通过心脏，特征性的压力波形可以确定导管远端的位置。当导管通过右心室时心电监测可能会检测出室性心律失常。当获得肺毛细血管楔压波形时，必须球囊放气并后退导管，直至充气 1ml 即可获得肺毛细血管楔压波形。可能会出现因心内导管打结引起导管置入过长的情况，如果在导管再次进入 15cm 仍无肺动脉波形时，就应考虑是否有导管在心内绕圈。

经锁骨下静脉或颈内静脉置入导管时，一般导管置入长度如下，右心房 10～15cm；右心室 20～30cm；肺动脉 45～50cm；肺动脉嵌顿处 50～55cm。在导管经过右心室时可能会出现类似楔压的波形。"伪楔压"是由于导管尖端进入肺动脉瓣下或心肌小梁内而产生。将导管退出 10cm 可以解决该问题。球囊过度充气可能导致球囊从导管尖端脱出，使测得的压力持续增加至很高的水平。在尝试再次送入导管前，应将球囊放气并将导管退出一小段距离。

导管尖端最终的位置是非常关键的。根据气道及血管内压力的关系，可以将其分为三个肺区。在Ⅰ区和Ⅱ区，平均气道压间断高于肺静脉压，导致导管尖端和左心房之间的血管血流阻断。在该位置测得的压力更多反映的是气道内压，而不是左心房压力。只有在Ⅲ区导管和心房间的血流是持续的。仰卧位时Ⅲ区被假定为心房的尾部。气道压降低改变了通气血流的关系，使Ⅲ区相对增多。低血容量状态使血管内压力减小，进而使Ⅲ区减少。

导管放置后应通过胸部 X 线片确定其位置。尽管多数导管都会发生尾部向右侧移位，但很少发生导管在腔静脉前嵌顿的情况。实际肺毛细血管楔压在这个位置可能比肺泡压低，而导致测量值错误的增高。当认为导管在该位置时，应该行胸部 X 线检查确定。

证实导管尖端位置合适的指标包括：①当导管从肺动脉进入"嵌顿"位置时压力降低。②能够从远端抽出回血（排除过嵌的可能）。③气囊充气后呼气末 CO_2 浓度下降（因肺泡无效腔增加所致）。在患者应用呼气末正压（PEEP）时，另一种证实导管在位的指标是任何 PEEP 的增加使肺毛细血管楔压增加值都小于前者增加值的 50%，这是因为一般情况下肺和胸廓的顺应性在呼气末是近似相等的，所以胸腔内压增加 PEEP 的 50%，肺毛细血管楔压也最多增加 PEEP 的 50%。肺疾病（整个肺的顺应性降低）可能影响上述关系，但肺毛细血管楔压的增加几乎仍都小于 50%。如果肺毛细血管楔压增加超过 PEEP 的 50%，则需要考虑重新定位导管。

肺毛细血管楔压（PCWP）反映了左室舒张末期压，因此可以作为左心前负荷评价指标。因为肺循环是低阻力系统，肺动脉舒张压通常只比平均肺毛细血管楔压高 1～3mmHg，所以在肺毛细血管楔压无法正确获得时可用肺动脉舒张压评价左室压。但这在肺疾病、肺动脉高压及心动过速等情况下是不准确的。

肺毛细血管静水压（PCAP）是驱动液体从肺循环到血管间隙和肺泡腔的压力之一，流体静水压和渗透压影响液体滤出的差别可以通过 Starling 定律描述。PCAP 与平均肺动脉压（MPAP）、肺毛细血管楔压及肺毛细血管静水压有关，其计算公式见式（4-4）。

急性呼吸窘迫综合征（ARDS）时肺动脉压与肺毛细血管楔压关系的曲线斜率增加，进而使肺毛细血管静水压增加而引起肺水肿。

$$PCAP = PCWP + 0.4（MPAP - PCWP）\qquad (4\text{-}4)$$

（二）临床应用

1. 压力监测

一般来说，PCWP 可以准确反映左心舒张末期时的压力。对于存在心肺疾病的重症患者而言，由于左心和右心功能差异导致 CVP 和 PAWP 的相关性比较差。在这类患者中，因为肺血管床压力的变化可以影响右心后负荷而不能同样影响左心，所以 CVP 的绝对值和动态的变化都是不可靠，这一点在肺栓塞患者的血流动力学改变中特别明显，肺栓塞时右心后负荷明显增加而左心舒张末期压力即前负荷并不增加，所以 CVP、肺动脉收缩压和肺动脉舒张压反映右心前后负荷压力指标均升高，而反映左心室前负荷的 PCWP 降低。

当左心房压力低于 25mmHg 时，PCWP 与左心房压力相关性较好，然而，当患者容量不足并且在吸气流速峰值时，由于肺血管的塌陷会导致 PCWP 低于左房压；当患者发生急性心肌梗死时，左心室顺应性下降，由于左心室功能恶化，左心房代偿性收缩使左心室灌注增加，当左房压增至 25mmHg 以上时，左心舒张末期压力会比 PCWP 明显增高，所以依靠 PCWP 可能会低估左心舒张末期压力。

还有许多因素会影响 PCWP 反映左心舒张末期压力的精确度。例如，当患者存在二尖瓣狭窄时，左心房压力在心脏舒张期比左心室压力高，这可以通过 PCWP 波形上的大"V"波来诊断；当患者左心房存在黏液瘤时，PCWP 会高估左心舒张末期压力；在主动脉瓣反流时，因为左心室压力的增高，二尖瓣过早的关闭，所以 PCWP 会低估左心舒张末期压力；而二尖瓣反流时因为收缩期的反流，会导致左心舒张末期压力增高；当患者存在心脏压塞时，因为各心腔舒张均受限，受到的影响几乎相同，所以 CVP 和 PCWP 几乎相等；PEEP 的使用可以影响 PCWP 的监测结果，当 PEEP > 15mmHg 时，部分肺血管塌陷，导致 PCWP 反映气道内压力而不是左心房压力。和 CVP 类似，食管压力传感器监测到的并不是跨胸壁压而是跨食管压，另外由于肺顺应性不均一分布，食管压力传感器监测到的压力并不能准确反映心包周围的压力。

PCWP 常用来近似的估计左心舒张末期压力，但这些数据不能精确的反映左心室舒张末期容积和心肌收缩前受到的压力，即左心室前负荷。患有左心肥大、舒张性心衰竭和左心容量不足的患者经常被曲解左心舒张末期压力和左心前负荷的关系。总之，连续 PCWP 的监测辅以容量负荷试验和利尿剂治疗对临床指导作用要强于单次 PCWP 数值的监测。

2. 混合静脉血氧饱和度

混合静脉血氧饱和度是通过抽取肺动脉导管远端的静脉血而获得的血氧饱和度。抽取肺动脉血时应该尽量缓慢，以免不慎将肺毛细血管血与肺动脉血混合而影响血氧饱和度结果。

混合静脉血氧饱和度是组织氧利用的一个指标。一般情况下，外周氧消耗是不依赖于氧输送的。因此，当心输出量下降导致氧输送下降时，外周氧消耗增加以维持组织细胞供氧，这个结果就导致混合静脉血氧饱和度下降。反之，会引起外周氧消耗的下降，从而导致混合静脉血氧饱和度升高。

混合静脉氧分压一般是40mmHg，血氧饱和度是75%。动脉血和静脉血氧含量计算公式见式（4-5）。

$$CaO_2 = 1.34 \times Hb \times 100\% \times SaO_2 + 0.0031 \times PaO_2 \qquad (4\text{-}5)$$

血红蛋白（Hb）浓度单位mg/dl，氧含量（CaO_2）的单位是ml/dl。尽管溶解氧在氧含量中所占的比重不大，但是在重度贫血的患者中其意义却是非常重要的。正常的动静脉氧含量差 [C（a-v）O_2] 是5ml/dl，低血容量和心源性休克的患者差值会增加（大于7ml/dl），而感染性休克时，差值会减少（小于3ml/dl）。左向右分流的心脏病患者右心室血氧饱和度升高，因此 C（a-v）O_2 会降低。

通过纤维光学血氧监测技术于肺动脉导管末端持续监测混合静脉血氧饱和度，二元血氧测定法联合静脉血氧饱和度和动脉脉搏血氧测定可以持续监测氧摄取率和肺内分流情况。通过持续血氧测定，通气血流比例计算公式见式（4-6）。

$$\frac{V}{QI} = \frac{1.32 + Hb \times (1 - SaO_2) + 0.0031 \times PaO_2}{1.32 + Hb \times (1 - SvO_2) + 0.0031 \times PaO_2} \qquad (4\text{-}6)$$

其中 PaO_2 是肺泡内氧分压，是通过肺泡气体公式计算出的。通气血流比例在临床上与肺内分流相关性很好。

3. 并发症

肺动脉导管在置入和随后导管留置过程中可能会出现一些并发症。颈内静脉和锁骨下静脉置管气胸的发生率接近2%～3%。导管打结与导管形状及插入深度有关，较细的导管更经常在心室内打结。置入导管导致希氏束的直接损伤而引起的右束支一过性的传导阻滞发生概率为0.1%～0.6%。当患者已经存在左束支传导阻滞时，右束支传导阻滞的发生率可高达23%。尽管导管留置过程中会发生短暂的室性心律失常，一般不需要特殊治疗，但仍需要持续监测心电图的变化。其他的并发症还包括气管撕裂、无名动脉的损伤和出血等。

肺动脉破裂可能发生在放置导管的过程中，发生的原因主要有导管尖端对血管的机械性损伤和导管尖端球囊在肺动脉末梢的过度充气。导管引起的肺动脉破裂发生率不到1%，影响导管引起肺动脉破裂的因素有导管远端的位置、血管内径、系统抗凝治疗和球囊长时间充气。咯血常是肺动脉破裂的最初表现。当患者出现肺动脉破裂时，导管应退出至近端位置，并且将患者侧卧位以改善通气血流比值。是否需要移除导管目前尚有争议，需要权衡病情监测的需要和并发症之间的关系。当患者出现难以控制的出血时，应给予紧急开胸手术，但这种情况是比较少见。

空气栓塞经常发生于更换输液管路和换能器校准时。20ml/s空气进入人体，患者即会出现不适症状；75ml/s时可产生血流动力学的障碍，甚至引起患者死亡。其机制主要是由于气栓导致右室流出道机械梗阻。当患者出现空气栓塞症状时，迅速将其左侧卧位或者头低脚高仰卧位，以使右室流出道处于较低位置，使空气滞留在心室内。由肺动脉导管发生的空气栓塞会导致不同的后果，如气栓导致肺血管的阻塞会引起低氧、肺动脉压力增高和右心衰竭，如果气栓通过未闭的卵圆孔会导致脑栓塞和休克的发生。

来源于导管尖端或导管体部的血栓，可能导致肺栓塞；导管留置时间过长可能导致锁骨下和颈内静脉血栓形成；其他并发症包括血栓引起的感染性心内膜炎、感染性休克、无菌性血栓性心内膜炎和腱索断裂等。

避免肺动脉导管感染的措施和深静脉置管的处理措施相同。每天常规护理、更换敷料和常规更换导管穿刺点是减少导管相关性感染的重要措施。

五、脉波指示剂连续心输出量监测技术（PiCCO）

（一）床旁热稀释法监测心输出量

床旁热稀释法监测心输出量为ICU监测提供了一项新的监测心功能的手段。使用已知定量的热（或冷）溶液作为指示剂，注入循环内，产生一个时间-温度曲线，从而可以计算心脏射血流速。时间-温度曲线下面积和心输出量成反比，并且可以通过Stewart-Hamilton指示剂公式计算心输出量，见式（4-7）。

$$CO = \frac{V_1 \times (T_B - T_1) \times S_1 \times C_1 \times 60}{S_B \times C_B} \quad (4-7)$$

其中 V_1 是指示剂注入的剂量，而 T_B、T_1、S_1、S_B、C_1 和 C_B 分别代表温度（T）、不同的比重（S）、血和指示剂不同的比热（C）。

冰指示剂和室温指示剂均可以使用，但是使用冰指示剂可以轻微改善信噪比。在患者心输出量不是非常低的情况下，室温的指示剂能够准确监测心输出量。在血温和指示剂的温度相差不少于12℃时，监测结果较准确，而室温指示剂是能够达到这样要求的。指示剂注射的速度和指示剂通过导管的加温作用对于结果的影响是非常小的（±3%）。当测量技术熟练时，测量结果的重复性差异在10%以内。严重的心律失常可导致测量结果的重复性差异增加，并且不能准确反映平均心输出量。在固定的呼吸时相（呼气末）注射指示剂能够使测量结果保证一致性，而患者的频繁活动可能导致结果的漂移。

特殊的肺动脉导管可以进行持续的心输出量监测。其中的一种类型是通过处于右心室的导管加热装置将血液加热至稍高于体温的温度，而导管下游的热敏装置记录血液温度的变化；另外一种类型是通过获得维持导管某一部分温度稍高于血温所消耗的电能来评估血流量，在这种类型中血流以一种复杂的方式与计算出的维持高于血温所消耗的电能直接相关。这些方法和常规的热稀释法相关性很好，只是形式不同而已。

（二）微创技术

指示剂稀释法监测心输出量是指依靠染料的稀释度监测心输出量。其操作方法是从中心静脉中注入一定量的染料，通过光密度计持续监测外周动脉血染料浓度，以获得染料浓度变化的曲线下面积，进而通过Stewart-Hamilton公式进行计算出心输出量，具体公式见式（4-8），但这种技术很少用于ICU。

$$CO = \frac{60 \times \text{指示剂量（mg）}}{\text{平均浓度} \times \text{时间}} \qquad (4-8)$$

（三）无创技术

1. 多普勒超声

多普勒超声通过放置在胸骨颈静脉切迹处，持续监测升主动脉血流量并计算出心输出量。一种 A 型脉冲多普勒探头定位于第三或第四前肋间隙以监测主动脉根部直径，根据主动脉根部的直径和平均血流速可以计算出每搏输出量。通过心率和每搏输出量的乘积计算出心输出量。这种监测手段的误差原因主要在于：①多普勒束未校准时，在监测血流速时会产生误差。②计算每搏输出量时假设前提是主动脉是圆形的。③假设主动脉血流是层流。以上原因可以导致多普勒监测与其他方法监测相比，其误差率高达 15%。

胸骨上多普勒超声监测和标准的热稀释法监测的心输出量的差异波动在 $-4.9 \sim 5.8L/min$，目前可以使用食管探头持续监测降主动脉血流速并计算心输出量。食管探头插入深度为 30cm 以到达"食管监测窗"，通过校准胸骨上多普勒监测得到的心输出量数值，达到持续监测的目的。这种监测手段可以得到较准确的监测结果，并且可以提供持续心输出量监测数据。最近还有气管内放置脉冲式多普勒探头监测心输出量的方法，研究表明该方法也能取得较好的结果，但还需要进一步的临床验证。

2. Fick 方法

心输出量可以通过将氧消耗和混合静脉血氧饱和度代入 Fick 公式而计算出，见式（4-9）。

$$CO = \frac{VO_2}{C(a-v)O_2 \times 10} \qquad (4-9)$$

Fick 公式计算心输出量需要参考其他测量方法的结果。其中动静脉氧含量的差异通过肺动脉导管取得混合静脉血计算得出，氧消耗通过监测吸入气和呼出气之间氧含量的差异计算得出。此外一种改良的方法是将混合静脉 CO_2、动脉 CO_2 分压和呼出气 CO_2 容积数值代入 Fick 公式中从而计算心输出量。

3. 脉搏波形分析

尽管在许多报道中脉搏波形分析计算的心输出量精确度不同，但是其作为一种无创监测手段还是具有宽广的前景。波形与每搏输出量有一定关系，但其受血管上游、下游动脉血管床的容量、阻力和其他特性影响较大。其中阻力效应对两者关系影响最大，但在不同患者之间其影响效应也不相同。因此，使用动脉波形和热稀释法矫正一个非有创监测系统（或者患者留置了动脉导管）是必要的。最近有报道，部分商品化脉搏波形分析系统与常规监测手段的结果具有相似的精确度。

（四）误差原因

正确校正注射液体的温度和容量是获得热稀释法准确结果的重要因素。如果实际注射指示剂的用量少于预设的指示剂，那么指示剂温度的下降将会低于预期水平，从而导致心输出量会被高估；如果实际注射指示剂的温度高于预设的指示剂，那么心输出量也会被高估。一种新型计算心输出量计算机的引入已经解决了后一个问题，这种机器可以监测指示剂的温度，随后自动将数值代入计算出心输出量。

当患者患有右向左分流的心脏疾病时，由于指示剂在分流过程中的损失，会导致心输出量的高估；相反，左向右的分流使指示剂在肺循环中出现了再循环，会在时间－温度曲线上出现心输出量监测仪不能解释的双峰，从而导致错误报警；当患者存在三尖瓣反流时，指示剂和血会在右心室内反复混合，从而使指示剂的时间曲线延长，表现为缓慢的上升支和下降支，曲线下面积增大，导致了心输出量的低估。

（五）其他参数

通过心输出量联合动脉、静脉和肺动脉压力等监测数值，可以进行一系列重要的血流动力学参数、氧输送相关参数的计算，进而评价重症患者的血流动力学和氧代谢状态。

第五章　妇产科疾病护理

第一节　妊娠期高血压疾病护理

一、概述

妊娠期高血压疾病是妊娠期特有的全身性疾病，多发生于妊娠 20 周以后。主要特征为高血压、水肿、蛋白尿，严重时出现头痛、目眩、恶心、呕吐，甚至抽搐、昏迷。是威胁孕、产妇和胎儿生命的主要疾病之一。

（一）妊娠高血压

血压＞ 140/100mmHg，一般在妊娠期首次出现，产后 12 周恢复正常；尿蛋白（-）；可伴上腹部不适或血小板计数降低。

（二）子痫前期

（1）轻度妊娠 20 周后出现血压＞ 140/100mmHg；尿蛋白（+）或 24 小时尿蛋白定量达到或超过 0.3g；伴上腹部不适、头痛。

（2）重度血压＞ 160/110mmHg；尿蛋白（++）或 24 小时尿蛋白定量达到或超过 2.0g；血肌酐＞ 106μmol/L；血小板计数＜ 100×10^9/L；持续性头痛或其他脑神经或视觉障碍；持续性上腹不适。

（三）子痫

子痫前期的孕妇发生抽搐不能用其他原因解释的，称为子痫。又可分为产前子痫、产时子痫、产后子痫。患者发生抽搐、昏迷。典型表现为先眼球固定、瞳孔放大，瞬即头扭向一侧，牙关紧闭，继而口角与面部肌肉颤动，然后全身及四肢肌肉强直，迅速发生强烈抽动，呼吸暂停、面色发绀，历时 1～2 分钟。随后全身肌肉放松，深长呼吸，发出鼾声。轻症抽搐后即渐苏醒，重者抽搐频繁，可陷入深昏迷。

（四）慢性高血压并发子痫前期高血压

孕妇妊娠 20 周前无蛋白尿，若出现蛋白尿 24 小时尿蛋白定量达到或超过 0.3g；或者高血压孕妇妊娠 20 周前突然尿蛋白增加，血压进一步升高或血小板计数＜ 100×10^9/L。

（五）妊娠合并慢性高血压

血压＞ 140/90mmHg，妊娠前、妊娠 20 周前或妊娠 20 周后首次诊断高血压并持续到产后 12 周后。

二、护理评估

（一）病史

评估患者妊娠前及妊娠 20 周前有无高血压，有无水肿、蛋白尿及抽搐等征象，有无头痛、视力改变、上腹部不适等症状。询问家族史，是否存在高危因素。

（二）身体评估

1. 患者主诉

评估有无头痛、目眩、恶心、呕吐等主诉。

2. 水肿及范围

水肿多由踝部开始，逐渐发展到小腿、大腿、会阴、腹部。如果水肿仅限于小腿，以"+"表示；水肿达到大腿，以"++"表示；水肿达到外阴和腹部，以"+++"表示；全身水肿或伴腹水，以"++++"表示。每周监测体重，防止隐性水肿。

3. 检测血压

定期检测血压有助于判断病情的变化。

（三）心理 - 社会状况评估

孕妇及其家属对疾病的认识程度、焦虑和恐惧的程度、能否配合治疗和护理。

（四）实验室及其他检查

1. 尿常规

根据蛋白定量确定病情严重程度；根据镜检出现管型推测有功能受损情况。

2. 血液检查

测定血红蛋白、血细胞比容、血浆黏度、全血黏度、血小板计数、凝血时间、凝血酶原时间、纤维蛋白原和 3P 试验等；测定血电解质及二氧化碳结合力，以及时了解有无电解质紊乱及酸中毒。

3. 眼底检查

检查眼底小动脉的痉挛程度，可以直接评估体内主要器官小动脉痉挛的程度，是反映本病严重程度的一项重要指标。

4. 肝肾功能测定

主要进行丙氨酸转氨酶、血尿素氮、肌酐及尿酸等测定。

5. 其他检查

如心电图、超声心动图、胎盘功能、胎儿成熟度检查等。

三、护理措施

（一）一般护理

1. 妊娠高血压

嘱孕妇增加产前检查次数，检查蛋白尿，倾听孕妇有无头痛、目眩、上腹部不适的主诉，每天监测体重和血压情况；注意休息，以左侧卧位为宜，每天保证不少于 10 小时的睡眠，必要时给予镇静药物；注意补充蛋白质、维生素、钙和铁的摄入，无全身水肿时，可不必限制盐的摄入。

2. 子痫前期

需要住院治疗，嘱孕妇卧床休息，以左侧卧位为宜，保持病室安静，避免各种刺激，并协助完成相应的生活护理。

（二）心理护理

提供信息支持，向患者及其家属解释病情，说明该病的病理变化是可逆的，产后可以很快恢复，使其增强治疗信心，主动配合治疗。告诉孕妇保持心情愉快，有助于病情稳定，指导平时多阅读优美、轻松的文学作品，多听轻音乐或做力所能及的手工艺活动，放松身心。

（三）疾病护理

1. 病情观察

注意孕妇的主诉与一般情况；密切观察生命体征，每 4 小时测 1 次血压，尤其是要注意舒张压；观察水肿及体重，注意一周内体重增加超过 0.5kg 的隐性水肿者；测定尿常规及尿蛋白检查；妊娠期高血压疾病的自觉症状，如出现头痛、目眩、胸闷、恶心、呕吐等，提示病情已进入重度子痫前期阶段；观察抽搐与昏迷现象，注意发作的状态、频率、持续时间、间隔时间、神志情况及有无唇舌咬伤、摔伤、骨折、窒息或吸入性肺炎等；观察并发症的发生，重症孕妇注意有无胎盘早剥、弥散性血管内凝血（DIC）、脑出血、肺水肿、急性肾衰竭（必要时留置尿管）等并发症的发生；指导孕妇数胎动，必要时检测胎心率。

2. 术前准备

对终止妊娠孕妇做好术前准备；对于严重内出血并出现休克的孕妇，应立即开放静脉通道，及时输血、输液，纠正休克，并做好新生儿的抢救等准备工作。

3. 分娩期护理

分娩过程中，应注意保持环境安静；密切观察产程，尽量缩短第二产程；监测胎儿胎心、胎动情况；注意胎盘，胎膜是否及时、完整娩出。

4. 产褥期护理

分娩后 24 ～ 48 小时应注意发生产后子痫，尽可能安排安静的休息环境；每 4 小时测量一次血压；注意观察子宫收缩和阴道流血量，加强会阴护理，防止感染的发生；取得孕妇、家属的理解和合作，限制探视和陪护人员。

5. 抢救准备

对重度妊娠期高血压疾病患者，必要时间段吸氧，同时准备呼叫器、床挡、急救车、吸引器、氧气、开口器、产包等急救药品和器械。

（四）妊娠高血压的护理和配合

可在家或留院观察，取左侧卧位休息，每天不少于 10 小时睡眠。遵医嘱给予吸氧、镇静等对症处理，配合医师进行血液、尿液等检查了解病情的变化。

（五）子痫前期的护理和配合

应住院治疗，治疗原则是休息、镇静、解痉、降压、合理扩容和必要时利尿，适时终止妊娠，防止子痫及并发症。

1. 解痉

首选药物为硫酸镁。因血清镁离子的治疗有效浓度与中毒浓度非常接近，所以在使用硫酸镁的过程中应严格控制给药的剂量与速度，密切观察有无毒性反应。

（1）用药方法：硫酸镁给药途径为静脉与肌内注射。静脉给药时首次剂量为25%硫酸镁20ml加入10%葡萄糖注射液20ml中缓慢静脉注射，5～10分钟注射完（静脉给药时首次剂量为硫酸镁4～6g溶于25%葡萄糖20ml缓慢静脉注射，15～20分钟注射完成，或者加入5%葡萄糖液100ml快速静脉滴注，15～20分钟滴完）；随后25%硫酸镁60ml加入5%葡萄糖注射液500ml中静脉滴注，滴速控制在1～2g/h。

根据病情可考虑加用肌内注射，用法为25%硫酸镁20ml加2%利多卡因2ml，臀肌深部注射，每天1～2次，总量为25～30g。同时应备好钙剂，做好硫酸镁中毒的抢救准备。

（2）观察毒性反应：定时检查膝反射是否消失；呼吸频率是否小于16次/分；尿量是否小于25ml/h（或小于600ml/24h）。一旦出现毒性反应，立即静脉注射10%葡萄糖酸钙10ml。

2. 镇静

适当镇静可缓解患者的紧张情绪，达到降低血压、预防子痫发生的作用，遵医嘱可给予地西泮、冬眠合剂等进行治疗，但过强的镇静剂可能导致胎儿缺氧，应慎用并检测胎心音的变化。用冬眠合剂时，嘱孕妇绝对卧床，以防直立性低血压。

3. 降压

血压不低于160/110mmHg时，应使用对胎儿无不良反应的降压药，如肼屈嗪、硝苯地平等。用药时，应严密监测血压，控制滴速，以防血压大幅度升降导致脑出血、胎盘早剥。

4. 适时终止妊娠

终止妊娠是治疗妊娠期高血压疾病的有效措施。子痫前期患者经积极治疗24～48小时无明显好转或妊娠34周以上等可终止妊娠。终止妊娠的方式有引产和剖宫产。引产者遵医嘱给予缩宫素静脉滴注，严格控制滴速并观察产程变化。第一产程应保持产妇安静和充分休息；第二产程行助产术缩短，避免产妇过度用力，胎肩娩出后立即静脉注射或肌内注射缩宫素，禁用麦角新碱；第三产程及时娩出胎盘，预防产后出血。剖宫产手术者，积极做好术前准备，按腹部手术护理常规做好手术护理。

（六）子痫的护理和配合

子痫是妊娠期高血压疾病最严重的阶段，是导致母婴死亡的最主要原因。护理与治疗同等重要。

（1）控制抽搐遵医嘱立即给予解痉、降压、镇静等药物治疗。

（2）减少刺激，以免诱发抽搐立即送入单人病房，保持环境安静，避免声光刺激；护理与治疗动作轻柔、集中；限制探视。

（3）专人看护，防止受伤，一旦发生子痫，取头低、左侧卧位，保持呼吸道通畅；立即给氧，用开口器或纱布包裹的压舌板置于患者上、下臼齿之间，防止抽搐引起的舌咬伤；加用床挡防止坠地受伤；患者昏迷或未清醒前，禁食或禁止服药，以防误入呼吸道致吸入性肺炎。

（4）严密监护监测生命体征、神志情况、膝反射、尿量、胎心率等变化；做好皮肤、口腔及外阴护理，防止压疮和感染，及早发现并发症。

（5）终止妊娠抽搐控制 2 小时后终止妊娠。做好剖宫产术及新生儿窒息的抢救准备。

（七）用药护理

1. 葡萄糖、维生素 C

遵医嘱给予 10% 葡萄糖液加维生素 C 静脉滴注，增强宫内胎儿对缺氧的耐受力。

2. 硫酸镁

硫酸镁是首选的解痉药物。用药方法主要是肌内注射和静脉给药。静脉给药时，首次负荷剂量为 25% 硫酸镁 20ml，加于 10% 葡萄糖液 20ml 内静脉缓慢注射（5 ～ 10 分钟）（静脉给药时首次剂量为硫酸镁 4 ～ 6g 溶于 25% 葡萄糖 20ml 缓慢静脉注射，15 ～ 20 分钟注射完，或者加入 5% 葡萄糖液 100ml 快速静脉滴注，15 ～ 20 分钟滴完）；继而 25% 硫酸镁 60ml，加于 5% 葡萄糖液 500ml 内静脉滴注，速度以每小时 1 ～ 2g 为宜，最快不超过 2g。肌内注射时，将 25% 硫酸镁 20ml 加 2% 利多卡因液 2ml，做深部肌内注射，每天 1 ～ 2 次；每天硫酸镁总量为 25 ～ 30g。

注意硫酸镁的毒性反应，在每次用药前要观察膝反射是否存在；呼吸是否大于 16 次 / 分；尿量是否大于 600ml/24h 或大于 25ml/h。如果出现膝反射消失、全身肌张力下降、呼吸抑制，甚至心搏骤停，是硫酸镁毒性反应。因此，在使用硫酸镁时，要备好 10% 葡萄糖酸钙 10ml 作为解毒剂。

3. 镇静剂

常用的镇静剂有地西泮、冬眠药物等。特别注意在使用冬眠药物期间，嘱孕妇绝对卧床休息，以防直立性低血压而突然跌到发生意外。

4. 降压药

常选用对胎儿无不良反应，不影响心输出量、肾血流量及子宫胎盘灌注量，不引起血压急剧下降或下降过低的药物，如拉贝洛尔、硝苯地平、尼莫地平、硝普钠等。使用降压药时，应严密监测血压，根据血压调节滴速。血压大幅度升降会引起脑出血或胎盘早剥。

四、健康指导

（1）告知妊娠期高血压疾病的相关知识，使孕妇和家属对妊娠期高血压疾病有正确的认识。嘱加强孕妊娠期检查，加强胎儿监护，教会孕妇自数胎动，及时发现异常情况。

（2）嘱患者注意补充蛋白质、维生素、铁、钙和锌，减少过量脂肪和盐的摄入。注意休息，保证充足睡眠，以左侧卧位为宜，保持心情愉快。掌握自我护理方法，加强母乳喂养指导；养成良好的卫生习惯，保持外阴部的清洁、干燥，必要时使用消毒会阴垫，防止逆行感染。

（3）对血压尚未正常的产妇，应嘱坚持治疗，定期随访，检测血压和肝肾功能，防止病情发展或转为高血压病。

（4）嘱产妇产后 42 天到医院复诊，了解生殖器官复旧情况，并嘱产妇严格避孕，再次妊娠应在血压正常后 1～2 年。

第二节　产后出血护理

胎儿娩出后 24 小时内，阴道出血量超过 500ml 者，称为产后出血。产后出血是产科常见的严重并发症，是产妇死亡的首位原因，应予以特别重视。

一、概述

（一）产后子宫收缩乏力

产后子宫收缩乏力是产后出血最常见原因，占总数的 70%～75%。在正常情况下，胎盘剥离娩出后子宫肌纤维的收缩和缩复，使剥离面内开放的血窦闭合，血流停滞，血栓形成，出血迅速减少并停止。因此，任何影响子宫肌纤维正常缩复的因素，都可造成子宫收缩乏力性出血。

1. 全身因素

产程延长或精神过度紧张使产妇体力过度消耗，过度使用镇静剂、麻醉剂，全身急（慢）性疾病等，均可引起宫缩乏力。

2. 局部因素

子宫过度膨胀（如双胎、羊水过多、巨大胎儿等），子宫肌纤维退行性变（如多产、感染、刮宫损伤等），子宫肌水肿、渗血（如重度贫血、妊娠期高血压疾病、子宫胎盘卒中等），子宫肌瘤，子宫发育不良、畸形等，均可导致宫缩乏力。

（二）胎盘滞留

胎儿娩出后 30 分钟，胎盘尚未娩出，称为胎盘滞留。影响胎盘正常剥离和娩出的因素会导致胎盘滞留，原因有以下四种。

1. 胎盘剥离不全

由于胎盘部分剥离，血窦开放，而未剥离部分的胎盘影响宫缩，不能有效地压迫血窦止血，多由于子宫收缩乏力，或第二产程处理不当，过早挤压子宫或牵拉脐带所致。

2. 胎盘剥离后滞留

胎盘虽已全部剥离，但因宫缩乏力、膀胱过度充盈、腹肌收缩无力使已剥离的胎盘不能娩出；或因第三产程过度揉挤子宫或不恰当地使用宫缩剂，使子宫不协调收缩，子宫内口附近形成痉挛性狭窄环，胎盘被嵌闭于宫腔内不能排出。

3. 胎盘粘连或植入

多次或过度刮宫，子宫内膜受损或引起子宫内膜炎，致蜕膜不能良好发育而发生胎盘粘连，较多见；或胎盘绒毛侵入肌层而形成胎盘植入，较少见。胎盘全部粘连或植入一般无出血；胎盘部分粘连或植入时，可因剥离不全而致出血。

4. 胎盘残留

部分胎盘小叶或副胎盘残留于宫腔，妨碍子宫收缩，导致出血。

（三）软产道损伤

由于胎儿过大、娩出过快或助产手术不当，造成会阴、阴道、子宫颈，甚至子宫下段裂伤，发生不同程度的持续性出血。

（四）凝血功能障碍

临床虽少见，但后果严重。其病因有以下两类。

1. 产科并发症

重型胎盘早剥、重度妊娠期高血压疾病、羊水栓塞、死胎滞留过久和重症宫内感染病症，释放大量促凝血物质进入母体血循环，导致弥散性血管内凝血。

2. 全身出血倾向性疾病

血小板减少性紫癜、白血病、再生障碍性贫血和重症肝炎等，影响凝血功能。

二、护理评估

（一）健康史

询问产妇既往生育史，了解孕妇有无多次人工流产及产后出血史；注意是否合并或存在诱发产后出血的疾病，如妊娠前患出血性疾病、重症肝炎、血液病、高血压、贫血、胎盘早剥、前置胎盘、羊水过多、多胎妊娠等；分娩期产妇有无精神过度紧张、过度疲劳、过多使用镇静剂和麻醉剂、产程延长、急产等。

（二）辅助检查

血型、交叉配血试验，以备输血补充血容量；测纤维蛋白原、血小板计数、出血时间、凝血时间、凝血酶原时间等，了解有无凝血功能障碍；测定血常规，了解贫血程度及有无感染。

（三）心理 - 社会评估

产妇往往表现出恐惧、心悸、手足无措，担心自己的生命安危，把一切希望寄予医护人员。因出血过多及精神紧张，部分产妇很快进入休克、昏迷状态。

三、护理措施

(一) 预防措施

1. 加强孕期保健

注意营养，定期进行产前检查，及时发现妊娠并发症和并发症。对有产后出血史或出血倾向的疾病应及时治疗，提前入院后积极做好抢救准备。

2. 正确处理产程

第一产程，防止产妇精神过度紧张、疲劳及产程延长；第二产程，正确保护会阴，适时适度会阴侧切，避免胎儿娩出速度过快；严格按操作常规进行助产术，避免粗暴用力；胎儿前肩娩出后立即用宫缩剂；第三产程，避免过早揉挤子宫及强拉脐带；胎盘娩出后仔细检查胎盘、胎膜是否完整；检查软产道有无损伤，并按摩子宫促其收缩。

3. 产后密切观察

产后 2 小时内，产妇应留产房内严密观察，及时排空膀胱，必要时给予导尿；监测生命体征、神志、皮肤黏膜颜色、四肢温度、尿量，发现异常应及时报告医师；观察子宫收缩、阴道流血及会阴伤口情况；做好产妇输血和急救的准备工作。

(二) 一般护理

提供清洁、安静、舒适、通风的休息环境，保证足够的睡眠；加强营养，给予高热量、高蛋白、富含维生素、富含铁的饮食，少食多餐；半卧位及侧卧位休息，严密观察生命体征及阴道流血情况；指导产妇母乳喂养，刺激子宫收缩，减少阴道流血；保持会阴清洁，用 0.1% 苯扎溴铵溶液擦洗会阴，每天 2 次；大小便后及时冲洗会阴。

(三) 心理护理

耐心倾听产妇主诉，给予同情、安慰和心理支持。认真做好产妇及其家属的关心、解释工作，保持环境安静，鼓励产妇放松心情。家属可陪伴产妇，以增加产妇安全感。

(四) 止血护理

1. 子宫收缩乏力

按摩子宫、应用宫缩剂、子宫腔内填塞纱布条、结扎盆腔血管、髂内动脉或子宫动脉栓塞术及子宫切除术等方法止血。

(1) 按摩子宫：是最常采用、简单、有效的方法。常用手法有两种。①腹部双手按摩子宫法：术者一手在耻骨联合上缘按压下腹部，将子宫向上推，另一手握住子宫体，在子宫底部有节律性地按摩子宫。②腹部－阴道双手按摩子宫法：以上方法效果不佳时选用。术者一手握拳手心向前置于阴道前穹窿，顶住子宫前壁，另一手自腹壁按压子宫后壁使子宫体前屈，双手相对紧压并同时有节律性地按摩子宫；按摩时间以子宫恢复正常收缩，并保持良好收缩状态为止。按摩时应严格执行无菌操作，切忌用力过大。

(2) 应用宫缩剂：按摩子宫的同时，肌内注射或宫体注射缩宫素 10U，并将缩宫素 10 ~ 20U 加入 10% 葡萄糖注射液 500ml 静脉滴注；也可用麦角新碱（心脏病、高血压患者禁用）、前列腺素类药物促进子宫收缩。

（3）子宫腔内填塞纱布条：经按摩子宫及应用宫缩剂等方法处理无效，子宫肌松弛无力，应用无菌纱布条填塞子宫腔，有明显的局部压迫止血作用。方法是严密消毒后，助手于腹部固定子宫底，术者持卵圆钳将无菌纱布条，自子宫底逐渐由内向外填紧、填实子宫腔；24 小时后取出纱布条，取出前肌内注射宫缩剂。子宫腔填塞纱布条后，应密切观察生命体征及子宫底高度和大小，警惕因填塞不紧导致的子宫继续出血和因宫腔积血而造成阴道不流血的止血假象。此法有可能增加感染的机会，只有在缺乏输血、输液条件、病情危急时才考虑使用。

（4）结扎盆腔血管：用于子宫收缩乏力、前置胎盘及 DIC 等所致的严重产后出血，同时迫切希望保留生育功能者，可采用结扎子宫动脉止血。

（5）髂内动脉或子宫动脉栓塞术：用于治疗难以控制的产后出血，越来越受到重视。

（6）子宫切除术：主要用于难以控制并危及产妇生命的产后出血。在积极输血补充血容量的同时，施行子宫部分切除或子宫全切除术。

2. 胎盘滞留

（1）胎盘剥离不全或粘连：无菌操作下行人工徒手剥离胎盘术。术中切忌强行剥离或用手抓挖子宫壁，以免损伤子宫；术后使用宫缩剂和抗生素。

（2）胎盘全部剥离后滞留：协助产妇排空膀胱，轻轻牵拉脐带，按压子宫底以娩出胎盘。

（3）胎盘嵌顿：遵医嘱予以解痉药或配合麻醉师麻醉，待松解狭窄环后协助胎盘娩出。

（4）胎盘植入：徒手剥离胎盘时，发现胎盘与子宫壁粘连紧密，界线不清，难以剥离，在牵拉脐带时子宫壁出现凹陷者，可能为植入性胎盘，应立即停止剥离胎盘术，准备切除子宫。

（5）胎盘、胎膜残留：徒手取出困难者，可行钳刮术或刮宫术。

3. 软产道裂伤

按解剖层次及时、准确地缝合裂伤。阴道血肿所致的出血，首先切开血肿，清除血块，缝合止血，同时补充血容量。

4. 凝血功能障碍

针对病因、疾病治疗。血小板减少症、再生障碍性贫血等患者，输注新鲜血浆或成分输血；如发生 DIC 应与内科医师共同抢救，按医嘱用药及护理。

（五）失血性休克的护理

除配合医师针对上述病因止血外，应立即平卧、保暖、吸氧；迅速建立静脉通道，对尚未有休克征象者及早补充血容量，有休克者应尽早输血；严密观察并记录产妇生命体征、子宫收缩、阴道流血等，发现异常应及时报告医师，并协助迅速止血。

（六）预防感染

遵医嘱给予抗生素预防感染；在产程处理与抢救过程中严格执行无菌操作；每天擦

洗会阴 2 次，注意保持会阴清洁。

四、健康教育

（1）鼓励患者积极产检，指导妊娠合并凝血功能障碍、重症肝炎等孕妇不宜妊娠，应尽早终止妊娠。临产后为产妇提供心理支持，避免精神紧张，鼓励产妇说出内心感受。

（2）指导母乳喂养，产褥期禁止盆浴及性生活，警惕晚期产后出血的发生。

（3）出院时，指导产妇加强营养和进行适量活动等自我保健方法，继续观察子宫复旧及恶露情况，发现异常应及时就诊。

第六章　肾衰竭护理

第一节　急性肾衰竭护理

急性肾衰竭（ARF）是各种原因引起的肾功能在短时间（数小时至数天）内急剧减退，以致机体内环境出现严重紊乱的临床综合征。肾功能减退可发生在原来没有肾功能不全的患者，也可发生在已稳定的慢性肾病者，突然有急性恶化。临床主要表现为氮质血症，水、电解质紊乱和酸碱平衡失调，以及全身各系统并发症。常伴有少尿（400ml/d），但也可无少尿表现，称为非少尿型急性肾衰竭。

一、护理评估

（一）病史

急性肾衰竭的临床表现有时隐匿，有时进展迅速，常见的临床表现可因发病原因不同而异，仔细询问病史，辨别致病因素，评价容量状态具有重要意义。

（二）临床表现

临床表现可分为少尿期、多尿期和恢复期三个阶段。

1. 少尿期

尿量骤减或逐渐减少。主要原因通常包括以下六点。

（1）高氮质血症：当受损肾单位的总和未达到 80% 以上时，可不出现高氮质血症。根据血清尿素氮递增的速度将肾衰竭分为轻、中、重三度。轻度每天递增＜ 15mg，中度每天递增在 15 ～ 30mg，重度每天递增＞ 30mg。

（2）高钾血症：血清钾＞ 5.5mmol/L，称为高钾血症。

（3）酸中毒、低钠血症。

（4）神经系统表现：嗜睡、头痛、烦躁及昏迷，可能与脑水肿有关。

（5）消化系统症状：恶心、呕吐、食欲下降等，部分患者出现急性胃黏膜损伤而引起消化道出血。

（6）贫血：急性肾衰竭中晚期常伴有贫血。

2. 多尿期

每天尿量可达 4000ml，甚至更多，多尿期早期（3 ～ 7 天以内），尽管尿量增多但肾小管功能并未迅速恢复，血尿素氮水平可继续升高。

3. 恢复期

尿量正常，尿毒症综合征消失，随意饮食下尿素氮、肌酐值在正常范围。

（三）辅助检查

1. 实验室检查

（1）尿比重与尿渗透压：正常尿比重为 $1.015 \sim 1.025$，当肾小管功能受损时，重吸收能力下降，尿比重降低。正常尿渗透压为 $40 \sim 120 \text{mOsm}/(\text{kg} \cdot \text{H}_2\text{O})$，较尿比重更能反映肾浓缩和稀释功能。

（2）血尿素氮、肌酐：二者均为体内代谢产物，当肾功能下降 50% 左右时，才开始出现血尿素氮、肌酐浓度升高。因此，不是反映肾早期受损的敏感指标。

2. 影像学检查

（1）超声检查：对危重肾病患者的肾、尿路系统器质性改变的诊断和监护具有独特价值。常用于观察肾大小、有无占位、肾盂积水、尿路结石、肾周围脓肿或血肿、肾动脉狭窄等。

（2）尿路 X 线检查与静脉肾盂造影：可以显示肾大小、位置、有无结石及占位、尿路梗阻及尿路畸形等，静脉肾盂造影还可用于判断肾功能状态。

（3）CT 和 MRI：二者均有分辨率高和无创性的优点，可以显示微小病灶，对肾功能不全者也可使用。

3. 肾穿刺活检

是获取肾标本的重要手段之一。有 20% 的急性肾衰竭需要活检明确病因诊断。

二、急救措施

（一）病因治疗

积极治疗原发病是抢救成功的关键。对肾前性肾衰竭者，扩容、补充血容量、控制心力衰竭有助于改善肾血流和肾功能；解除尿路梗阻有利于肾后性肾衰竭的缓解；中毒患者及时应用解毒药或迅速促进毒物排出；所有急性肾衰竭（ARF）患者均停用影响肾血流灌注或肾毒性药物，避免应用对比剂；根据肾功能调整所用药物的剂量与用药的间隔时间。

（二）纠正水、电解质紊乱和酸碱失衡失调

1. 维持水平衡

少尿期患者应严格计算 24 小时出入量，严格控制液体的摄入，每天入量等于前一天液体排出量（包括尿、粪便、呕吐物、创口渗出液、引流液、透析超滤量）＋ 500ml（为不显性失水减去代谢内生水），入量则包括输入液体、饮水及摄入食物中所含水分。多尿期补充液量应比出量少 $500 \sim 1000$ml。能起床的患者每天定时测体重。

2. 高血钾的处理

抢救肾衰竭中防治高钾血症非常重要。限制饮食中含钾高的食物、不输库存血、及时清除体内坏死组织等均为防治高钾血症的重要措施。当发生高钾血症时需要采取的措施如下。

（1）静脉注射 10% 葡萄糖酸钙 $10 \sim 20$ml，可对抗钾离子对心肌的毒性反应。

（2）用 10% 葡萄糖 500ml 加入胰岛素 10U 静脉滴注，可促进糖原合成，使钾进入细胞内。

（3）用 5% 碳酸氢钠 100 ～ 250ml 静脉滴注。

（4）口服钠型离子交换树脂 20 ～ 50g 加 30% 山梨醇 20 ～ 50ml，每天 3 ～ 4 次，增加钾离子从肠道排出。

（5）透析治疗。

3. 代谢性酸中毒的处理

（1）5% 碳酸氢钠 100 ～ 250ml 静脉滴注。

（2）透析治疗。

（三）肾保护血容量恢复

血流动力学稳定后，应用药物可解除肾血管痉挛或肾小管堵塞，缩短急性肾衰竭病程或加快肾功能恢复。肾局部可试用热敷、理疗或普鲁卡因肾囊封闭。常用药物有以下三种。

1. 多巴胺

小剂量多巴胺有选择性扩张肾血管和增加尿量作用，称为肾剂量多巴胺，一般为 2 ～ 5μg/（kg·min）。

2. 多巴酚丁胺

多巴酚丁胺能明显增加感染性休克患者血压和心输出量，尿量和尿钠排泄分数无明显增加，但肾灌注改善，肾小球滤过率提高，肌酐清除率明显增加。其效果明显优于多巴胺。至于其改善肾功能的机制尚待进一步研究。一般为 2 ～ 5μg/（kg·min）。

3. 呋塞米

呋塞米 40 ～ 100mg 间隔 4 ～ 6 小时静脉注射，或 200mg 加入 5% 葡萄糖 30ml 中持续静脉微量注射泵输入，能增加尿量。

（四）营养支持供给

高热量饮食，减少内源性蛋白质的分解，有利于肾组织的再生与修复。糖类的摄入量应不少于每天 100g，限制蛋白质的摄入，少于每天 0.5g/kg，蛋白质以富含动物蛋白为主。限制饮食中钾、钠的含量，避免高钾血症及水钠潴留。危重患者及早给予胃肠内营养或静脉高营养（TPN）。

（五）血液净化

目前主张早期预防性透析，尽早清除体内代谢产物，预防和治疗水、电解质紊乱和酸碱平衡失调，降低病死率，改善预后，提高生活质量。

1. 适应证

急性肾衰竭合并下列情况时应进行透析。

（1）高钾血症，钾离子大于 6.5mmol/L。

（2）血尿素氮大于 28.6mmol/L（60 ～ 80mg/dl），血肌酐大于 442μmol/L。

（3）严重代谢性酸中毒，其他治疗无效。

（4）急性肺水肿。

（5）高分解代谢状态，无尿 2 天或少尿 4 天以上者。

2. 透析方法

包括血液透析和腹膜透析，二者对急性肾衰竭的疗效相近。血流动力学不稳定宜进行腹膜透析。高分解代谢患者常需要每天透析，传统间断性血液透析不能控制症状性尿毒症的患者，或血流动力学不稳定且又不宜进行腹膜透析的患者，应选择连续性肾替代治疗（CRRT）。

对血流动力学不稳定，如有脓毒症或多器官功能障碍的患者更适合 CRRT 治疗，其优点是具有极好的溶质和水的去除作用，便于静脉用药、全身静脉高营养治疗及持续控制氮质血症，而且还可以去除脓毒症毒素及损伤性细胞因子（包括 IL-1 及 TNF-α）的作用，有利于脓血症及多器官功能障碍的治疗，但此种方法需要 24 小时连续治疗和监护。

三、护理措施

（一）卧床休息

应绝对卧床休息，以减轻肾负担，昏迷患者应定时翻身，每 2 小时一次。

（二）饮食护理

对能进食的患者，鼓励尽量进食低蛋白、高热量饮食。限制饮食中钾、钠的含量，以免高钾血症及水潴留。危重患者禁食，给予胃肠内营养或静脉高营养。

（三）心理护理

安慰患者，减轻其恐惧及焦虑情绪。

（四）病情观察

1. 生命体征的观察

无论是少尿期还是多尿期均要严密观察呼吸、心率、血压、体温和神志变化，及时发现急性肾衰竭的各种并发症，如肺水肿、代谢性酸中毒、电解质紊乱和感染等。

2. 尿的观察

急性肾衰竭最显著的特征是尿的变化。因此，在肾衰竭患者的治疗与护理中严密观察尿的量、色、性质，每小时记录尿量，定时测量尿比重，肾衰竭患者尿比重固定在 1.015 以下，是肾丧失浓缩功能所致。尿液外观多浑浊，尿色深，有时成酱油色，尿沉渣中含红细胞、白细胞、小管上皮细胞或管型。尿的颜色由浊变清，预示着病情好转。

3. 电解质的观察

高钾血症常是少尿期的主要死因。肾衰竭患者由于尿液排钾减少、合并感染、溶血及大量组织破坏等均可使钾离子由细胞内释放到细胞外，引起高钾血症。应每天监测电解质情况，密切观察血钾和心电变化，血钾高于 8mmol/L 可发生心律失常、心搏骤停而致死。因此，应将血钾控制在 6.0mmol/L 以下。

4. 肾功能的观察

每天应检查血浆肌酐及尿素氮的情况，一般血浆肌肝每天升高 $44.2 \sim 88.4$ mmol/L，血尿素氮每天升高 $3.6 \sim 10.7$ mmol/L，病程长、高分解代谢者肌酐、尿素氮可更高。

5. 并发症的观察

肾衰竭患者抵抗力极差，容易发生感染，以泌尿系统感染多见，其次为肺部感染及败血症。败血症是重要死因。因此，应注意患者的体温、血常规及白细胞计数变化。应激性溃疡、尿毒症性肠炎及凝血功能障碍等可引起肾衰竭患者消化道大出血、皮肤黏膜出血等，故应观察有无出血倾向。

（五）血液透析的护理

透析疗法是治疗急性肾衰竭的最有效方法。可采用的透析技术包括血液透析和腹膜透析。

1. 血液透析

（1）血液透析原理：根据 Gibbs-Donnan 膜平衡原理，将患者的血液与透析机供给的透析液同时引入透析器的膜内外室，在透析膜的两侧呈反向流动，即血液自透析器的动脉端向静脉端流动，而透析液从透析器的静脉端膜外向动脉端膜外流动，借助膜两侧的溶质梯度、渗透梯度和水压梯度，通过弥散、对流吸附清除毒素，通过渗透、超滤清除体内潴留水分，同时补充机体需要的物质，从而达到治疗目的。

（2）血管通路的建立：急性肾衰竭采用临时性血管通路，主要采用单针双腔血透管从中心静脉置管。

（3）抗凝方法：无出血倾向者给予全身肝素化，首剂量为 $0.2 \sim 0.8$ mg/kg，于透析前静脉注射，以后每小时由微量注射泵输入，根据出凝血结果调整肝素量。

（4）透析护理：包括透析前、透析过程中和透析后护理三个方面。

①血液透析前护理：先向患者说明透析目的、过程和可能出现的情况，以免紧张、焦虑。向家属讲明血液透析的风险，并签署同意书。检查患者一般情况，如出入量、出凝血结果、肾功能及电解质情况。每次透析前检测患者体重与生命体征。并消毒周围环境。

②血液透析过程中观察：生命体征有无变化，尤其是血压的改变；有无失衡综合征、热原反应、头痛、呕吐、肌痉挛和变态反应等现象；血液和透析液的颜色是否正常，有无血液分层或凝血现象；透析装置各部件运转是否正常；及时采集血标本，观察各种生化指标有无改善。

③血液透析后护理：透析结束后做好留置管道的维护与固定，用肝素液封管，并用敷料包扎，观察敷料有无渗血、渗液，如有要分析原因并及时更换。躯体活动时注意不要使管道扭曲与滑脱。

2. 腹膜透析

（1）腹膜透析原理：腹膜透析与血液透析所起的作用基本相同，都是根据弥散原理进行。在腹膜透析中，半透膜就是腹膜本身，主要通过渗透作用去除液体，而不是像血透那样主要通过压力梯度。

（2）急诊置管术前护理：①向患者说明透析目的、过程和可能出现的情况，以免紧张、焦虑。②做普鲁卡因皮试。③术前排空尿便，如有便秘应清洁灌肠，昏迷者留置导尿管。

（3）透析前环境与物品准备：透析室应备好急救药物与氧气装置。透析前房间彻底消毒。配置透析液和透析操作应严格无菌操作，使用前检查透析液的透明度，发现异常严禁使用。

（4）透析过程护理：①患者取仰卧位或半坐卧位，注意保暖。②密切观察患者的全身情况、生命体征及有无腹痛，注意灌注速度和排出速度，透析管有无漂移，保持透析液温度在37～38℃。③观察流出液的颜色和澄清度，如有浑浊、出血应及时报告医师，每天送检标本检测血生化指标。④记录出入量、透析次数、透析时间。⑤保持皮肤清洁，每次透析后更换敷料，注意腹透管周围皮肤情况，如有炎症可用抗生素药膏外涂或聚维酮碘湿敷。

第二节　慢性肾衰竭护理

慢性肾衰竭（CRF）是指各种慢性肾疾病引起的肾小球滤过率（GFR）下降及与此相关的代谢产物潴留，水、电解质紊乱和酸碱平衡失调为特征的临床综合征。

根据肾功能损害程度，将其分为四个时期。①肾储备能力下降期（肾功能代偿期）：GFR 50%～80%、内生肌酐清除率为80～50ml/min、血肌酐正常，无肾衰竭表现。②氮质血症期（肾功能失代偿期）：GFR 25%～50%、内生肌酐清除率为50～25ml/min、血肌酐高于正常，但＜450µmol/L，可有轻度贫血、多尿和夜尿增多。③肾衰竭期：GFR 10%～25%、内生肌酐清除率为25～10ml/min、血肌酐450～707µmol/L，此期贫血较明显、夜尿增多，水、电解质紊乱，有轻度胃肠道、心血管和中枢神经系统症状。④尿毒症期：GFR＜10%以下、内生肌酐清除率＜10ml/min、血肌酐＞707µmol/L，属于肾衰竭晚期，临床表现和血生化明显异常。

一、护理评估

（一）健康史

1. 患病及治疗经过

患者一般有多年的原发性或继发性慢性肾病史，因此应详细询问其患病经过，包括首次发病前有无明显的诱因、有无病情加重及诱因，疾病类型、病程长短、主要症状及特点。了解既往治疗及用药情况，包括药物的种类、剂量、用法、疗程、疗效及不良反应等。

2. 目前病情及一般情况

询问患者目前的主要症状特点，有何伴随症状及并发症等。有无存在以下症状和（或）体征，如畏食、恶心、呕吐、腹胀、腹痛、血便，头晕、胸闷、气促，皮肤瘙痒、鼻出血、牙龈出血、皮下出血、女性患者月经过多，下肢水肿、少尿等。病情是否加重或出现新的症状等。

3. 生活史

包括生活方式和饮食方式。了解患者的日常工作和生活是否规律，个人卫生情况等。了解患者的食欲和饮食习惯，有无特殊喜好（如喜食较咸食物），每天液体的摄入量。

（二）身体评估

患者的体征通常为全身性的，应协助医师做好全身各系统的体检，包括患者精神意识状态，有无兴奋、淡漠、嗜睡等精神症状；生命体征；有无贫血貌，皮肤有无瘀斑、瘀点、尿素霜的沉积；有无水肿及其部位、程度与特点，有无出现胸腔积液、心包积液或腹部移动性浊音为阳性；有无心动过速、肺底部湿啰音、颈静脉怒张、肝大等心力衰竭的征象；有无血压下降、脉压变小、末梢循环不良、颈静脉压力增高等心脏压塞征；神经反射有无异常；肾区有无叩击痛等。

（三）心理 - 社会评估

慢性肾衰竭患者的预后不佳，治疗费用高昂，尤其是需要行长期透析或行肾移植手术时，患者及其家属心理及经济压力大，可能会出现多种不良的心理反应，如抑郁、绝望、恐惧等。护理人员应细心观察并耐心与患者及其家属交谈，以便及时了解他们的心理变化。评估患者的社会支持情况，包括家庭经济状况、家庭成员对该疾病的认识及态度、患者的工作单位及居住地段的社区保健情况。

（四）辅助检查

了解患者血常规结果，有无红细胞计数和（或）血红蛋白浓度降低；了解尿常规结果，是否为蛋白尿和（或）血尿；了解肾功能，血尿素氮及血肌酐升高的程度，肾小管功能有无异常；血清电解质和二氧化碳结合力的变化。肾影像学检查结果。

二、护理诊断

（1）营养失调，低于机体需要量：与长期限制蛋白质摄入、消化吸收功能紊乱等因素有关。

（2）活动无耐力：与心血管并发症，贫血，水、电解质紊乱和酸碱平衡失调有关。

（3）有皮肤完整性受损的危险：与体液过多致皮肤水肿、瘙痒、凝血机制异常、机体抵抗力下降有关。

（4）有感染的危险：与机体免疫功能低下、白细胞功能异常、透析等有关。

（5）有受伤的危险：与钙、磷代谢紊乱，肾性骨病等有关。

（6）潜在并发症：水、电解质紊乱和酸碱平衡失调，上消化道大量出血，心力衰竭，肾衰竭、尿毒症肺炎等。

（7）性功能障碍：与慢性肾衰竭所致的内分泌功能失调有关。

（8）预感性悲哀：与疾病预后差有关。

三、护理措施

（一）病情观察

（1）监测患者的肾功能：血尿素氮、血肌酐。

（2）维持水、电解质、酸碱平衡：具体护理措施参见本章"急性肾损伤"。

（3）严密观察各系统的症状及体征（参见上述临床表现），发现异常及时通知医师，配合医师做出正确处理。

（二）生活护理

1. 休息与活动的护理

首先应评估患者活动的耐受情况，活动时有无疲劳感、胸痛、呼吸困难、头晕；有无血压改变（如舒张压升高等），以指导患者控制适当的活动量。慢性肾衰竭患者应卧床休息，避免过度劳累。休息与活动的量视病情而定。

（1）病情较重或心力衰竭者，应绝对卧床休息，并提供安静的休息环境，协助患者做好各项生活护理。

（2）能起床活动的患者，则应鼓励其适当活动，如室内散步、在力所能及的情况下自理生活等，但应避免劳累和受凉。活动时要有人陪伴，以不出现心悸、气喘、疲乏为宜。一旦有不适症状，应暂停活动，卧床休息。

（3）贫血严重者应卧床休息，并告诉患者坐起、下床时动作宜缓慢，以免发生头晕。有出血倾向者活动时应注意安全，避免皮肤黏膜受损。

（4）对长期卧床患者应指导或帮助其进行适当的床上活动，如屈伸肢体、按摩四肢肌肉等，指导其家属定时为患者进行被动的肢体活动，避免发生静脉血栓或肌肉萎缩。

2. 皮肤护理

首先应评估皮肤情况，包括皮肤的颜色、弹性、温湿度及有无水肿、瘙痒，检查受压部位有无发红、水疱、感染、脱屑及尿素霜等。避免皮肤过于干燥，应以温和的肥皂和沐浴液进行皮肤清洁，淋后涂上润肤剂，以免皮肤瘙痒。指导患者修剪指甲，以防皮肤瘙痒时抓破皮肤，造成感染。必要时，按医嘱给予抗组胺类药物和止痒剂，如炉甘石洗剂等。如患者有水肿，应指导其抬高水肿部位，且每2小时改变体位一次。

3. 饮食护理

合理的营养膳食调配不仅能减少体内氮代谢产物的积聚及体内蛋白质的分解，维持氮平衡，还能在维持营养、增强机体抵抗力、减缓病情发展、延长生命等方面发挥其独特的作用，因此饮食治疗在慢性肾衰竭的治疗中具有重要的意义。

（1）蛋白质：根据患者的 GFR 来调整蛋白质的摄入量。当 GFR 时，应限制蛋白质的摄入，且饮食中 50% 以上的蛋白质是优质蛋白，即富含必需氨基酸的蛋白质，如鸡蛋、牛奶、瘦肉等，一般认为摄入 $0.6 \sim 0.8g/(kg \cdot d)$ 的蛋白质可维持患者的氮平衡。

当内生肌酐清除率时，每天蛋白质摄入量不应超过 20g 或 $0.3g/(kg \cdot d)$，此时需要经静脉补充必需氨基酸；当内生肌酐清除率为 5～10ml/min 时，蛋白质摄入量为 25g/d 或 0.4g/（kg•d）；内生肌酐清除率为 10～20ml/min 者则为 35g/d 或 0.6g/（kg•d）；内生肌酐清除率＞20ml/min 者可给予 40g/d 或 0.7g/（kg•d）的优质蛋白。尽量少食植物蛋白，如花生、豆类及其制品，因其含非必需氨基酸多。米、面中所含的植物蛋白也要设法去除，如可部分采用麦淀粉做主食。

（2）热量：供给患者足够的热量，以减少体内蛋白质的消耗。主要由糖类和脂肪供给。为摄入足够的热量，可给予较多的植物油和糖。同时应注意供给富含维生素 C 和 B 族维生素的食物。对已开始透析的患者，应改为透析饮食，具体参见本章"血液净化治疗的护理"。

（3）改善患者食欲：根据病情适当增加活动量，提供色、香、味俱全的食物，提供整洁、舒适的进食环境，进食前休息片刻，少量多餐。慢性肾衰竭患者胃肠道症状较明显，口中常有尿味，应加强口腔护理。可给予硬的糖果、口香糖来刺激食欲，减轻恶心、呕吐。

（4）营养状况：定期检测患者的体重、血清清蛋白和血红蛋白水平等，以了解其营养状况。

（5）必需氨基酸疗法的护理：必需氨基酸疗法主要用于低蛋白饮食的肾衰竭患者和蛋白质营养不良问题难以解决的患者。以八种必需氨基酸配合低蛋白高热量的饮食治疗尿毒症，可使患者达到正氮平衡，并改善症状。必需氨基酸有口服制剂和静脉滴注剂，能口服者以口服为宜。静脉输注必需氨基酸时应注意输液速度。若有恶心、呕吐应给予止吐药，同时减慢输液速度。切勿在氨基酸内加入其他药物，以免引起不良反应。

4. 用药护理

积极纠正患者的贫血，遵医嘱用促红细胞生成素，观察用药后反应，如头痛、高血压、癫痫发作等，定期检查血红蛋白和血细胞比容等。遵医嘱用降压药、强心药等。有发生感染危险或已发生感染的患者，遵医嘱合理使用对肾无毒性或毒性低的抗菌药物，并观察药物的疗效和不良反应。

5. 防治感染的护理

监测感染征象，注意患者有无体温升高、寒战、疲乏无力、食欲下降、咳嗽、咳脓性痰、尿路刺激征、白细胞计数增高等；准确留取各种标本（如痰液、尿液、血液等）送检。积极配合医师，采取切实可行的措施，预防感染的发生，具体措施如下。

（1）有条件时将患者安置在单人房间，病室定期通风并做空气消毒。

（2）各项检查治疗严格无菌操作，避免不必要检查，特别注意有无留置静脉导管和留置尿管等部位的感染。

（3）加强生活护理，尤其是口腔及会阴部皮肤的卫生。卧床患者应定期翻身，指导有效咳痰。

（4）教导患者尽量避免去公共场所。

（5）接受血液透析的患者，其乙型和丙型肝炎的发生率明显高于正常人群，故应进行乙肝疫苗的接种，并尽量减少输注血液制品。

6. 心理护理

积极对患者进行心理疏导，消除其负性情绪，使患者能积极配合治疗和护理。

四、健康指导

（一）疾病知识指导

向患者及其家属讲解慢性肾衰竭的基本知识，坚持积极治疗，避免或消除加重病情的各种因素，可以延缓病情进展，提高生存质量。指导其家属参与患者的护理，给患者以情感支持，使患者保持稳定积极的情绪状态。

（二）治疗指导与定期随访

遵医嘱用药，避免使用肾毒性药物，不要擅自停药或自行用药。向患者解释有计划地使用血管及尽量保护前臂、肘等部位的大静脉，对于以后进行血透治疗的重要性，以便患者理解并配合治疗。已行血液透析者应指导其保护好动静脉瘘管，腹膜透析者保护好腹膜透析管道。定期复查肾功能、血清电解质等。

（三）合理饮食

维持营养强调合理饮食对治疗本病的重要性，指导患者严格遵从慢性肾衰竭的饮食原则，尤其是蛋白质和水钠限制，强调保证足够热量供给的重要性，教会其选择适合自己病情的食物品种及数量。有高钾血症时，应限制含钾量高的食物。

（四）维持出入液量平衡

指导患者准确记录每天的尿量和体重，并根据病情合理控制水钠的摄取。指导患者自我检测血压，每天定时测量，血压以控制在 150/90mmHg 以下为宜。若血压升高、水肿和少尿时，则应严格限制水钠摄入。

（五）预防感染

根据病情和活动耐力进行适当的活动，以增强机体的抵抗力，但需要避免劳累，做好防寒保暖。注意个人卫生。注意室内空气清洁，经常开窗通风，但应避免对流风。避免与呼吸道感染者接触，尽量避免去公共场所。指导患者监测体温变化，及时发现感染征象并及时就诊。

第七章　感染性疾病护理

第一节　脓毒血症的护理

脓毒血症和脓毒性休克是危重症医学面临的重要临床问题，全球每年脓毒血症患病人数超过 1900 万，其中有 600 万患者死亡，病死率超过 1/4，存活的患者中约有 300 万人存在认知功能障碍。早期识别与恰当处理可改善脓毒血症患者的预后。拯救脓毒血症运动（SSC）指南一直关注重症患者脓毒血症的早期识别、早期治疗和目标化管理。作为重症监护治疗病房（ICU）护理人员，需要全面了解 SSC 指南要求，在疾病发展的过程中才可以实现早期识别、动态监测、个体化护理，与重症医师在 SSC 治疗方面达成一致，提高 SSC 患者的救治成功率。

一、脓毒血症诊断标准

2014 年 1 月，美国重症医学会（SCCM）和欧洲危重病医学会（ESICM）组织来自危重症医学、感染性疾病、外科和呼吸系统疾病的 19 名专家，对脓毒血症和感染性休克进行基于循证医学证据的探究和讨论，将脓毒血症定义为"感染引起的宿主反应失调所导致的致命性器官功能障碍"，同时该定义强调了感染导致宿主出现内稳态失衡、存在潜在致命性风险、需要紧急识别和干预。其诊断标准为脓毒血症患者经积极液体复苏后仍需要升压药物才能维持平均动脉压（MAP）≥ 65mmHg，血乳酸＞ 2mmol/L。

二、ICU 监测和护理重点

为降低脓毒血症患者的死亡率，集束化治疗是拯救脓毒血症运动的核心策略，已经成为改善脓毒血症休克治疗质量的基石。2018 年国际脓毒血症与脓毒血症休克指南修订为 1 小时集束化策略，要求临床医务工作者在 1 小时内完成对患者各种生命体征和检查化验结果、器官功能障碍的全面评估，及时开始液体复苏及抗感染治疗，有利于早期识别和诊断脓毒血症休克，促进对脓毒血症休克的早期治疗。作为 ICU 护士，在护理脓毒血症患者时，应该按照集束化治疗要求，实现 3 ～ 6 小时目标化治疗与监测。具体关注内容如下。

（一）密切监测容量变化

容量不足的表现如下。

1. 意识

观察患者意识变化，有无嗜睡、昏迷等。

2. 皮肤

观察患者的皮肤、末梢循环和有无花斑等现象。

3. 尿量

观察患者每小时尿量，如果每小时尿量＜ 0.5ml/（kg·h）应警惕出现病情变化。

4. 监测血压、心率

对于收缩压＜ 90mmHg、MAP ＜ 60mmHg、心率＞ 100 次 / 分都需要密切观察。

（二）立即建立有效静脉通路

在医师未建立深静脉前，护理人员需要迅速建立 2 条以上大静脉通路，并保持静脉通路的通畅。

（三）脓毒血症 3 小时集束化治疗任务清单

（1）测量血乳酸水平。

（2）在使用抗生素前进行血培养（需氧和厌氧）标本留取。

（3）遵医嘱使用抗生素。

（4）低血压或血乳酸＞ 4mmol/L 者给予静脉输注晶体液 30ml/kg。

（5）评估容积状态及组织灌注：反复重点检查生命体征、心肺体格检查、毛细血管再灌注时间和皮肤表现，测量 CVP、中心静脉血氧饱和度（ScvO$_2$），进行床旁心动超声检查，用被动抬腿试验或快速补液试验进行液体反应性的动态评估。

（四）脓毒血症 6 小时集束化治疗任务清单

对于初始液体复苏无效的低血压患者应用升压药维持 MAP ＞ 65mmHg。在初始给药后持续低血压的情况下（MAP ＜ 65mmHg）或初始乳酸＞ 4mmol/L 时，应重新评估容积状态和组织灌注。

第二节　急性腹膜炎

急性腹膜炎是常见的外科急腹症，其病理基础是腹膜壁层和（或）脏层因各种原因受到刺激或损害发生急性炎性反应，多由细菌感染，化学刺激或物理损伤所引起。大多数为继发性腹膜炎，源于腹腔的器官感染，坏死穿孔、外伤等。其典型临床表现为腹膜炎三联征——腹部压痛、腹肌紧张和反跳痛，以及腹痛、恶心，呕吐，发热，白细胞升高等，严重时可致血压下降和全身中毒性反应，如未能及时治疗可死于中毒性休克。部分患者可并发盆腔脓肿，肠间脓肿和膈下脓肿，髂窝脓肿及粘连性肠梗阻等并发症。

一、疾病分类

急性腹膜炎可以从以下不同的角度进行分类。

（一）按病因分类

可分为细菌性腹膜炎和非细菌性腹膜炎。非菌性腹膜炎多是由胃、十二指肠急性穿孔、急性胰腺炎等引起的胃液、肠液、胰液等漏入腹腔刺激腹膜而引起。但如病变持续

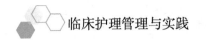

不愈，则 2～3 天后亦多继发细菌感染而与细菌性腹膜炎无异。

（二）按临床经过分类

可分为急性、亚急性和慢性三类。

（三）按炎症的范围分类

可分为弥漫性腹膜炎和局限性腹膜炎。

（四）按发病机制分类

可分为继发性腹膜炎和原发性腹膜炎。腹膜炎中绝大多数为继发性腹膜炎。原发性腹膜炎少见，其腹腔内原无病变，病菌由腹外病灶经血行或淋巴播散而感染腹膜，多见于免疫功能低下的肝硬化、肾病综合征及婴幼儿患者中。

二、发病原因

（一）继发性腹膜炎

1. 腹内器官的急性穿孔与破裂

腹内器官的急性穿孔与破裂是急性继发性腹膜炎最常见的原因。空腔器官穿孔往往因溃疡或坏疽性病变进展而突然发生，例如，急性阑尾炎、消化性溃疡、急性胆囊炎、伤寒溃疡、胃或结肠癌、溃疡性结肠炎、溃疡性肠结核、阿米巴肠病、憩室炎等穿孔而导致急性腹膜炎。实质器官（如肝、脾）也可因脓肿或癌肿而发生破裂。

2. 腹内器官急性感染的扩散

例如，急性阑尾炎、胆囊炎、胰腺炎、憩室炎、女性生殖道上升性感染（如产褥热、输卵管炎）等可蔓延至腹膜引起急性炎症。

3. 急性肠梗阻

肠套叠、肠扭转、嵌顿性疝、肠系膜血管栓塞或血栓形成等引起绞窄性肠梗阻后，因肠壁损伤，失去正常的屏障作用，肠内细菌可经肠壁侵入腹腔，产生腹膜炎。

4. 腹部外科情况

利器、子弹穿通腹壁时，可穿破空腔器官，或将外界细菌引入腹腔，腹部撞伤有时也可使内脏破裂，产生急性腹膜炎。腹部手术时，可由于消毒不严，而将外面细菌带至腹腔；也可因手术不慎，使局部的感染扩散，或胃、肠、胆、胰的缝合口溢漏，有时由于腹腔穿刺放液或作腹膜透析时忽视无菌操作，均可造成急性腹膜炎的后果。

（二）原发性腹膜炎

原发性腹膜炎又称自发性腹膜炎，腹腔内无原发病灶。致病菌多为溶血性链球菌、肺炎双球菌或大肠埃希菌。细菌入侵的途径一般为如下四种。

1. 血行播散

致病菌从呼吸道或感染灶通过血行播散至腹膜，婴儿和儿童的原发性腹膜炎多属此类。

2. 上行感染

来自女性生殖道的细菌通过输卵管直接向上扩散至腹膜腔，如淋病性腹膜炎。

3. 直接扩散

泌尿系感染时，细菌可通过腹膜层直接扩散至腹膜腔。

4. 透壁性感染

特殊情况下，如肝硬化腹水、肾病、猩红热或营养不良等机体抵抗力降低时，肠腔内细菌即可通过肠壁进入腹腔，引起腹膜炎。

三、发病机制及病理生理

急性腹膜炎的病理变化常因感染的来源和方式、病原菌的毒力和数量、患者的免疫力不同而有明显的差异。

感染一旦进入腹腔，腹膜立即出现炎症反应，表现为充血、水肿、渗液。渗液中的纤维蛋白可促使肠袢、大网膜和其他内脏在腹膜炎症区粘着、限制炎症的扩展。但如果未能去除感染病灶、修补穿孔内脏或进行腹腔引流，或由于细菌毒力过强、数量过多，或由于患者免疫功能低下则感染扩散形成弥漫性腹膜炎。

腹膜炎经治疗后炎症可逐步吸收，渗出的纤维蛋白可以机化，引起腹膜、肠袢、网膜之间的粘连，可有机械性肠梗阻之后患。

腹膜炎形成后，腹腔渗液中大量的细菌与毒素经腹膜吸收、循淋巴管进入血液中，产生败血症的一系列症状。

腹膜炎的初期，肠蠕动增加，不久减弱，发展为肠麻痹。肠麻痹发生后肠道分泌增加，吸收减少。肠腔内大量积气，积液。肠壁、腹膜、肠系膜水肿并有大量炎性渗出物进入腹腔，造成大量的水、电解质、蛋白质丢失，使血容量锐减。有学者估计弥漫性腹膜炎患者 24 小时内的体液丢失量可达 4 ~ 6L。

在血容量降低和毒血症的共同作用下、肾上腺皮质分泌大量儿茶酚胺，导致心率加快、血管收缩。抗利尿激素与醛固酮的分泌增加则导致水钠潴留，由于水潴留更超过钠潴留，引起低钠血症。细胞外液的减少和酸中毒使心输出量降低，心脏收缩功能减退。而腹胀、膈肌上抬又使患者通气量降低，呼吸急促，导致组织低氧血症。

在低血容量、低心输出量及抗利尿激素与醛固酮增加的共同作用下，肾小球滤过率降低，尿量减少。由于代谢率增高而组织灌流不足、组织缺氧代谢，以致产生乳酸血症。凡此种种皆可导致体液、电解质紊乱和酸碱平衡失调，以及心、肺、肾等重要器官功能的损害，以致若无有效治疗即可致患者死亡。

四、临床表现

急性腹膜炎的主要临床表现有腹痛、腹部压痛、腹肌紧张和反跳痛，常伴有恶心、呕吐、腹胀、发热、低血压、脉速、气促、白细胞计数升高等中毒现象。因本病大多为腹腔内某一疾病的并发症，故起病前后常有原发病症状。

（一）临床症状

1. 腹痛

腹痛是最主要最常见的症状，多数突然发生，持续存在，迅速扩展，其性质取决于腹膜炎的种类（化学性抑或细菌性）、炎变的范围和患者的反应。胃、十二指肠、胆囊等器官急性穿破引起弥漫性腹膜炎时，消化液刺激腹膜，则骤然产生强烈的全腹疼痛，甚至产生所谓腹膜休克。少数患者在发生细菌继发感染之前，可因腹膜渗出大量液体，稀释刺激物，而出现腹痛和腹膜刺激征暂时缓解的病情好转假象；当继发细菌感染后，则腹痛再度加剧。

细菌感染引起的腹膜炎一般先有原发病灶（如阑尾炎、胆囊炎等）的局部疼痛，穿孔时腹痛比较缓起，呈胀痛或钝痛，不像胃、胆囊急性穿破的剧烈，且疼痛逐渐加重并从病灶区域向全腹扩散。腹痛的程度因人而异，部分患者主诉异常剧烈的持续性疼痛，另一部分仅述钝痛或不适。

2. 恶心、呕吐

由于腹膜受到刺激，引起反射性恶心、呕吐，吐出物为胃内容物，有时带有胆汁；以后由于麻痹性肠梗阻，呕吐变为持续性而无恶心，吐出物可为黄绿色胆汁，甚至棕褐色粪样内容物。

3. 其他症状

在空腔器官急性穿孔产生腹膜炎时，由于腹膜休克或毒血症，虚脱现象常见，此时体温多低于正常或接近正常；当虚脱改善而腹膜炎继续发展时，体温开始逐渐升高。若原发病为急性感染（如急性阑尾炎和急性胆囊炎），在发生急性腹膜炎时，体温常比原有的更高。在急性弥漫性腹膜炎患者中，由于腹膜渗出大量液体，腹膜及肠壁高度充血、水肿，麻痹的肠腔积聚大量液体，加上呕吐、脱水等因素，有效循环血容量及血钾总量显著减少。

此外，由于肾血流量减少，毒血症加重，心、肾及周围血管功能减损，患者常有低血压及休克表现，脉搏细数或不能扪及，也可有口渴、少尿或无尿、腹胀、无肛门排气。有时有频繁的呃逆，其原因可能是炎症已波及膈肌。

（二）体征

腹膜炎患者多有痛苦表情。咳嗽、呼吸、转动身体均可使腹痛加剧。患者被迫采取仰卧位，两下肢屈曲，呼吸表浅频数。在毒血症后期，由于高热，不进饮食、脱水、酸中毒等情况，使中枢神经系统和各重要器官处于抑制状态，此时患者呈现精神抑郁、四肢厥冷、面色苍白、皮肤干燥、眼球及两颊内陷、鼻部尖削、额出冷汗。

腹部检查可发现典型的腹膜炎三联征，腹部压痛、腹肌紧张和反跳痛。在局限性腹膜炎，三者局限于腹部的一处，而在弥漫性腹膜炎，则遍及全腹，并可见到腹式呼吸变浅，腹壁反射消失，肠鸣音减少或消失。压痛和反跳痛几乎始终存在，而腹肌紧张程度则随患者全身情况不同而不一致。

一般在消化性溃疡急性穿孔，腹壁肌肉呈木板样强直，而在极度衰弱（如肠伤寒穿孔或毒血症晚期）患者中，腹肌痉挛或强直征象可很轻微或缺如。腹腔内有多量渗出液时，可查出移动性浊音。胃肠穿破致气体游离于腹腔时，55% ～ 60% 患者的肝浊音区缩小或消失。当炎症局限、形成局限性脓肿或炎性肿块且近腹壁时，可能扪及边缘不清的肿块。在盆腔的肿块或脓肿有时可通过直肠指诊扪及。

五、护理措施

（一）术前护理

1. 心理支持

做好患者及其家属的安慰解释工作，稳定患者情绪，减轻焦虑、恐惧；讲解有关腹膜炎的疾病知识，帮助其勇敢面对疾病，配合医护治疗，增加战胜疾病的信心和勇气。

2. 体位

半卧位可以促使腹内渗出液积聚于盆腔，以减少吸收、减轻中毒症状并有利于引流，同时使膈肌下移，腹肌松弛，减轻腹胀对呼吸和循环的影响。鼓励患者经常活动双腿，防止下肢静脉血栓形成。休克患者采取平卧位或头、躯干和下肢均抬高 20° 的体位。

3. 禁食、胃肠减压

胃肠道穿孔患者必须禁食，留置胃肠减压。胃肠减压可吸出胃肠道内容物和气体，减轻胃肠内积气，改善胃肠壁的血液循环，有利于炎症局限，促进胃肠功能恢复。

4. 纠正水、电解质紊乱

根据患者的出入量和生理需要量计算需要补充液体总量，以纠正脱水和电解质紊乱。病情严重者可输注血浆、白蛋白或全血，以纠正低蛋白血症和贫血。注意监测血压、脉搏、尿量、中心静脉压、心电图、血细胞比容、血清电解质及血气分析等指标，及时调整输液的成分和速度，维持尿量每小时 30 ～ 50ml。

5. 抗生素治疗

继发性腹膜炎多为混合性感染，抗感染治疗时需要考虑致病菌的种类，根据细菌培养出的菌种及药物敏感试验结果选用抗生素是比较合理的。

6. 补充热量和营养支持

在炎症、应激状态下，分解代谢增强，急性腹膜炎患者的代谢率约为正常人的140%，当热量补充不足时，体内大量蛋白首先被消耗，使患者的抵抗力和愈合能力下降。长期禁食时，可考虑经肠外途径补给人体所需的营养素。

7. 镇静、止痛

已确诊、治疗方案已定和手术后的患者，可用哌替啶类止痛药，以减轻患者的痛苦。诊断不明或病情观察期间，暂不用止痛药物，以免掩盖病情。

（二）术后护理

1. 病情观察

密切监测生命体征的变化，经常巡视患者，倾听主诉，观察腹部体征的变化，有无膈下或盆腔脓肿的表现等，及时发现异常予以处理。对危重患者特别注意循环、呼吸、肾功能的监测和维护。

2. 体位

全身麻醉未清醒者给予平卧位，头偏向一侧，防止呕吐等引起窒息或吸入性肺炎，保持呼吸道通畅。全身麻醉清醒后或硬膜外麻醉患者平卧 6 小时后且血压、脉搏平稳可改为半卧位，并鼓励患者多翻身、多活动，预防肠粘连。

3. 饮食

术后继续禁食、胃肠减压，肠蠕动恢复后，拔除胃管，给予水及流质饮食，逐步恢复正常饮食。留置胃肠减压期固定时予以口腔护理。

4. 补液和营养支持

合理补充水、电解质和维生素，必要时输注新鲜血、血浆并给予肠内、肠外营养支持，以维持术后机体康复需要和提高防御能力。继续应用有效抗生素控制腹腔内感染。

5. 引流管护理

正确连接各引流装置，有多根腹腔引流管时，贴上标签标明各管位置，以免混淆。妥善固定引流管，防止脱出或受压；观察并记录引流液的量、颜色、性状；对负压引流者保证有效负压；经常挤捏引流管以防血块或脓痂堵塞，保持腹腔引流通畅。

（三）健康教育

1. 知识

向患者说明非手术期间禁食、胃肠减压、半卧位的重要性，教会患者注意腹部症状和体征的变化。

2. 饮食

指导讲解术后饮食方面的知识，鼓励其循序渐进、少量多餐，进食富含蛋白质、能量和维生素的食物，促进手术创伤的修复和切口愈合。

3. 活动

解释术后早期活动的重要性，鼓励患者卧床期间进行床上活动，体力恢复后尽早下床走动，促进肠功能恢复，防止术后肠粘连。

4. 复诊

术后定期门诊复查。出现伤口红肿热痛、体温升高、腹痛、停止排气排便等症状及时就诊。

第八章 创伤性疾病护理

第一节 骨折患者护理

一、肱骨近端骨折的护理

肱骨近端包括肱骨大结节、小结节和肱骨外科颈三个重要的解剖部位。肱骨近端骨折可发生于任何年龄，但以中老年人为多。其发生率占全身骨折的 2.34%。

（一）术前护理

安全护理由于骨折多为中老年患者，部分患者有骨质疏松，患者安全尤为重要。护士应在患者入院时，做好患者及其家属的安全宣教，床前悬挂"防范患者跌倒安全"提示牌，提示此患者存在跌倒风险，填写"防范患者跌倒（坠床）观察记录表"并定时填写观察记录。保持病室整洁，物品摆放规范，保持地面清洁、干燥，加强巡视。

（二）术后护理

1. 体位护理

适当予以患肢抬高，以促进静脉及淋巴回流，减轻水肿；侧卧时，使患侧与躯干平行。坐起时要给予协助，避免患侧肢体用力不当。

人工肱骨头置换术的患者，在协助变换体位或搬运患者时，护士动作要轻柔，做好患肢的扶托保护，避免人为因素加重患肢疼痛，或造成肱骨头脱位。

2. 功能锻炼

（1）第一阶段：保持正确体位，使用外展支具，使肩关节维持在外展前屈的功能位，以保护肩关节功能。

（2）第二阶段：术后 1～2 周，增加肌肉锻炼，开始练习握拳，以防肌肉萎缩和促进血液循环。锻炼强度以患者不感到疼痛及疲劳为宜；逐渐可做腕、肘关节的各种活动。肘关节以主动活动为主，但不能做强力的被动活动或推拿、按摩，以免造成骨化性肌炎。这一时期以静止性的肌肉收缩为主，其作用是在制动阶段能有效地保持肌力，改善肢体的血液循环，加速骨痂形成。

（3）第三阶段：术后 3～4 周开始练习肩部前屈后伸，逐步增加肩关节活动范围。

（4）第四阶段：术后 5 周后如无不良反应，全面练习肩关节活动。活动范围循序渐进，每次锻炼时以患者有轻度疲劳感为宜，幅度由小到大，次数由少到多。

二、肱骨干骨折的护理

肱骨外科颈下 1～2cm 至肱骨髁上 2cm 段内的骨折称肱骨干骨折。其发生率占全身骨折的 2. 11%。致伤因素可能是骨折端直接撞击，也可能由于外侧肌间隔的卡压所致。

（一）术前护理

术前护理要点是保护患肢。

1. 原因

由于桡神经在肱骨中段的解剖位置关系，肱骨干骨折有时会造成桡神经损伤，甚至在搬运过程中引起桡神经的损伤。肱骨干中下 1/3 骨折处多由间接暴力所致，大多有成角移位，此处骨折最易导致桡神经损伤，表现为垂腕畸形。桡神经损伤大多为挫伤，一般在 3 个月内都能恢复正常。

2. 具体措施

（1）为防止桡神经的进一步损伤，术前患肢应置屈肘位，可用软枕垫起，使损伤组织处于无张力状态。

（2）搬动伤肢时两手分别托住肩关节和肘关节。

（3）尽量不在患肢上使用止血带、输液，以免加重桡神经的缺血、缺氧，不利于神经功能的恢复。

（二）术后护理

1. 并发症观察及处理

（1）血管损伤：观察局部皮下有无血肿、瘀斑，肢体远端搏动情况，皮肤的温度颜色及末梢血运。

（2）神经损伤：应密切观察患肢的感觉及活动情况，有异常时应及时报告医师。并做好功能锻炼指导，帮助患者正确认识神经损伤的恢复需要时间，建立康复的信心。

2. 功能锻炼

无论是手法复位外固定，还是切开复位内固定，术后均应早期进行功能锻炼。

（1）第一阶段：术后第 2 天开始，患肢进行肌肉的等长收缩训练并可主动握伸拳、屈伸腕，主动耸肩。禁止做上臂旋转活动。

（2）第二阶段：1 周后，进行患肢肩肘关节的主动伸屈锻炼及肌肉锻炼。具体步骤如下。①肘部伸屈：坐位，患肘放在桌面的枕头上，手握拳，用力屈射伸肘，反复 3 次；②手拉滑车：患者在滑车装置下，坐位海螺站位，两手持绳两端，以健肢带动患肢，徐徐来回拉动绳子，反复 3 次；③弓步云手：下肢前后分开，呈弓步站立，用健侧手托扶患肢前臂使身体重心后移，双上肢屈肘，前臂靠在胸前，再使身体重心移向前，同时把患肢前臂在同水平上做顺时针或逆时针方向弧形伸出，前后交替，反复 3 次。肘关节屈伸活动时要轻柔，避免强力活动。

（3）第三阶段：术后 15 天，增加旋转肩关节运动（即身体向患侧倾斜，屈肘 90°，使上臂与地面垂直，以健手握住患侧腕部，做画圆动作）、双臂上举运动（双手置于胸前，十指相扣，屈肘 45°，用健肢带动患肢，先使肘屈曲 120°，双臂同时上举，再缓慢放回原处）。肩肘关节各项主动活动，可以减轻或消除插钉对肩肘关节功能的影响，是关节功能恢复的关键。

出院后继续行关节及肌肉的锻炼，4周内禁止做上臂旋转活动。

三、肱骨髁间骨折

（一）术前护理

1. 患肢的观察与护理

（1）观察患者患肢的肿胀程度、血液循环情况，注意观察手指末梢皮肤的颜色、温度、桡动脉搏动情况，手指的屈伸活动、感觉情况。如出现手部皮肤苍白、皮肤温度降低、麻木，则是血管受压或损伤的征兆，应及时处理。

（2）协助患者患肢下垫软枕或靠垫，以抬高患肢高于心脏20～30cm，保证患者的舒适度。

（3）患肢肿胀较重时，给予患肢持续冰敷，并注意避免外敷料、支具的过度卡压。

（4）神经损伤的观察：观察有无正中神经、桡神经、尺神经损伤症状。正中神经损伤表现为拇指对掌动作丧失，拇指、示指、中指末节屈曲功能丧失呈"裙子"状。患肢的大鱼际肌群萎缩。拇指、示指、中指及环指一半掌面及诸指末节背面感觉消失。尺神经损伤表现为患肢出现小指、环指指间关节不能伸直，以及典型的"爪形"畸形。桡神经损伤可出现垂腕、伸指及拇指外展功能丧失，手背面皮肤感觉消失。如有上述神经损伤症状应及时报告处理。

2. 支具的护理和骨筋膜室综合征的预防

检查支具的边缘，注意询问患者的感受，如有卡压，应及时协助解除，并通知支具室技术人员，协助调整，直至舒适。如肢体出现进行性肿胀、疼痛加剧、麻木、皮肤发绀，出现张力性水疱，手指屈伸受限时，应立即通知医师，协助医师去除一切固定，解除压迫。

告知患者颈腕吊带的作用及重要性，教会患者正确使用颈腕吊带。

3. 功能锻炼

（1）术前的肌肉力量训练：握拳及手指伸直训练，握拳10秒，伸直10秒，大于或等于300次/天，以患者能耐受为主。给予颈腕吊带抬高患肢，有利于血液回流，减轻肿胀，并做肩前后、左右摆动练习。

（2）功能锻炼应遵循循序渐进、由被动到主动、由易到难的原则。

（二）术后护理

1. 患肢的观察与护理

（1）查看患者患肢的肿胀程度、血液循环情况，注意观察手指末梢皮肤的颜色、温度、动脉搏动情况，手指的感觉、屈伸活动情况。

（2）观察患者患肢的肿胀程度。患肢肿胀较轻时，协助患者患肢下垫软枕，使患肢高于心脏20～30cm，保证患者的舒适度；患肢肿胀较重时，遵医嘱给予患肢持续冰敷，并注意避免外敷料、支具的过度卡压。

（3）观察伤口渗血、渗液情况。发现渗血较多时，及时通知医师进行相应处理。

（4）观察伤口引流情况，伤口引流液每小时大于 100ml 时及时通知医师。根据伤口引流的拔管指征，配合医师拔除引流管。

2. 功能锻炼

（1）患者复位及固定后当天，护士开始指导其做握拳、伸指练习，第 2 天增加腕关节屈伸练习。患肢给予颈腕吊带胸前悬挂位，做肩前后、左右摆动练习。1 周后指导其增加肩部主动练习，包括肩屈、伸、内收、外展与耸肩，并逐渐增加其运动幅度。

（2）患者骨折固定去除后，护士则可告知其增加关节活动范围的主动练习，包括肘关节屈、伸、前臂旋前和旋后练习，2 组 / 天，30 ～ 50 次 / 组，恢复肘关节活动度的练习，防止肘关节的僵硬。锻炼过程中动作要轻柔，以患者主动锻炼为主，不引起剧烈疼痛为度。

四、尺桡骨骨折

（一）术前护理

1. 患肢的护理

（1）评估患者患肢的肿胀程度、血液循环情况。注意观察手指末梢皮肤的颜色、温度、桡动脉搏动情况，手指的屈伸活动、感觉情况。

（2）区分正常和异常的患肢血液循环情况，正常为手指温暖、颜色红润或接近正常。按压甲床，血管充盈度良好，感觉正常，手指能屈伸活动。

（3）根据患者患肢的肿胀程度采取相应的措施。患肢肿胀较轻时，协助患者将患肢抬高，高于心脏 20 ～ 30cm，有利于静脉回流，减轻肿胀。指导患者保持前臂中立位，避免做旋前、旋后的动作以防骨间隙挛缩；患肢出现张力性水疱、肿胀较重时，给予前臂悬吊抬高，使前臂垂直于床面；如患肢出现进行性肿胀，按压甲床，血管充盈度差，皮肤发绀，出现"5P"征，疼痛加剧或麻木，手指活动受限，被动牵拉痛剧烈，则应警惕骨筋膜室综合征的发生，应立即通知医师，协助医师去除一切外固定，遵医嘱应用甘露醇等脱水药物，并协助做好切开减张的准备。

2. 疼痛管理

创伤性炎症引起疼痛，疼痛管理不佳会影响患者的睡眠质量和康复进程。此外，对于尺桡骨骨折患者，疼痛程度也是反映是否发生骨筋膜室综合征的指标之一。

3. 功能锻炼

（1）原因：功能锻炼能够促进静脉血液回流，既能防止肢体肿胀，又能促进肢体消肿，减少关节僵硬和肌肉萎缩的发生。

（2）具体措施：①向患者说明功能锻炼的意义、方法和原则。②指导患者拇指贴紧掌心，用力握拳，持续 3 ～ 5 秒；然后放松，再用力伸直手指，再持续 3 ～ 5 秒，然后放松，每天锻炼 3 ～ 4 次，每次 15 ～ 20 分钟。③指导患者在保护好患肢的情况下，进行肩关节的适当活动。

（二）术后护理

1. 患肢的护理

（1）查看患者患肢的肿胀程度、血液循环情况，注意观察手指末梢皮肤的颜色、温度、桡动脉搏动情况，手指的屈伸活动、感觉情况。

（2）根据患者患肢的肿胀程度，患肢肿胀较轻时，协助患者患肢下垫软枕，使患肢高于心脏 20～30cm，有利于静脉回流；指导患者保持前臂中立位，避免做旋前、旋后的动作。患肢肿胀较重时，给予前臂悬吊抬高，前臂垂直于床面；如肢体出现进行性肿胀、疼痛加剧、麻木、皮肤发绀，出现张力性水疱，手指屈伸受限，被动屈伸时疼痛加剧，应立即通知医师，协助医师去除一切固定，解除敷料，遵医嘱应用甘露醇等脱水药物，并协助做好切开减张的准备。

（3）观察伤口渗血、渗液情况，发现渗血较多时，及时通知医师，进行相应处理。

（4）观察伤口引流情况，伤口引流液每小时大于 100ml 时及时通知医师。根据伤口引流的拔管指征，配合医师拔除引流管。

2. 疼痛管理

有效避免疼痛对人体造成的危害，并能够及早发现骨筋膜室综合征。

3. 功能锻炼

（1）原因：功能锻炼能够促进静脉血液回流，既能防止肢体肿胀，又能促进肢体消肿，减少关节僵硬和肌肉萎缩的发生，并在术后促进骨折的愈合。

（2）具体措施：①向患者说明功能锻炼的意义、方法和原则。②指导患者拇指贴紧掌心，用力握拳，持续 5～10 秒；然后放松，再用力伸直手指，再持续 5～10 秒，然后放松，每天锻炼 3～4 次，每次 15～20 分钟。③指导患者在保护好患肢的情况下，进行肩关节、肘关节、腕关节的适当活动。

五、股骨干骨折护理

（一）术前护理

1. 脂肪栓塞综合征的观察与护理

（1）注意观察患者有无呼吸系统、循环系统及神经系统的变化。

（2）患者有无发热及有无皮下瘀点。

（3）抬高肿胀肢体，观察末梢血运，及时处理过紧的外固定，减轻局部压力。

（4）告知患者进食低脂饮食或禁食脂肪，昏迷患者禁食。

（5）一旦发生脂肪栓塞综合征应积极配合医师进行处理。

2. 休克的观察与护理

股骨干骨折多由于强大暴力所致，骨折同时常伴有严重的软组织损伤、大出血等，护理人员应详细了解病史，进行必要的检查，注意各种化验结果，做到全面了解病情。密切观察患者的神志、瞳孔、呼吸、血压、脉搏、尿量、患肢的肿胀程度及有无贫血征象。开放损伤者，观察伤口包扎及止血效果。一旦发现有休克迹象及时通知医师进行处理。

（二）术后护理

1. 体位管理

患肢抬高，促进血液循环，护士定时观察患者的体位，发现问题及时纠正，内固定术后鼓励患者尽早坐起。

2. 健康指导

术后当天可行踝泵运动，术后第 2 天开始股四头肌收缩锻炼、踝泵运动，促进肢体血液循环，有利于患肢消肿及预防下肢深静脉血栓形成。术后第 3 天练习深呼吸，利用吊环抬起上半身，以锻炼上肢肌肉和扩胸运动，预防肺部感染；练习伸直膝关节，膝关节屈曲应遵医嘱进行。术后 1 周可练习下地站立，逐步进行扶拐行走，患肢由不负重到部分负重再到全负重。生活规律，保证充足营养及睡眠，避免感冒，出院后坚持功能锻炼，活动量循序渐进，避免过度疲劳；进食高蛋白、高热量、富含维生素饮食，多食含钙高的食物，促进骨折愈合；术后 2 周拆线，定期进行复查。

3. 康复指导

（1）患肢功能锻炼：患肢复位固定后，麻醉清醒即可开始做踝关节背伸跖屈运动；术后第 1 天开始做股四头肌等长收缩练习，禁止做抬举动作；术后 48 小时即可应用 CPM 机逐渐进行被动功能锻炼。术后 2 周功能锻炼强度可逐渐加大，手扶膝关节上方做膝关节主动屈曲活动，即股四头肌等张收缩训练；双手扶床，健足蹬床，练习抬臀；扶双拐下地，练习不负重行走。下床时健侧先负重，上床时患肢先上。

（2）注意事项：术后 1 个月避免患肢负重，坚持患肢功能锻炼，劳逸结合，循序渐进；定期门诊复查，根据骨痂形成的情况以决定完全负重的时间，在骨折未完全愈合前坚持扶拐；注意安全防护，防止再次骨折。

六、胫骨平台骨折

胫骨平台骨折是指胫骨上端与股骨下端接触面发生的骨折。可由间接暴力或直接暴力引起。伤后膝关节肿胀，功能活动障碍。

（一）术前护理

1. 患肢的观察与护理

（1）观察患者患肢的肿胀程度、血液循环情况；观察足趾末梢皮肤的颜色、温度、足背动脉搏动情况；观察足趾的屈伸活动、感觉情况。

（2）协助患者患肢下垫气垫，以抬高患肢高于心脏 20 ~ 30cm，同时辅以棉垫，保证患者的舒适度。严禁肢体外旋，以免压迫腓骨小头发生腓总神经损伤。

（3）患肢肿胀较重时，给予患肢持续冰敷，并注意避免外敷料、支具的过度卡压。

2. 支具的护理

检查支具的边缘及患者的足跟、内外踝处有无卡压现象。注意询问患者的感受，如有卡压，应及时协助解除，并通知支具室技术人员协助调整，直至舒适。

3. 功能锻炼

鼓励患者在床上进行适当的活动，向患者解释功能锻炼的目的、意义和方法，指导患者进行功能锻炼，包括上肢的主动运动；指导患者进行踝关节背伸和跖屈练习。功能锻炼应遵循循序渐进、由被动到主动、由易到难，以身体能够承受为限的原则。

（二）术后护理

1. 患肢的观察与护理

（1）观察患肢的肿胀程度、血液循环情况，注意足趾末梢皮肤的颜色、温度、足背动脉搏动情况，及足趾的感觉、屈伸活动情况。

（2）根据患肢的肿胀程度，给予相应的护理措施。患肢肿胀较轻时，协助患者患肢下垫气垫，抬高患肢高于心脏 20～30cm，同时辅以棉垫，保证患者的舒适性。患肢肿胀较重时，遵医嘱给予患肢持续冰敷，并注意避免外敷料、支具的过度卡压。

（3）观察伤口渗血、渗液情况，发现渗血较多时，及时通知医师并协助处理。

（4）观察伤口引流情况，保持引流管的通畅，如伤口引流量大于 100ml/h，须通知医师。根据伤口引流的拔管指征，配合医师拔除引流管。

（5）若有自体植骨，注意观察取骨区敷料渗血情况。

2. 功能锻炼

（1）术后 6 小时麻醉作用消失后，即指导患者进行踝关节的跖屈和背伸运动。

（2）术后每天指导患者进行股四头肌力量的练习，防止肌肉萎缩。

（3）术后第 2 天拔出引流管后，可以在髌骨固定带保护下下地行走，但行走时应扶双拐，患肢不负重。

（4）术后第 3 天，患肢疼痛已明显减轻，在骨折稳定的情况下开始进行 CPM 的练习。从屈膝 30° 开始，每天增加 5°，一般屈膝不超过 90°；做"直腿抬高"锻炼，每组 10～30 次，每天 2 组，但骨折不稳定或内固定物不稳定的患者暂不宜行屈膝锻炼与"直腿抬高"锻炼。

（5）行走时扶拐，患肢可部分负重。

3. 康复训练

（1）踝泵训练：手术当天麻醉消退后开始，嘱患者最大限度有节奏地伸屈踝关节，使患肢足部最大限度背伸后暂停 3～5 秒，缓慢放松，再最大限度跖屈后暂停 3～5 秒，缓慢放松，如此反复运动，频率不宜过快，动作必须到位。练习时间为每小时练习 5 分钟，每天 3～4 次。此练习对于预防肿胀及深静脉血栓，促进患肢血液循环具有重要意义。

（2）股四头肌等长收缩训练：让患者平躺床上，绷紧大腿肌肉，膝关节保持伸直，并用力将膝关节向床的方向压。感觉已使用最大力时，保持 5～15 秒，然后放松 5 秒，重复 10 次，尽量每小时练习 5～10 次。

（3）髌骨推移训练：患肢伸膝，以前、后、左、右反复推动髌骨，力量适中。每天 4 次。

（4）膝关节屈伸训练：根据骨折类型于术后 1 周或 1 个月开始。

七、胫腓骨骨折

胫腓骨骨折是长管状骨中最常发生的骨折，且以开放性多和并发症多而为大家所重视。约占全身骨折发生率的 13.7%。患肢疼痛、肿胀、畸形和功能障碍为主要症状。胫腓骨骨折治疗的目的是恢复小腿的承重功能。治疗方法应根据骨折类型和软组织损伤程度选择外固定或开放复位内固定。

（一）术前护理

1. 患肢的观察与护理

（1）观察患者患肢的肿胀程度、血液循环情况，注意观察足趾末梢皮肤的颜色、温度、足背动脉搏动情况，足趾的屈伸活动、感觉情况。

（2）协助患者患肢下垫气垫，以抬高患肢高于心脏 20～30cm，同时辅以棉垫，保证患者的舒适度。

（3）患肢肿胀较重时，给予患肢持续冰敷，并注意避免外敷料、支具的过度卡压。

2. 支具的护理和骨筋膜室综合征的预防

检查支具的边缘及患者的腓骨小头处、足跟、内外踝处有无卡压现象。注意询问患者的感受，如有卡压，应及时帮助解除，并通知支具室技术人员协助调整，直至舒适。如肢体出现进行性肿胀、疼痛加剧、麻木、皮肤发绀、足趾牵拉痛时，应立即通知医师，协助医师去除一切固定，解除压迫。

3. 功能锻炼

（1）鼓励患者在床上进行适当的活动，向患者解释功能锻炼的目的、意义和方法，指导患者进行功能锻炼，包括上肢的主动运动、踝关节的背伸和跖屈练习。

（2）功能锻炼须遵循循序渐进、由被动到主动、由易到难，身体能够承受为限。

4. 康复指导

（1）第 1 阶段（术后 2～7 天）：术后早期活动的目的是保持关节的稳定性和肌肉张力，防止关节僵硬和肌肉萎缩，促进血液循环，术后第 2 天开始指导患者以卧床为主，不负重，进行股四头肌的等长收缩练习。患肢伸直绷紧足尖，做股四头肌的等长收缩锻炼。每天 2～3 次，每次 3 组，每组 10 次。如此反复练习，逐天增加 1 组。同时练习膝踝关节的屈伸，避免关节僵硬。

（2）第 2 阶段（术后 1～2 周）：患者从床上功能锻炼，逐渐过度到下地扶拐行走，开始在协助下，扶拐 5～10 分钟，以后逐渐延长时间，然后卧床休息，卧床时下肢抬高 30°～40°。

（3）第 3 阶段（术后 2～6 周）：指导患者及其家属掌握正确的功能锻炼方法。术后定期来院复查，经 X 线片证实已有骨痂形成时，在医师的指导下可释放轴向压力。

（二）术后护理

1. 患肢的观察与护理

（1）查看患者患肢的肿胀程度、血液循环情况，注意观察足趾末梢皮肤的颜色、温度、足背动脉搏动情况，足趾的感觉、屈伸活动情况。

（2）根据患者患肢的肿胀程度，患肢肿胀较轻时，协助患者患肢下垫气垫，以抬高患肢高于心脏 20 ～ 30cm，同时辅以棉垫，保证患者的舒适度。患肢肿胀较重时，遵医嘱给予患肢持续冰敷，并注意避免外敷料、支具的过度卡压。

（3）观察伤口渗血、渗液情况，发现渗血较多时，及时通知医师。

（4）观察伤口引流情况，保持引流的通畅，如伤口引流量每小时＞ 100ml 时及时通知医师。根据伤口引流的拔管指征，配合医师拔除引流管。

2. 功能锻炼

（1）术后 6 小时麻醉作用消失后，即指导患者进行踝关节的跖屈和背伸运动。

（2）术后每天指导患者进行股四头肌力量的练习，防止肌肉萎缩。

（3）指导患者进行膝关节、髋关节的被动伸屈活动，动作应轻、稳，幅度由小到大，循序渐进。

（4）告知患者不可忽略健侧肢体的功能锻炼。

八、髋部骨折护理

髋部骨折多发生于老年人。随着社会的发展，人类生存年龄的提高，髋部骨折的发生率呈上升趋势。

（一）股骨颈骨折护理

1. 术前护理

（1）疼痛的护理。加强临床观察，辨别患者疼痛的性质及临床表现，并给予疼痛评分，以确定疼痛的程度及引起疼痛的原因；及时通知医师并协助医师解除引起疼痛的原因，减轻患者痛苦，必要时根据患者表现及疼痛评分遵医嘱给予药物治疗。一般评分为 0 ～ 3 分无须用药，采用心理暗示、分散注意力等方法减轻患者疼痛；评分 4 ～ 6 分可采用非阿片类镇痛药物，7 ～ 10 分采用阿片类药物，并反复评估疼痛状况，直至评分小于 4 分。

进行护理操作时，动作轻柔、准确，防止粗暴剧烈而引起或加重患者的疼痛感；若因治疗或护理必须移动患者时，应向患者说明必要性，以取得患者的配合，移动过程中对损伤部位重点保护，尽量减轻患者疼痛。

（2）术前教育及准备。①呼吸道准备：进行深呼吸锻炼，有效咳嗽等，尤其是全身麻醉及老年患者，以增加肺活量。②床上大小便训练：患者会因创伤、麻醉等引起排便困难，甚至尿潴留。因此，术前应训练正确的床上大小便方法，减少术后尿潴留和便秘的发生。③皮肤准备：清洁皮肤，擦浴，按手术部位进行备皮，检查有无疖子、毛囊炎等皮肤炎症，若有应及时报告医师进行处理。④肠道准备：术前 12 小时禁食，术前 6 小时禁水，遵医嘱进行灌肠。⑤告知患者及其家属需要准备的物品及手术后的注意事项。⑥术晨准备：取下身上的饰品、活动性义齿、隐形眼镜等，贵重物品交家属妥善保管，去手术室前排空膀胱，询问女性患者有无月经来潮，如有则报告医师，重新安排手术日期。

（3）生活护理。护理人员勤巡视病房，给予患者生活上的照顾和帮助，尽可能满足其基本的生活需要，如饮食、大小便、洗漱、翻身等。

（4）维持患肢血液灌注。患肢血液循环障碍与骨折合并血管损伤、包扎过紧及局部肢体肿胀等有关，护士应严密观察患肢端有无剧痛、麻木、皮肤温度降低、苍白或发绀等症状，有无指端甲床血液充盈时间延长、脉搏减弱或消失等征象。若发生这些征象及时通知医师进行处理，以维持患肢血液灌注。

（5）减轻肢体肿胀。适当给予患肢抬高，若无禁忌证，应早期进行关节和肌肉的主动、被动运动，增加肌肉力量的恢复，促进静脉及淋巴的回流。遵医嘱使用相应的药物以减轻肿胀。

（6）心理护理。骨折早期意外的创伤和疼痛使患者情绪剧变，可有恐惧、烦躁的表现，骨折中期患者因长期卧床可产生多疑、不安的心理反应。护理人员应主动关心、体贴患者，取得患者的信任，并有的放矢地进行心理疏导；同时可向患者介绍成功的病例，帮助其树立战胜疾病的信心和勇气。

2. 术后护理

（1）按麻醉方式进行麻醉后相关护理。

（2）观察生命体征观察患者血压、脉搏、呼吸等，并注意患者意识状态。

（3）体位患肢抬高，促进血液循环，护士定时观察患者的体位，发现问题及时纠正，内固定术后鼓励患者尽早坐起。人工股骨头置换术后及髋关节置换术后的患者采取外展中立位，双腿间夹软枕；定时抬臀，加强宣教，防止术后发生髋关节脱位；注意倾听患者主诉，观察患侧髋关节处有无畸形及功能障碍；一旦发生关节脱位及时通知医师进行处理。

（4）术后伤口的观察皮肤有无红、肿、热、痛等伤口感染迹象，体温、血常规等是否正常。

（5）管路护理。①尿管：嘱患者多饮水，夹闭尿管定时开放，活动时防止牵拉，防止尿路感染及尿管打折、脱出。②伤口引流管：密切观察引流液的颜色、性质和量，如有异常及时通知医师；保持管路通畅，妥善固定，搬动患者或翻身时，防止引流管受压、扭曲、打折，经常检查引流管有无漏气或脱出；严格无菌操作，倾倒引流液前先用止血钳夹闭引流管，防止逆行感染；引流管周围敷料有渗血渗液时及时更换；各班记录引流液的量，若引流液每小时大于 200ml，及时报告医师处理。

（6）预防下肢深静脉血栓及肺栓塞。观察患肢肿胀程度，与健侧对比，并每天记录；指导患者做踝泵运动及股四头肌收缩锻炼；使用抗血栓弹力袜和下肢血液循环驱动器，促进静脉回流；遵医嘱应用抗凝药物，如低分子肝素等。

（7）长期卧床并发症的预防。①压疮：翻身是根本，指导患者进行抬臀等活动，按摩骨突部位，局部使用防压疮贴膜，必要时使用防压疮气垫床。②肺部感染：鼓励患者咳嗽、咳痰，指导患者深呼吸，必要时协助叩背及雾化吸入治疗，促进痰液排出。③肌肉萎缩：指导患者行踝泵运动及股四头肌等长收缩锻炼，防止肌肉萎缩。

（8）健康指导。①术后第 1 天可进行患肢的股四头肌收缩锻炼和踝泵运动，可进行由上至下按摩肌肉，防止关节僵硬及肌肉萎缩。②手术后骨折端增强了稳定性，术后 3～5 天可坐起，5～7 天可助行器下地练习站立，可在床上坐起，活动膝关节、踝关节。对于人工股骨头置换或全髋关节置换术者可在术后 1 周开始下地站立。因患者个体原因，具体时间应遵医嘱。③术后 2 周拆线。④手术 3～4 周患肢不负重下地行走，6 周后扶双拐下地部分负重行走。至少需要 6 个月方可完全负重，或遵医嘱。⑤生活规律，保证充足营养及睡眠；避免感冒；出院后坚持功能锻炼，活动量循序渐进，避免过度疲劳。

（二）股骨粗隆间骨折

1. 护理评估

（1）髋部骨折相关健康史的评估。①与骨折发生相关因素评估：了解患者性别、年龄、绝经年龄、体重等。了解外伤史、晕厥史、脑梗死史、痴呆史、帕金森病史等既往病史，同时必要时进行跌倒及 ESSEN 评估。②与发生股骨头坏死相关因素评估：了解患者不良生活习惯（饮食、吸烟、饮酒、运动），伴随疾病史（高血压、甲状腺功能亢进症、糖尿病、慢性肾病等）、服药史（是否服用阿司匹林及其他活血化瘀类药物）。

（2）临床症状评估。①畸形：患肢多有轻度屈髋、屈膝及外旋畸形。②疼痛：移动患肢时髋部疼痛明显。腹股沟中点有压痛。在患肢足跟部或大粗隆部叩击时，髋部感疼痛。③功能障碍：患者伤后不能坐起或站立。患侧髋关节及下肢活动受限。④肿胀：股骨颈骨折多为囊内骨折，故骨折后局部肿胀不明显。

（3）神经体格检查评估。①患肢感觉：触觉、温度觉等。②血液循环情况：双下肢对比性观察，皮肤颜色、温度、足背动脉搏动情况。③肿胀情况：双下肢的周径的测量，髌骨上缘上 10cm 及髌骨下缘下 10cm 处做好标记，测量周径并记录。

（4）辅助检查评估。① X 线检查：髋关节正位、侧位。② CT 或 MRI：可以早期发现比较轻微的线状骨折或无明显移位的骨折。③心电图：必要时进行超声心动图检查，了解患者心肺情况。④双下肢彩超：是否有下肢深静脉血栓的发生。

（5）心理社会状态评估。患者心理问题主要包括对医院环境及工作人员的陌生感、对术前准备及手术的恐惧感、对术后行走问题的担忧。护士应积极进行宣教及心理疏导。可以采用与患者交流、介绍成功病例、发放宣传手册等方法来解除患者不同时期的心理问题。

2. 护理措施

（1）术前护理要点。①疼痛护理：减少患者大幅度的搬动，必要时遵医嘱给予镇痛药物。②体位护理：整体搬运患者，必要时牵引下搬运预防骨折移位。翻身时要预防移位，可向患侧翻身，向健侧翻身时应防止骨折移位，两腿间可夹软枕。患肢抬高 15°～30°，避免腘窝下垫枕。③预防压疮：入院时进行压疮危险因素评估，有压疮风险患者采取相应的措施。建立翻身卡，每 2 小时翻身一次；应用防压疮气垫；保持床单平整、干燥；骨隆突处贴减压贴保护等。④预防坠积性肺炎：指导患者进行深呼吸训练，使患者了解有效咳痰的方法，预防肺部并发症。⑤预防下肢深静脉血栓：指导患进行踝泵练习及股四头肌等长练习，促进下肢血液及淋巴液回流，预防血栓的发生，必要时使用血液循环促进仪或医用弹力袜。⑥术前准备：完善术前化验检查；保证术区皮肤清洁，无皮疹，无破损，无感染灶；做好患肢标识。

（2）术后护理要点。①观察生命体征的变化：体温、脉搏、呼吸、血压、血氧饱和度的观察。②体位的护理：保持患肢外展、轻度外旋位。无论仰卧还是侧卧两腿间均必须夹枕头。③伤口及引流护理：观察伤口渗出情况，保持引流管通畅，观察引流液的颜色、性质和量。伤口渗出较多或引流量多的患者，可遵医嘱监测血红蛋白的变化。④观察患肢感觉、运动和血液循环情况：观察患肢触觉、温度觉是否有异常；双侧对比性观察皮肤颜色、温度，足背动脉搏动情况；观察足趾活动及踝关节活动情况；评估患肢肌力。⑤疼痛的情况：根据患者疼痛的情况利用视觉模拟评分法和面部量表评分法进行疼痛评分，疼痛大于4分的患者应合理的应用镇痛药缓解患者术后的疼痛，为了提高给药效果，应对用药后反应进行评估，对给药前后疼痛的评分进行比较，以便医师对药物的剂量及用药的时间间隔进行调整。使患者的疼痛评分持续在4分以下。注意用药后的反应，如恶心、呕吐、口干等，及时通知医师给予相应的处理。⑥患肢肿胀情况：对比性观察，按照术前标记进行周径测量并记录，动态观察肿胀变化。必要时行下肢彩超检查，排除下肢深静脉血栓，抬高患肢。⑦皮肤情况：受压部位皮肤情况。尤其是胶布粘贴处皮肤情况，若发生水疱及破溃及时处理。⑧饮食护理：合理膳食、注意营养搭配；多进补血的食物，如动物肝脏、黑豆、胡萝卜、菠菜、龙眼肉、红糖、大枣等；补钙的食物，如牛羊奶、奶制品、豆类、鱼虾蟹类食物。⑨下肢深静脉血栓的护理：确诊为下肢深静脉血栓应积极采取相应措施。禁止患肢按摩；卧床减少下地活动；减少过冷或过热等物理及化学刺激；密切观察肢体感觉、血供、活动等情况；遵医嘱使用抗凝药物，注意观察患者出血倾向。如伤口出血，皮肤有无出血点，甲床的颜色等。询问患者是否有刷牙时牙龈出血情况。

（3）康复指导。现代治疗髋部骨折的目的是当骨折愈合后尽早恢复负重活动，康复训练越早越好。①足背伸屈训练：麻醉恢复后即开始踝泵训练，每组5分钟，每小时1～2组。②股四头肌收缩训练：麻醉恢复后就开始训练，每天500～1000次，可以进行分组训练。③床上活动：麻醉恢复后即可摇床坐起15°～30°，每次30分钟，每3～4小时一次。④髋部训练：仰卧位，患肢在床上进行水平运动及主动屈伸髋膝运动。⑤下床活动：拔除引流管后即可下床活动，必须拄拐，患肢不能负重。

第二节　多发伤监护

一、第一时间识别多发伤致命的危险

多发性创伤及复合性创伤多见于战伤及交通事故。对于医务人员来讲，在处理多发性创伤时，首先考虑的是解除危及患者生命的致伤因素。因此，首先观察的是患者的呼吸、心搏、有无大出血及休克情况。

如何第一时间识别和诊断多发伤患者存在的致命致伤因素对医务人员是至关重要的。因此，详细地了解患者受伤史、仔细地全身体格检查及借助简捷、有效的辅助检查都是必要的。

（一）受伤史

　　首先要明确患者的致伤因素，多发伤的类型、性质及程度。体表伤口的大小并不与患者病情的严重程度存在必然联系。例如，对于锐器的刺伤，伤口虽小，但可伤及大血管、神经及内脏器官。对于高空坠落伤，体表并无明显的皮肤破溃，但脊柱压缩或爆裂骨折常见，且内脏器官极易受损，如肾蒂的撕裂等。对于暴力引起的多发性损伤，应了解暴力大小、受力的部位及作用方式，如上腹部受暴力挤压时，十二指肠水平部及胰腺可能被压在后方的脊柱上而断裂，右季肋部的暴力伤可致肋骨的断裂，进而内面的肝破裂，均可产生致命的后果。详细地询问病史及仔细地体格检查是做出正确诊断的关键。

（二）伤后的病情演变

　　不同器官或部位损伤的病情演变存在各自的特点。胸部损伤可出现呼吸困难、咯血、张力性气胸，并可出现极度呼吸困难、烦躁、意识障碍等。体格检查可出现气管偏向健侧和颈静脉怒张。腹部损伤的主要病理变化为腹腔出血及腹膜炎。对于腹部损伤，主要应注意患者有无持续出血及腹部体征的演变情况。对于大出血的多发伤患者，应重点了解出血量、失血速度、有无口渴及休克征象。对神经系统损伤的患者，应密切注意神志情况。对于颅脑损伤患者，着重注意患者有无颅内出血情况。颅内出血可引起颅内压增高而导致脑疝，如早期及时处理，可明显改善预后，挽救患者的生命。

（三）伤前一般状况

　　了解患者既往病史有重要意义，如既往存在肝硬化，对于右季肋部的钝伤，可能存在肝破裂的危险；如既往存在血液病病史，应考虑到脾大的可能；对于左季肋部的外伤，应考虑的脾破裂的可能；对于口服抗凝药物的患者，应注意出血情况。伤前有无饮酒对于判断患者的意识有重要意义。如患者有意识障碍或不能回答问题，应向家属或陪送人员仔细询问。

（四）体格检查

　　应第一时间观察患者的全身状态，判断患者的一般状况，区分伤情的轻重缓急，密切注意伤者的脉搏、呼吸、体温及血压，注意有无休克征象。注意避免漏诊，如胸部损伤时，因明显的呼吸困难使医务人员的注意力转至呼吸系统，容易对腹部外伤造成漏诊，骨折造成的剧烈疼痛也可能导致对其他致命损伤的漏诊。因此，诊断时的全局观点和提高警惕性是避免多发伤漏诊的关键。

　　详细地询问病史及全身查体后，根据受伤史及某一部位突出的体征进行详细检查，如腹部的外伤，主要观察腹部压痛、肌紧张和反跳痛的程度及演变特点；颅脑外伤患者，应注意患者的头皮、瞳孔、外耳道、鼻腔、神志及肢体活动等，同时注意患者意识的演变情况。

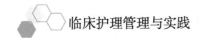

（五）辅助检查

1. 常规检查

检查应有针对性，切勿盲目、烦琐的检查。如出血较多或怀疑内脏器官出血，在仔细了解受伤情况的同时应动态观察患者的血红蛋白及血细胞比容的演变情况；如疑有泌尿系统损伤，应注意患者肾功能相关的实验室检查及尿常规变化；怀疑胰腺损伤时，应行血淀粉酶、尿淀粉酶检查。

2. 诊断性穿刺检查

诊断性穿刺检查是简单、便捷、安全的辅助检查方法，可在急诊室直接进行。怀疑腹腔器官出血，可行诊断性腹腔穿刺或灌洗，阳性率可达 90%。如抽到不凝血，提示腹腔实质器官破裂所致出血，由于腹膜的去纤维化作用而使血液不凝。如诊断不明确，可行腹腔灌洗术，对腹腔少量出血的诊断意义较大，阳性率可达 98%，有利于早期诊断。胸腔穿刺可明确胸腔内活动性出血。心包穿刺可明确心包积液和积血。

3. 留置导管或深静脉置管

通过留置导尿管可观察患者每小时尿量，作为补充液体及观察休克变化的参考，同时可诊断尿道或膀胱的损伤。留置深静脉置管可动态监测中心静脉压，反映全身血容量与右心功能的关系，同时可作为有效补液的方法。

4. 超声及 CT

对腹腔器官损伤，超声检查对识别器官损伤或出血有重要价值。有文献报道超声检查对实质器官损伤的诊断率可在 90%，腹腔出血的诊断率达到 100%。CT 对腹部损伤的诊断率也在 90% 以上。

及时、准确地判断伤前的严重程度，第一时间发现致命的损伤，采取有效的干预措施从而制止病情恶化，对后续治疗有重要意义。因此，发现患者出现窒息、大出血、心搏骤停、心室颤动等危及生命的损伤时，应立即抢救，不要因为行某项检查而耽误抢救时机。在询问病史的同时可行体格检查，要做到简洁突出而不遗漏重点。对于多个患者同时就诊的情况，要仔细甄别存在严重损伤的患者，如存在窒息、休克或颅内血肿出现意识障碍的伤者，可能因无法呼唤医务人员而被忽视。

二、重要的生命体征监测及不同情况下的监测顺序和侧重点的调整

（一）患者的神志状态

脑组织对血流灌注极为敏感，患者的神志状态反映了脑部血流的灌注及循环系统的反应。监测患者的神志状态简单易行，如患者对外界刺激反应正常，说明循环血量基本足够；如患者出现表情淡漠、反应迟钝、嗜睡、昏迷等征象，则反映了脑部血流灌注不足。

（二）血压监测

对于多发伤存在大出血或潜在出血的患者，动态监测血压变化十分重要，但血压并不是最为敏感的指标，如在失血性休克的早期或代偿阶段，血压表现为正常，甚至升

高。因此，要兼顾其他指标进行综合分析。

（三）脉率

脉率变化较血压敏感，多出现在血压变化之前。当经过积极治疗后，虽然血压仍较低，但脉率已恢复，同时全身状况好转，则提示休克好转。通过脉率或收缩压计算休克指数，对于辅助判断休克的有无及轻重较为简便。文献报道，休克指数在 0.5 多无休克，> 1.0 提示有休克，> 1.5 提示为严重休克，> 2.0 提示存在重度休克。文献报道休克指数对于在急诊室内的重症患者的评估非常有用。如果生命体征无明显变化，休克指数超过 0.9，表明通常伴随着需要紧急处理的疾病。

（四）呼吸功能监测

主要监测呼吸频率、呼吸运动、呼吸音等，即使现代医学监测仪器不断问世，但上述三项基本指标仍可对病情有一个基本判断。

1. 呼吸频率

呼吸频率变化是病情变化的敏感指标，呼吸频率的改变与患者所受创伤有一定关系。在胸部创伤患者，如肋骨骨折断端刺激肋间神经会产生剧烈疼痛，在深呼吸或转动体位时加重。胸痛使呼吸表浅，咳嗽无力，呼吸道分泌物增多、潴留，易致肺不张和肺部感染。呼吸频率减慢或加快等会引起酸碱平衡失调，从而会引起全身病理生理的改变。

2. 呼吸运动

了解患者呼吸运动的频率、节律、深度及双侧呼吸运动是否对称等。腹部损伤患者，如腹式呼吸运动减弱，胸式呼吸运动加深，应考虑腹腔器官破裂而出现腹膜炎。胸部损伤后，多根多处肋骨骨折使局部胸壁失去支撑而软化，吸气时软化区胸壁内陷，呼气时外凸，即反常呼吸运动，又称连枷胸。

3. 呼吸音

通过呼吸音及啰音变化可了解肺部病变。胸部创伤患者，如患侧出现呼吸音降低、消失，应考虑气胸的可能。肺组织损伤患者，在伤后炎症反应中毛细血管通透性增加，炎症细胞沉淀和炎症递质释放，可出现肺间质及肺水肿，肺部听诊可出现肺部湿啰音。

（五）尿量

对于多发伤患者，尿量是反映肾灌注情况的参数，尿量减少说明通常存在有效血容量不足，提示存在休克。尿量< 30ml/h、尿比重增加，提示肾血管收缩、血供不足；血压正常但尿量仍少且比重偏低者，提示存在肾衰竭的可能；当尿量逐渐恢复，则提示有效血容量恢复。监测尿量时，应注意药物、本身疾病对尿量的影响，如颅脑外伤的患者出现尿崩或脑水肿患者应用高渗药物，都会出现尿量增加的可能，尿路损伤的患者也可有无尿或少尿，应注意鉴别。

三、多发伤与复合伤的评估

诊治多发伤患者时，首先是对多发伤进行评估，分清轻重缓急。首先考虑的是患者有无致命性创伤，如危及生命的大出血、气道阻塞、张力性气胸、脑疝等，一旦诊断明确，应积极采取措施挽救患者的生命；再次是就诊时生命体征尚处于平稳阶段的患者，救治和辅助检查可同时进行，并同时做好手术准备；最后是有受伤史但性质不明确的患者，应密切观察，同时行进一步检查。

在救治创伤患者的过程中，抢救与检查应灵活多变，防止遗漏。总的原则如下：①先抢救，后治疗。②全局观点，科学检伤，防止漏诊。临床操作中，具体可分为以下五个步骤。

（1）注意伤者的基本生命体征（神志、尿量、呼吸、血压、心率、体温）及其动态变化，观察受伤部位，评估伤情。

（2）如基本生命体征出现明显变化，则采取积极的治疗措施，如解除呼吸道梗阻、采用心肺复苏、抗体克及控制明显的外出血。抢救时应争分夺秒，如心搏骤停的患者，强调早期心肺复苏及迅速除颤及生命支持，可显著提高生存率。胸部穿透性损伤伴重度休克，以及高度怀疑心脏压塞的患者，应紧急施行急诊室开胸手术，方能争取挽救患者生命的时机。

（3）询问受伤史，仔细进行体格检查。

（4）进行各种诊断性穿刺或必要的辅助检查。

（5）实施有效的治疗。

四、继发损害的监测与评估

发生严重的创伤后，由于组织器官损伤，导致局部或者全身器官功能和代谢紊乱，易出现继发性损害，部分创伤后的并发症可影响原发伤的转归和预后，甚至威胁患者生命。因此，对于不同类型的损伤所出现的并发症，要有足够的警惕性，要密切观察，早诊断、早治疗，积极采取预防措施及治疗。

（一）误吸

误吸多见于颅脑外伤、坍塌掩埋伤、醉酒后创伤等伤害。此时对于患者的意识、神志及气道自洁能力（呛咳、吞咽等）的判断非常重要。气道的通畅是生命复苏的基础。

当患者进入 ICU 后，往往因为伤情及手术麻醉的原因，难以准确判断意识及气道自洁能力时，需要借助于对临床病史的了解及叩诊、听诊检查，必要时辅以影像或内镜检查协助判断。此时的判断将有助于于继发感染及肺部损伤原因和程度的确定。

（二）感染

交通伤、高空坠落伤、刀扎伤等开放性损伤，由于皮肤、黏膜屏障破损，一般都存在感染的风险。导致感染的原因主要是致病菌数量多、毒力强及受伤使机体免疫力下降等。严重创伤引起的全身性感染是发生脓毒症、脓毒性休克及多器官功能衰竭的重要因素，也是创伤患者后期死亡的主要原因。如何控制创伤感染，提高创伤救治的成功率，降低伤死率和伤残率仍然是临床创伤救治的重要课题。

感染初期可能仅为伤口相关的感染，如警惕性不够或处理不当，重者可迅速全身恶化为全身感染。全身感染除了病原菌，还因其产物，如内毒素、外毒素及它们介导的炎症递质造成对机体的损害。如感染得不到控制，可因炎症递质失控，并可互相介导，导致全身炎症反应综合征，进而使器官受损和功能障碍，严重者可致感染性休克和多器官衰竭。因此，治疗强调早期清创。多发伤患者本身存在糖尿病、营养不良、尿毒症或长期应用糖皮质激素等，伤后易导致全身性感染。另外，严重创伤的患者在应激状态下，肠黏膜的屏障功能受损或衰竭，肠内致病菌移位而易导致肠源性感染。

进行临床诊断时，首先要认真地询问病史和体格检查，明确感染部位。如诊断困难，则选择必要的辅助检查手段进一步确诊。位置表浅的感染诊断并不困难，深部的脓肿波动感虽不明显，但表面组织常有水肿，局部有压痛，可行局部穿刺。实验室检查主要是血常规及病原体鉴定。①取脓液或病灶渗液涂片行革兰染色，可分辨病原的革兰染色性和菌体形态。②可取患者的分泌物、血及伤口脓液及脓肿穿刺液做细菌培养，同时行药物敏感试验指导治疗。③必要时检测特殊病原菌，如结核分枝杆菌和棘球蚴（包虫病的病原体）等。

近年来，将前降钙素原和 IL-6 作为感染炎症反应的标志物已经得到应用。

（三）创伤性休克

严重的外伤，如复杂性骨折、挤压伤或大血管的破裂，均可导致创伤性休克。创伤性休克属于低血容量性休克。出现严重外伤后，除明显的出血外，损伤处组织也可出现血液或血浆的丢失，导致伤处又有炎症肿胀和体液渗出，同时受损组织产生血管活性物质（组胺、蛋白酶等），可使微血管扩张和通透性增高。丢失的液体不再参与血液循环，使机体的有效循环血容量进一步降低，造成低血容量性休克。

之前已经介绍对休克的评估，但创伤性休克的治疗与单纯血管损伤出现的失血性休克有一定的不同，严重的创伤后除了可出现外出血外，创伤区域的内出血、水肿、炎性渗出造成有效血容量不足，致使通常对患者的丢失液体量估计不准确。因此，强调对创伤性休克补液时，对监测结果（中心静脉压、血压、心率）认真分析，实时调整补液方案。

（四）心肌梗死

心肌梗死并不是创伤后常见的并发症，但是对于中老年患者，由于他们可能存在冠状动脉疾病，在受到创伤应激，特别是休克的低组织灌注及缺氧打击时，有可能诱发冠状动脉痉挛和缺血，从而导致急性心肌缺血，甚至梗死。因此，对于老年或存在冠状动脉疾病危险因素的患者，应在初步判别和稳定生命体征后，尽早辅以心电图检查，必要时还应监测心肌酶学指标的动态变化。

（五）肺动脉栓塞

肺动脉栓塞同样不是创伤后早期的常见并发症，但却可能是致命的。创伤后的肺动脉栓塞除了最常见的骨与脊髓损伤导致的深静脉血栓脱落所致，还应警惕大静脉损伤的空气栓塞及脂肪栓塞。需要强调的是，伤前长期服用抗凝或抗血小板药物的患者，由于被迫暂停药物而大大增加了深静脉血栓和肺动脉栓塞的发生危险，尤其需要密切监测。

因此，当创伤患者进入 ICU 后，若突然出现呼吸急促和（或）血压下降、心率加快等征象，应警惕肺动脉栓塞的可能。此时可能有助于诊断的检查包括突然出现的呼吸困难伴血压下降，血氧饱和度（SpO_2）和动脉氧分压（PaO_2）的下降，同时伴有动脉二氧化碳分压（$PaCO_2$）的降低，心电图可能出现"ST 抬高、病理性 Q 波"等变化，床旁胸部 X 线片有可能显示肺血管纹理减少而透亮度增加等。CT 肺血管造影已逐渐成为临床肺动脉栓塞诊断的金标准。

但对于突发肺动脉栓塞的患者，应该非常谨慎地判断检查过程及运送途中的风险，原则上不作为首选检查。若有条件，在监测和维持基本循环灌注指标的前提下，进行肺动脉造影并借助导管碎栓、吸栓或局部溶栓，将堵塞主干的大血栓去除或破碎并将其推向小的分支血管，将有可能恢复部分肺血管的血流并从而恢复对左心的灌注，这对于冠状动脉的灌注和预防或减轻心肌梗死极其重要。

（六）重要器官的低灌注损伤

肾是人体内脏器官灌注压最低的器官，也是人体毛细血管最密集、血流最丰富的器官。因此，往往被作为临床了解组织器官灌注的窗口。

创伤后由于血液丢失、剧烈的疼痛及精神神经因素的存在，儿茶酚胺的分泌增加使肾的入球血管痉挛、血流量减少，因肾小球滤过率主要取决于肾小球入球小动脉和出球小动脉之间的压力差，当平均动脉压下降至 90mmHg 时，肾小球滤过率下降，若下降至 60mmHg 时，肾小球滤过率则下降一半，并出现尿量减少。

在生理情况下，肾 85% 的血流是供应肾皮质的肾单位，创伤引起的肾功能异常大多是肾前性的，初期肾本身尚无损害，属于功能性不全，但肾血流量进行性减少，出现休克时，肾内血流量重新分布并转向髓质，造成肾皮质肾小管发生缺血性坏死，引起急性肾衰竭。临床表现为少尿或无尿，肌酐、尿素氮呈进行性升高，发生电解质紊乱及代谢性酸中毒。因此，应及时纠正低灌注，防止发生肾实质损害。

（1）尿量：精确记录每小时及 24 小时尿量，对可疑骨盆骨折及多发伤引起昏迷的患者，应留置导尿管。

（2）尿液检查：注意颜色、尿比重、渗透压，同时注意尿液的其他物理性状变化。

（3）血液检查：肌酐变化水平反应肾小球滤过率，而肾小球滤过率下降至 30ml/min 时，血肌酐水平即可上升，故血肌酐测定是监测肾功能的有效方法。血电解质检查的异常主要是血钾水平的变化。应进行动脉血气分析以了解血 pH 或血浆 HCO_3^- 的变化。

多发伤患者出现尿量减少，虽然创伤后易出现低血容量性休克导致肾前性肾功能不全，但对于骨盆骨折或下腹部损伤的患者出现尿量减少时，应注意患者有无泌尿系统损伤的可能，以免延误治疗。

（七）出血、凝血功能监测

出血、凝血功能监测是严重创伤患者的主要监测项目之一。由于出血多为创伤所致的血管或实质器官损伤出血，故监测的重点应主要围绕有无活动性出血和机体的凝血功能状态。除了基本生命体征的监测之外，血小板、纤维蛋白原水平的绝对数值和动态变化，以及以凝血酶原时间为代表的凝血因子活力，均是重要的监测指标。特别是血小板和纤维蛋白原水平的动态消耗性下降往往提示着机体仍然存在活动性出血。

需要强调的是，临床往往重视对于上述指标的监测而忽略了大量失血及液体复苏后所致的物理、化学环境变化。因为在大量失血和液体复苏时，除了各种凝血底物的丢失外，作为凝血辅助因子的 Ca^{2+} 及血清维生素 K 的减少，以及血液温度和 pH 的降低，均会极大地影响多种凝血因子的活力，此时还应重视对于血浆中 Ca^{2+} 及血液 pH 和体温的监测。

此外，对于既往病史的了解，包括有无出血、凝血疾病及肝病、血液系统疾病的病史，是否长期服用抗凝或抗血小板药物等，也非常重要。

其他监测指标还有出血时间、凝血时间、纤溶酶原测定、纤维蛋白降解产物测定。

（八）主要的监测治疗手段

主要的监测手段包括机械通气、肾替代、脉搏指示连续心输出量（PiCCO）、出凝血时间检查、心肌酶谱、超声等。严重的多发伤伤情变化迅速，其并发症常危及生命，尤其是伤后的重症感染和器官衰竭病死率更高。

另外，由于情况急迫、病变复杂，也容易导致漏诊和误诊，造成严重的不良后果。ICU 能对危重患者可能发生的器官、系统衰竭的征象进行及时、系统、连续的严密监测和处理，以防致命性并发症的出现，从而为专科治疗赢得宝贵时间。因此，重症医学科在严重多发伤的抢救治疗过程中具有非常重要的作用。同其他学科相比，重症医学科在监测及治疗手段上有较大的不同。

（1）全天候密切的生命体征监测：包括对于神志、尿量、体温、心率、呼吸、血压六大基本生命体征的监测，以及包括对颅内压、心功能、组织氧合、感染、肝功能和肾功能、凝血等全方位的连续监测，以确保在第一时间发现病情的变化并通知专科医师以进行联合处理。

监测手段包括量化的格拉斯哥昏迷评分、脑电图、经颅多普勒、各种有创或无创的心功能监测，以及以血液气体分析、心肌酶学检测为代表的床旁快速监测等。

ICU 集中了训练有素的重症医学医护人员，能够熟练地应用集中的监测与治疗设备，对危重创伤患者提供密切的监测与治疗，对于提高创伤救治率，特别是群发创伤的救治率至关重要。

（2）机械通气：目的在于保障气道与通气、减轻患者的呼吸做功、改善危及生命的缺氧情况、纠正进行性的呼吸衰竭。其适应证是各种原因造成的呼吸停止及严重的急（慢）性呼吸衰竭。目前，机械通气的主要方式有辅助或控制、同步间歇指令通气、压力支持通气、气道压力释放通气、双向气道正压通气。

（3）连续性肾替代治疗（CRRT）：能通过超滤、灌流、吸附等一系列新技术，在调节体液平衡的同时，清除各种代谢产物、毒物、药物和自身体内产生的各种致病性生物分子等。主要特点是血流动力学稳定。适应证包括多器官衰竭、严重多发伤、重症感染、烧伤、全身炎症反应综合征（SIRS）、急性呼吸窘迫综合征（ARDS）、急性坏死性胰腺炎、肝性脑病、挤压综合征、药物及毒物中毒，以及严重的心力衰竭和肺水肿等。

（4）血流动力学监测：目前包含有创和无创两类。

无创方法有经胸电阻抗法和 CO_2 部分重吸收法，但在创伤患者，由于伤口及水、电解质平衡的剧烈变化而较少采用。

有创方法有肺动脉漂浮导管法及最近出现的 PiCCO。PiCCO 所采用的方法结合了经肺温度稀释技术和动脉脉搏波形曲线下面积分析技术，是一项微创、低危险、简便、精确、连续监测心输出量的技术。重要的是它提供了对临床具有特殊意义的重要监测指标，使危重症血流动力学监测的准确性得到进一步提高。测量参数包括胸内血容量、肺毛细血管通透性指数、全心舒张末期容积、每搏量变异、脉压变异、全心射血分数、心功能指数、外周血管阻力等。PiCCO 适用于血流动力学不稳定及循环状态复杂的重症患者，通过 PiCCO 的参数可以对患者的心血管状况、前负荷、后负荷、心脏收缩能力及肺部状况进行监测，指导临床治疗。

（5）床旁实验室监测技术：目前更多的检验项目已经纷纷走出了检验科实验室，进入临床科室的病床旁。最早的突出代表是血液气体分析，近年来包括血糖、凝血初筛、心肌酶谱等干化学法检测仪器，以及血栓弹力图、超声（包括经食管多普勒超声）、脑电图，甚至移动式 CT 等物理设备，均已先后进入临床病房。即时检验作为未来对危重患者的监测方向，将不仅包括其最初定义的各种化学诊断手段，而且包含有物理、化学、生物等多种手段的综合性床旁监测系统，也必将在 ICU 中对于危重创伤患者的监测发挥更重要的作用。

第九章　休克护理

第一节　低血容量性休克护理

低血容量性休克护理是指在急性血容量丧失导致的循环灌注不足情况下，通过一系列护理措施维持患者有效循环、稳定生命体征、改善组织灌注和代谢状态的过程。低血容量性休克通常由于失血、失液（如严重脱水、烧伤）等原因引起，导致血液流量减少，进而引发组织和器官缺氧，导致代谢紊乱，若不及时干预可导致多器官功能障碍。护理过程中，密切监测患者生命体征、液体出入量、血氧饱和度和意识水平等是关键，并通过补充液体、维持血管通路、控制出血及纠正代谢紊乱等措施支持循环稳定，确保组织和器官的血液供应，防止或延缓病情恶化。

一、护理评估

（一）病史评估

对患者进行准确的病史评估是判断低血容量性休克的重要依据之一。了解患者是否存在外伤、烧伤、急性出血、严重呕吐、腹泻、利尿剂使用或其他可能导致体液大量丢失的因素，对于早期识别和诊断低血容量性休克至关重要。

外伤是导致低血容量性休克的常见原因之一。严重的创伤，如车祸、高处坠落、暴力打击等，可能引起大量出血，导致血容量急剧减少。烧伤也会导致体液大量丢失，尤其是大面积烧伤患者，由于皮肤受损，体液从创面渗出，可迅速引发低血容量性休克。急性出血可能源于多种情况，如消化道出血、咯血、产后出血等。严重的呕吐和腹泻会使胃肠道丢失大量的液体和电解质，从而导致血容量不足。利尿剂的使用如果不当，可能会过度利尿，使体内水分和电解质排出过多，引发低血容量。此外，其他情况，如腹腔内感染导致的大量渗出、大面积组织坏死等，也可能导致体液大量丢失，进而引发低血容量性休克。

通过详细询问患者的病史，包括近期是否有外伤、烧伤、手术史，是否有胃肠道疾病、泌尿系统疾病等，以及是否正在使用利尿剂等药物，可以为判断低血容量性休克提供重要线索。同时，了解患者的既往病史、变态反应史、家族病史等也有助于综合评估患者的病情。例如，有肝病的患者更容易出现凝血功能障碍，从而增加出血的风险；有心血管疾病的患者在低血容量状态下更容易出现心功能不全等并发症。

（二）生命体征监测

监测血压、心率、呼吸、体温等生命体征是评估低血容量性休克的关键环节。这些生命体征的变化可以反映患者的循环功能、呼吸功能和代谢状态，对于判断休克的早期

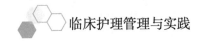

表现和严重程度具有重要意义。

血压下降是低血容量性休克的重要表现之一。在休克早期，由于机体的代偿机制，血压可能暂时保持在正常范围或仅有轻微下降。但随着血容量的进一步减少，血压会逐渐下降，甚至出现明显的低血压。频繁监测血压可以及时发现血压的变化趋势，判断休克的进展情况。一般来说，收缩压低于90mmHg或较基础血压下降超过30%，提示可能存在低血容量性休克。同时，要注意观察血压的变化是否呈进行性下降，这是判断休克严重程度的重要指标之一。如果血压持续下降，说明休克在不断加重，需要立即采取有效的治疗措施。

心率增快也是休克早期的常见表现。当血容量减少时，心脏会通过加快心率来维持心输出量，以满足身体的血液供应需求。一般来说，心率超过100次/分提示存在休克的风险。随着休克的加重，心率会进一步加快，甚至可能出现心律失常等严重情况。因此，密切监测心率的变化对于判断休克的严重程度和治疗效果非常重要。

呼吸急促也是低血容量性休克的表现之一。在休克状态下，由于组织缺氧和代谢性酸中毒，呼吸中枢会受到刺激，导致呼吸频率加快。同时，由于心功能受损，肺循环淤血，也会引起呼吸急促。观察呼吸的频率、深度和节律，可以了解患者的呼吸功能状态，判断是否存在呼吸衰竭等并发症。

体温的变化也可以反映患者的病情。在低血容量性休克早期，患者可能会出现体温下降，这是由于机体的代谢率降低和外周血管收缩所致。随着休克的加重，可能会出现发热，这是由于感染、组织坏死等因素引起的。因此，监测体温的变化可以帮助医生判断患者是否存在感染等并发症，以及评估治疗效果。

（三）皮肤和外周循环评估

观察皮肤颜色、湿度和温度等情况，可以直观地了解患者的外周循环状态，对于判断低血容量性休克具有重要意义。

皮肤湿冷是低血容量性休克的常见表现之一。当血容量不足时，外周血管收缩，皮肤的血液供应减少，导致皮肤温度下降，出现湿冷的现象。同时，由于组织缺氧和代谢产物堆积，皮肤可能会出现苍白或发绀等颜色变化。观察皮肤的颜色、湿度和温度，可以初步判断患者的外周循环状态和休克的严重程度。例如，皮肤苍白、湿冷明显，提示休克较为严重；而皮肤颜色稍显苍白、温度稍低，可能提示休克处于早期阶段。

检查毛细血管再充盈时间也是评估末梢灌注情况的重要方法。毛细血管再充盈时间是指压迫皮肤后，皮肤颜色恢复正常所需的时间。正常情况下，毛细血管再充盈时间应小于2秒。在低血容量性休克时，由于外周血管收缩，毛细血管灌注不足，再充盈时间会延长。通过检查毛细血管再充盈时间，可以了解末梢循环的情况，判断休克的严重程度。如果再充盈时间明显延长，说明末梢循环不良，休克较为严重。

此外，还可以观察患者的四肢末梢是否有水肿、发绀等情况。水肿可能是由于心功能不全或低蛋白血症等原因引起的，而发绀则可能是由于组织缺氧所致。这些表现都可以为判断低血容量性休克的严重程度提供参考。

（四）意识状态评估

观察患者的精神状态和意识变化对于判断低血容量性休克也非常重要。低血容量性休克会影响脑部的血液供应，导致脑灌注不足，从而引起精神状态和意识的改变。

在休克早期，患者可能会出现焦虑、烦躁等情绪变化。这是由于脑部供血不足，神经系统受到刺激所致。随着休克的加重，患者可能会出现意识模糊、嗜睡甚至昏迷等情况。因此，密切观察患者的精神状态和意识变化，可以及时发现休克对脑部的影响，评估脑灌注是否受到影响。例如，患者出现烦躁不安、言语不清等表现，提示脑灌注不足较为严重；而患者只是稍微有些焦虑，意识清楚，可能提示休克处于早期阶段。

除了观察精神状态和意识变化，还可以通过简单的神经系统检查来评估脑功能。例如，检查患者的瞳孔大小、对光反射、眼球运动等，了解是否存在神经系统损伤。同时，还可以询问患者的记忆力、定向力等，判断是否存在认知功能障碍。这些检查可以为判断低血容量性休克的严重程度和预后提供重要依据。

（五）尿量监测

尿量监测是评估低血容量性休克的重要指标之一。尿量的多少可以反映肾灌注情况，而肾灌注又与全身的血液循环密切相关。因此，通过监测尿量可以了解有效循环量是否充足，判断休克的严重程度。

正常情况下，成年人每小时尿量应≥30ml。在低血容量性休克时，由于肾灌注不足，尿量会减少。如果尿量持续减少，甚至无尿，说明休克较为严重，肾功能受到了严重损害。记录每小时尿量可以及时发现尿量的变化趋势，为调整治疗方案提供依据。例如，如果尿量逐渐减少，说明休克在加重，需要加快补液速度或采取其他治疗措施；如果尿量逐渐增加，说明休克得到了改善，治疗有效。

在监测尿量的同时，还可以观察尿液的颜色、透明度等。如果尿液颜色深黄、浑浊，可能提示肾功能受损或存在泌尿系统感染等情况。此外，还可以通过检查尿液中的生化指标，如尿素氮、肌酐等，了解肾功能的变化情况。这些指标的变化可以为判断低血容量性休克的严重程度和预后提供重要参考。

二、治疗要点

（一）迅速补充血容量

低血容量性休克是一种危及生命的紧急情况，其主要原因是体内血液或体液的大量丢失，导致有效循环血量不足。因此，补液成为治疗低血容量性休克的核心措施。

1. 选择合适的补液液体

（1）等渗晶体液：优先选择等渗晶体液，如生理盐水或乳酸林格液进行快速补液。等渗晶体液具有诸多优点。首先，它们能够迅速扩充血管内容量，改善循环功能。生理盐水的主要成分是氯化钠，与人体血浆的渗透压相近，可以快速进入血液循环，补充丢失的体液。乳酸林格液除了含有氯化钠，还含有乳酸盐、钾离子和钙离子等成分，在补充血容量的同时，还能纠正电解质紊乱。其次，等渗晶体液价格相对低廉，来源广泛，易于获取和使用。

（2）胶体液与血制品：对于严重失血的患者，可同时进行胶体液或血制品输注。胶体液包括右旋糖酐、羟乙基淀粉等，它们的分子量较大，在血管内停留时间较长，能够更有效地维持血容量。血制品主要有红细胞悬液、新鲜冰冻血浆和血小板等，适用于严重贫血或凝血功能障碍的患者。红细胞悬液可以提高血液的携氧能力，改善组织缺氧；新鲜冰冻血浆含有各种凝血因子，可以纠正凝血功能异常；血小板则用于治疗血小板减少引起的出血倾向。

2. 根据指标调整输液方案

在补液过程中，应根据患者的临床反应、血压及尿量等指标，调整输液速度与液体种类。临床反应包括患者的意识状态、皮肤颜色和温度等。如果患者意识逐渐恢复，皮肤变得温暖，说明补液有效；反之，则需要调整输液方案。血压是反映循环功能的重要指标，通过连续监测血压，可以判断补液是否足够。

一般来说，当收缩压维持在90mmHg以上，说明循环功能得到改善。尿量也是评估肾灌注和血容量的重要指标，正常情况下，成年人每小时尿量应在30ml以上。如果尿量过少，可能提示血容量不足，需要加快输液速度；如果尿量过多，可能提示输液过量，需要减慢输液速度。

（二）确保有效的静脉通路

1. 建立大口径静脉通路

迅速建立大口径静脉通路是确保补液及药物输注快速实施的关键。大口径静脉通路可以提供更大的输液流量，保证在紧急情况下能够快速输注大量液体和药物。一般来说，可以选择上肢的肘正中静脉、贵要静脉或下肢的大隐静脉等进行穿刺。如果条件允许，可以使用静脉切开术或中心静脉置管术建立更可靠的静脉通路。中心静脉导管可以插入上腔静脉或下腔静脉，具有输液速度快、不易渗漏等优点，适用于需要大量补液或长期输液的患者。

2. 使用输液泵精确控制输液速度

在条件允许时，使用输液泵精确控制输液速度。输液泵可以根据预设的输液速度和容量进行自动输液，避免了人工调节输液速度的误差。同时，输液泵还可以设置报警功能，当输液速度过快或过慢、输液管道堵塞或液体即将输完时，会发出警报，提醒医护人员及时处理。对于低血容量性休克患者，精确控制输液速度非常重要，过快的输液速度可能导致心力衰竭、肺水肿等并发症；过慢的输液速度则可能无法满足患者的血容量需求，影响治疗效果。

（三）保持气道通畅和供氧

1. 确保氧气供给的重要性

在补液的同时确保患者获得充分的氧气供给，对于改善组织氧合至关重要。低血容量性休克会导致组织灌注不足，引起细胞缺氧。如果缺氧时间过长，会导致细胞功能障碍甚至死亡。因此，及时给予氧气可以提高血液中的氧含量，增加组织的供氧量，缓解缺氧状态。

2. 选择合适的供氧方式

对于意识障碍或严重呼吸困难的患者，应考虑鼻导管、面罩吸氧。鼻导管吸氧是一种简单、方便的供氧方式，适用于轻度缺氧的患者。面罩吸氧可以提供更高的氧浓度，适用于中度或重度缺氧的患者。如果患者的病情进一步恶化，出现呼吸衰竭或呼吸停止的情况，应及时行气管插管及机械通气。气管插管可以建立人工气道，保证氧气的顺利进入；机械通气则可以通过呼吸机提供呼吸支持，维持患者的呼吸功能。

（四）纠正酸碱平衡失调和电解质紊乱

1. 监测酸碱状态

由于低血容量性休克容易导致代谢性酸中毒，应通过监测动脉血气来判断酸碱状态。代谢性酸中毒是由于组织灌注不足，细胞无氧代谢增加，产生大量乳酸等酸性物质所致。动脉血气分析可以测量血液中的酸碱度（pH）、二氧化碳分压（$PaCO_2$）、氧分压（PaO_2）等指标，从而判断患者的酸碱平衡状态。如果 pH 值降低、碳酸氢根离子（HCO_3^-）减少，说明存在代谢性酸中毒。

2. 纠正酸中毒和调整电解质水平

根据检查结果，必要时补充碳酸氢钠纠正酸中毒。碳酸氢钠可以中和体内的酸性物质，提高血液的 pH。在补充碳酸氢钠时，要注意剂量和速度，避免过快或过量导致碱中毒。同时，要监测和调整电解质水平，因为低血容量性休克可能会引起电解质紊乱，如低钾血症、低钙血症等。低钾血症会导致心律失常、肌无力等症状，低钙血症会引起手足抽搐、心律失常等症状。可以通过静脉输液补充钾离子、钙离子等电解质，维持电解质平衡。

（五）应用血管活性药物

1. 血管活性药物的作用机制

对于补液后仍难以维持血压的患者，可在监测下小剂量使用血管活性药物，如多巴胺或去甲肾上腺素。血管活性药物可以通过收缩血管或增加心脏收缩力来提高血压，维持血流动力学稳定。多巴胺是一种常用的血管活性药物，可以兴奋多巴胺受体、β 受体和 α 受体，具有增加肾血流量、改善心肌收缩力和升高血压等作用。去甲肾上腺素主要兴奋 α 受体，具有强烈的收缩血管作用，可以快速升高血压。

2. 避免过早依赖血管活性药物

在使用血管活性药物时，要避免过早依赖，以免延误补液的主要作用。补液是治疗低血容量性休克的基础，只有在充分补液的基础上，才能考虑使用血管活性药物。如果过早使用血管活性药物，可能会导致血管过度收缩，加重组织缺血、缺氧；同时，也可能掩盖补液不足的情况，影响治疗效果。因此，在使用血管活性药物时，要密切观察患者的血压、心率、尿量等指标，根据病情变化及时调整药物剂量和种类。

（六）密切监测和评估

1. 严密观察生命体征

严密观察患者生命体征、尿量、意识状态及皮肤灌注情况是评估治疗效果和调整治疗方案的重要依据。生命体征包括血压、心率、呼吸频率和体温等，它们可以反映患者的循环、呼吸和代谢功能。尿量是反映肾灌注和血容量的重要指标，如前所述，正常情况下成年人每小时尿量应在 30ml 以上。意识状态可以反映大脑的灌注和氧供情况，皮肤灌注情况可以反映外周组织的循环状态。如果患者出现意识模糊、尿量减少、皮肤苍白或发绀等情况，说明病情恶化，需要及时调整治疗方案。

2. 动态监测关键指标

动态监测血压、心率、尿量等指标，可以及时了解患者的病情变化，调整治疗方案。例如，如果血压持续下降，说明补液不足或出血未得到控制，需要加快输液速度或采取止血措施；如果心率加快，说明心脏负荷加重或血容量不足，需要调整输液速度或使用强心药物；如果尿量减少，说明肾灌注不足，需要加快输液速度或使用利尿剂。同时，还需要关注血红蛋白、血细胞比容及乳酸水平，以判断血容量补充的效果和组织灌注情况。血红蛋白和血细胞比容可以反映血液中幼红细胞数量和浓度，如果它们持续下降，说明出血未得到控制或血容量不足；乳酸水平可以反映组织的缺氧程度，如果乳酸水平持续升高，说明组织灌注不足，需要加强治疗措施。

（七）查明并控制出血源或失液原因

1. 止血治疗

对于因明显出血导致的低血容量性休克，尽早进行止血治疗是关键。止血治疗的方法包括手术止血、压迫止血或内镜下止血。手术止血是最有效的止血方法，适用于严重外伤、内脏破裂等大出血情况。压迫止血是一种简单、有效的临时止血方法，适用于体表出血或小血管出血。内镜下止血适用于消化道出血等情况，可以通过内镜下注射止血药物、电凝止血或套扎止血等方法进行治疗。

2. 对因治疗

对于腹泻、呕吐等导致的失液，应同时采取相应的对因治疗措施。如果是感染性腹泻，应给予抗生素治疗；如果是食物中毒，应给予洗胃、导泻等治疗；如果是呕吐，应给予止吐药物治疗。同时，要注意补充丢失的体液和电解质，维持水、电解质平衡。通过对因治疗，可以减少失液的发生，促进患者的康复。

三、护理措施

（一）监测生命体征

持续监测血压、心率、呼吸、体温和血氧饱和度是低血容量性休克护理的重要环节。这些生命体征的变化可以反映患者的病情严重程度和治疗效果。血压下降是低血容量性休克的常见表现，由于血容量不足，心输出量减少，导致血压降低。心率加快则是身体为了维持血液循环而做出的代偿反应，当血容量减少时，心脏会加快跳动以试图增加心输出量。呼吸的变化也可能提示休克的进展，如呼吸急促可能是由于组织缺氧引起。体温的变化可能反映患者的代谢状态和感染情况，低血容量性休克患者可能出现体温下降。血氧饱和度则直接反映了组织的氧供情况，低血氧饱和度提示组织缺氧严重。

密切观察这些生命体征的变化至关重要。尤其是要注意血压下降、心率加快、尿量减少等低血容量性休克的特征性体征。尿量减少是肾灌注不足的表现，正常成年人每小时尿量应在 30ml 以上，尿量减少提示血容量不足或肾功能受损。定期记录生命体征的变化，可以及时发现休克的进展和治疗效果。通过对比不同时间点的生命体征数据，可以判断治疗措施是否有效，是否需要调整治疗方案。

（二）建立有效静脉通路

快速建立至少一条大口径静脉通路对于低血容量性休克的治疗至关重要。大口径静脉通路可以确保补液和药物的快速输注，及时补充血容量和给予必要的药物治疗。一般来说，可以选择上肢的肘正中静脉、贵要静脉或下肢的大隐静脉等进行穿刺。在紧急情况下，也可以考虑进行静脉切开术，以快速建立静脉通路。

必要时选择中心静脉通路或进行多通道静脉输液。中心静脉通路可以提供更稳定的输液通道，并且可以测量中心静脉压，指导补液治疗。多通道静脉输液可以同时输注不同的液体和药物，提高治疗效率。在建立静脉通路后，要保持静脉通路通畅，定期检查输液装置，防止血管外渗。如果发现输液不畅或有外渗现象，应及时处理，更换输液部位或调整输液速度。

（三）补液和输血管理

根据医嘱进行快速补液是低血容量性休克的主要治疗措施之一。优先选择等渗晶体液，如生理盐水、乳酸林格液进行初步补液。这些液体可以迅速扩充血管内容量，改善循环功能。在补液过程中，要密切监测患者对补液的反应，观察血压、尿量和组织灌注情况。如果血压逐渐回升，尿量增加，说明补液有效；如果血压持续下降，尿量无明显增加，可能需要调整补液方案，加快输液速度或增加补液量。

对于严重失血者，及时配合输血是非常必要的。输血可以补充丢失的红细胞，提高血液的携氧能力，改善组织缺氧。在输血过程中，要严格遵守输血操作规程，注意观察患者是否有输血反应，如发热、寒战、皮疹等。如果出现输血反应，应立即停止输血，并采取相应的治疗措施。

（四）维持气道通畅和供氧

保持患者气道通畅是低血容量性休克护理的重要任务之一。视病情给予鼻导管、面罩或机械通气等不同方式吸氧，可以提高血氧饱和度，缓解组织缺氧。对于意识障碍患者，及时清理呼吸道分泌物，防止窒息。如果患者出现呼吸急促、呼吸困难等症状，应考虑给予机械通气支持。机械通气可以保证患者的氧气供应，减轻呼吸肌的负担，防止呼吸衰竭的发生。

（五）预防并发症

保持患者卧床休息，避免活动，防止摔倒或加重休克。低血容量性休克患者身体虚弱，活动可能导致血压进一步下降，加重病情。注意翻身、按摩背部，防止压疮的发生。压疮是长期卧床患者的常见并发症，由于局部组织受压，血液循环障碍，容易导致皮肤破损和感染。定期翻身、按摩可以促进血液循环，预防压疮的发生。

监测尿量，保持导尿管通畅，观察尿液量和颜色，以判断肾功能和血容量恢复情况。尿量是反映肾灌注和血容量的重要指标，正常成年人每小时尿量应在 30ml 以上。如果尿量减少，可能提示血容量不足或肾功能受损。观察尿液颜色可以了解是否有血尿等异常情况，有助于判断是否有泌尿系统损伤。

（六）观察血流动力学

观察患者皮肤颜色、温度、毛细血管再充盈时间等，可以判断周围循环的有效性。低血容量性休克时，常出现皮肤苍白、湿冷和毛细血管充盈时间延长等表现。皮肤苍白是由于血液循环不良，皮肤血管收缩导致。湿冷则是由于组织缺氧，代谢减慢，产热减少所致。毛细血管再充盈时间延长是由于血容量不足，外周血管收缩，毛细血管充盈缓慢。密切记录这些表现的变化，并及时报告医生，可以帮助医生判断病情的变化和治疗效果。如果皮肤颜色逐渐转红，温度升高，毛细血管再充盈时间缩短，说明休克得到改善；如果这些表现持续恶化，说明休克加重，需要及时调整治疗方案。

第二节　心源性休克

心源性休克是一种由心功能严重受损引起的休克状态。因心脏泵血能力不足，导致心输出量显著下降，无法满足全身组织和器官的血液供应需求，从而引发组织灌注不足和多器官功能障碍。其主要表现包括低血压、微循环障碍、低氧血症和代谢性酸中毒等症状，通常伴有严重的心功能不全。心源性休克常见于急性心肌梗死、严重心肌病、急性心力衰竭和心律失常等病理情况，属于高度危重症，应进行紧急干预和治疗。

一、病因

（一）急性心肌梗死

急性心肌梗死作为心源性休克最常见的病因，具有重大的临床意义。心肌梗死是由于冠状动脉粥样硬化斑块破裂，导致血栓形成，阻塞冠状动脉，使心肌供血中断。这会引起大量心肌细胞坏死，严重损害心脏的收缩功能。心脏作为人体的"泵"，其收缩功能下降会直接导致心输出量降低。正常情况下，心脏通过有规律的收缩和舒张，将血液输送到全身各个组织器官，以满足其对氧气和营养物质的需求。然而，在心肌梗死的情况下，心脏无法有效地完成这一功能，从而使全身血液供应不足，引发心源性休克。例如，广泛前壁心肌梗死往往会导致大面积的心肌坏死，对心功能的影响尤为严重，患者发生心源性休克的风险也更高。

（二）心肌病

急性或慢性心肌病也是引发心源性休克的重要原因之一。扩张型心肌病以心脏扩大、心肌收缩力减弱为主要特征。随着病情的进展，心脏逐渐失去正常的收缩功能，无法有效地将血液泵出，导致心输出量下降，进而引发心功能不全和心源性休克。肥厚型心肌病则可能由于心肌过度肥厚，导致心室腔狭窄，影响心脏的充盈和射血功能。在某些情况下，如心肌肥厚严重、流出道梗阻等，会使心脏的泵血功能急剧下降，引发心源性休克。无论是急性还是慢性心肌病，都对心脏的结构和功能造成了严重破坏，增加了心源性休克的发生风险。

（三）心律失常

严重的心律失常对心脏泵血功能有着极大的影响，可导致心源性休克的发生。持续性室性心动过速和心室颤动是两种极其危险的心律失常。持续性室性心动过速时，心脏以快速而不协调的方式收缩，使心输出量明显减少。心室颤动则更为严重，心脏完全失去有效的收缩功能，处于一种无序的颤动状态，无法泵血。完全性房室传导阻滞会使心房和心室之间的电传导中断，导致心脏的协调性收缩受到破坏，心输出量也会大幅下降。这些严重的心律失常会使血液循环紊乱，无法满足身体的血液供应需求，从而引发心源性休克。

（四）急性心力衰竭

急性左心衰竭或右心衰竭是引发心源性休克的另一个重要因素。急性左心衰竭时，心脏无法有效地将血液从肺循环泵入体循环，导致肺淤血和肺水肿。严重的肺水肿会影响肺部的气体交换，使机体出现严重缺氧。同时，心脏的泵血功能下降，导致全身血液灌注不足，进而引发心源性休克。急性右心衰竭则主要影响体循环的血液回流，使心脏的前负荷增加，心脏负担加重。当右心功能严重受损时，也会导致全身血液灌注不足，引起心源性休克。

二、发病机制

（一）心肌收缩力下降

心源性休克常因急性心肌损伤而引发，其中急性心肌梗死是最为常见的原因之一。当发生急性心肌梗死时，部分心肌细胞因缺血、缺氧而坏死，导致心肌收缩力严重下降。正常情况下，心肌通过有规律的收缩将血液泵入动脉系统，为全身各个器官组织提供氧气和营养物质。然而，受损的心肌无法产生足够的力量泵出血液，使得心输出量急剧减少。例如，广泛前壁心肌梗死会导致大面积的心肌受损，严重影响心脏的整体收缩功能，使心输出量大幅下降，进而引发心源性休克。

（二）心脏充盈受限

心脏压塞、心包积液等情况会对心脏产生外部压迫，限制心腔的正常扩张。在这种情况下，心室在舒张期无法充分充盈，从而影响了每搏输出量。每搏输出量的减少进一步降低了心输出量。心脏压塞通常是由于心包腔内积聚了大量的液体或血液，导致心脏受压。心包积液可能由多种原因引起，如感染、肿瘤、自身免疫性疾病等。这些情况都会使心脏的充盈受到限制，加重心源性休克的程度。

（三）左心和右心的压力负荷增加

急性心力衰竭和瓣膜病变等情况会增加心脏的压力负荷。急性心力衰竭时，心脏无法有效地将血液泵出，导致心脏前后负荷增加。瓣膜病变（如主动脉瓣狭窄、二尖瓣关闭不全等）会使心脏在收缩或舒张期面临更高的压力。压力负荷的增加使心肌耗氧量增加，因为心脏需要更多的能量来克服增加的压力进行泵血。然而，耗氧量的升高会加重心肌缺血，进一步抑制心肌收缩力。例如，主动脉瓣狭窄会使左心室在收缩期需要克服更高的压力将血液泵入主动脉，导致左心室心肌耗氧量增加，加重心肌缺血，使心功能进一步恶化。

（四）心输出量显著减少

心肌收缩力下降和心脏充盈受限共同作用，导致心输出量显著减少。心输出量是心脏每分钟泵出的血液量，取决于心率和每搏输出量。当心肌收缩力下降和心脏充盈受限时，心率可能会代偿性增加，但往往不足以弥补每搏输出量的减少。心输出量的显著减少会使全身动脉系统血压下降，血液无法有效地输送到各个器官组织，从而出现低血压和组织灌注不足的表现。组织灌注不足会导致器官功能障碍，如肾灌注不足可引起少尿或无尿，脑灌注不足可引起意识障碍等。

（五）代偿性神经和激素反应

在低血压状态下，身体会启动一系列代偿机制试图恢复血压和心输出量。其中，交感神经兴奋是主要的代偿反应之一。交感神经兴奋会释放大量的儿茶酚胺，使心率加快、心肌收缩力增强、外周血管收缩，以提高血压和增加心输出量。同时，肾素－血管紧张素－醛固酮系统也会被激活，释放肾素，进而产生血管紧张素和醛固酮。血管紧张素会使血管收缩，醛固酮则促进肾脏对钠和水的重吸收，增加血容量。然而，持续的代偿反应会加重心肌负担，使心脏负荷进一步增加。例如，交感神经兴奋会使心肌耗氧量增加，加重心肌缺血；血管收缩会增加心脏后负荷，进一步损害心功能。

（六）组织缺氧和代谢紊乱

心输出量减少和低血压会导致器官和组织缺血、缺氧。正常情况下，细胞通过有氧代谢产生能量，维持自身的功能。然而，在缺血、缺氧的情况下，细胞无法进行正常的有氧代谢，转而进行无氧代谢，产生大量乳酸等代谢废物。乳酸的堆积会导致代谢性酸中毒，进一步影响细胞的功能。组织缺氧还会影响细胞的代谢过程，使细胞功能受损，甚至死亡。例如，肾细胞在缺血、缺氧的情况下，会出现肾功能障碍，表现为少尿、无尿、肌酐升高等；肝细胞缺血、缺氧会导致肝功能异常，表现为黄疸、肝酶升高等。

（七）多器官功能障碍（MODS）

如果心源性休克未得到及时、有效的治疗，持续的组织缺氧会导致肝、肾、脑等重要器官功能障碍。多器官功能障碍是心源性休克的严重后果，也是导致患者死亡的主要原因之一。当多个器官同时出现功能障碍时，身体的代谢和内环境稳定会受到严重破坏，治疗难度极大。例如，肾功能障碍会导致体内代谢废物潴留，水、电解质紊乱；肝功能障碍会影响凝血功能、解毒功能等；脑功能障碍会引起意识障碍、昏迷等。这些器官功能障碍相互影响，形成恶性循环，进一步加重患者的病情，危及生命。

三、临床表现

(一) 低血压

心源性休克患者由于心输出量显著降低，导致收缩压通常低于 90mmHg，甚至可能更低。心输出量是心脏每分钟泵出的血液量，当心功能严重受损时，心输出量急剧减少，无法满足身体的血液需求，从而导致血压下降。低血压是心源性休克的一个主要特征，也是判断病情严重程度的重要指标之一。例如，在急性心肌梗死并发心源性休克时，心肌细胞的坏死使心脏收缩功能严重下降，心输出量锐减，进而引起血压明显降低。持续的低血压会影响各个器官的血液灌注，导致器官功能障碍。

(二) 心律失常

大多数心源性休克患者会出现心动过速，这是身体对低血压和心输出量减少的一种代偿反应。心动过速可以在一定程度上增加心脏的每分钟输出量，以维持身体的基本血液供应。然而，部分患者，尤其是有严重心律失常者，可能表现为心动过缓。严重的心律失常（如持续性室性心动过速、心室颤动、完全性房室传导阻滞等）可导致心脏泵血功能急剧下降，从而出现心动过缓。此外，心律不齐、期前收缩、心房颤动等心律失常在心源性休克患者中也较为常见。这些心律失常不仅会影响心脏的泵血功能，还会增加患者发生血栓栓塞等并发症的发生风险。

(三) 脉搏微弱

触诊心源性休克患者的脉搏时，可以感到脉搏细弱，脉压差变小。脉压差是指收缩压与舒张压之间的差值，正常情况下为 30 ~ 40mmHg。当心源性休克时，由于心输出量减少和外周血管收缩，脉压差会明显减小。脉搏频率可能加快，但节律不整齐，这与患者的心率异常密切相关。例如，在心律失常的情况下，脉搏的节律会受到影响，出现不齐的现象。脉搏微弱是心源性休克患者外周循环功能障碍的重要表现之一，提示身体的血液供应不足。

(四) 肢端发绀和冰冷

外周血流量减少是心源性休克的一个重要特征，这会导致患者四肢厥冷，皮肤湿冷，颜色苍白或发绀。正常情况下，外周血管通过调节收缩和舒张来维持身体的温度和血液供应。当心源性休克时，心输出量减少，外周血管收缩以维持血压，从而导致外周血流量减少。末梢血液灌注不足使四肢得不到足够的血液供应，皮肤温度下降，颜色苍白或发绀。这种表现表明患者的外周循环功能严重受损，需要及时采取措施改善心功能和外周血液循环。

(五) 尿量减少

肾血流减少是心源性休克常见的后果之一，可导致尿量减少或无尿。通常每小时尿量低于 0.5ml/kg 被认为是尿量减少的标志。肾是对血液灌注变化非常敏感的器官，当心输出量减少时，肾的血液供应也会相应减少。这会影响肾的滤过功能，导致尿量减少。如果肾血流持续减少，可能进一步出现肾衰竭的表现，如血肌酐和尿素氮升高、电解质紊乱等。尿量减少不仅是肾功能受损的表现，也是反映心源性休克严重程度的重要指标之一。及时监测尿量变化对于评估患者的病情和调整治疗方案具有重要意义。

（六）呼吸困难

由于肺淤血，心源性休克患者常有明显的呼吸困难。当心功能受损时，心脏无法有效地将血液从肺循环泵入体循环，导致肺静脉压力升高，血液在肺部淤积。这会引起肺淤血和肺水肿，患者表现为频繁的咳嗽、咳粉红色泡沫样痰、呼吸急促、发绀，甚至呼吸衰竭。呼吸困难是心源性休克患者病情严重的表现之一，严重影响患者的生活质量和生命安全。及时给予吸氧、利尿等治疗措施可以缓解肺部淤血，改善呼吸困难症状。同时，积极治疗心脏疾病，恢复心功能，是解决呼吸困难的根本方法。

四、检查

（一）血液检查

1. 动脉血气分析

动脉血气分析是判断心源性休克患者酸碱平衡和氧合状态的重要检查手段。在心源性休克时，由于心功能受损，心输出量减少，组织灌注不足，导致细胞缺氧，进而产生代谢性酸中毒。动脉血气分析可以测量血液中的酸碱度（pH）、二氧化碳分压（$PaCO_2$）、氧分压（PaO_2）、碳酸氢根离子（HCO_3^-）等指标，从而判断患者的酸碱平衡和氧合状态。低氧血症是心源性休克常见的表现之一，患者的 PaO_2 降低，提示组织缺氧严重。代谢性酸中毒则表现为 pH 降低、HCO_3^- 减少。通过动脉血气分析，可以及时发现患者的酸碱平衡和氧合异常，为治疗提供依据。例如，根据血气分析结果，可以调整吸氧浓度、给予碳酸氢钠等药物纠正酸中毒。

2. 乳酸水平

乳酸升高是心源性休克患者组织缺氧的重要标志，也是判断休克严重程度的指标之一。在正常情况下，细胞通过有氧代谢产生能量，乳酸生成较少。当心源性休克导致组织灌注不足时，细胞缺氧，无氧代谢增加，乳酸生成增多。血液中的乳酸水平升高反映了组织缺氧的程度。持续升高的乳酸水平提示休克严重，预后不良。监测乳酸水平可以帮助医生评估患者的病情严重程度和治疗效果。例如，在治疗过程中，如果乳酸水平逐渐下降，说明组织缺氧得到改善，治疗有效；反之，则提示病情恶化，需要调整治疗方案。

3. 心肌酶谱

心肌酶谱检查对于评估心肌损伤的程度具有重要意义，尤其是在心肌梗死所致的心源性休克中。心肌酶是存在于心肌细胞中的酶类物质，当心肌细胞受损时，心肌酶会释放到血液中，导致血液中心肌酶水平升高。常用的心肌酶指标包括肌钙蛋白、肌酸激酶同工酶（CK-MB）等。肌钙蛋白是心肌损伤的特异性指标，其升高提示心肌细胞发生了坏死。CK-MB 在心肌梗死时也会显著升高，对诊断心肌梗死具有较高的敏感性和特异性。通过检测心肌酶谱，可以确定心肌损伤的程度，为治疗心肌梗死和心源性休克提供依据。例如，在心肌梗死患者中，根据心肌酶的升高程度和变化趋势，可以判断梗死的范围和病情进展，及时采取溶栓、介入治疗等措施。

4. 肾功能和电解质检测

肾功能和电解质检测对于心源性休克患者也非常重要。心源性休克时，由于肾灌注不足，容易出现肾功能损害。血清肌酐、尿素氮是反映肾功能的常用指标，当肾功能受损时，血清肌酐和尿素氮水平升高。此外，心源性休克还可能导致电解质紊乱，如低钠血症、低钾血症、高钾血症等。电解质紊乱会影响心脏的电生理活动和其他器官的功能，加重病情。通过检测肾功能和电解质，可以及时发现肾功能损害和电解质紊乱，采取相应的治疗措施。例如，对于肾衰竭的患者，可以给予透析治疗；对于电解质紊乱的患者，可以通过补充或调整电解质来纠正紊乱。

（二）心电图（ECG）

心电图是诊断心肌梗死和心律失常的首要工具，在心源性休克的诊断中也具有重要价值。心电图可以显示心肌缺血、心肌梗死、心律失常等心源性休克的诱因或表现的改变。在心肌梗死所致的心源性休克中，心电图通常会出现 ST 段抬高或压低、T 波倒置等典型的心肌梗死表现。心律失常（如室性心动过速、心室颤动、完全性房室传导阻滞等）也可以通过心电图诊断。通过心电图检查，可以及时发现心肌梗死和心律失常等病因，为治疗提供依据。例如，对于急性心肌梗死患者，可以根据心电图定位梗死部位，决定是否进行溶栓或介入治疗；对于心律失常患者，可以给予抗心律失常药物或电除颤等治疗。

（三）超声心动图

超声心动图是一种无创的检查方法，用于评估心室的收缩和舒张功能，检测左心室射血分数、室壁运动情况、心包积液、瓣膜病变等，可准确评估心脏的结构和功能状态。在心源性休克患者中，超声心动图可以显示心脏的收缩功能减弱，左心室射血分数降低，室壁运动异常等。此外，还可以检测心包积液、瓣膜病变等心脏结构异常。通过超声心动图检查，可以明确心源性休克的病因和心功能损害的程度，为治疗提供重要的参考依据。例如，对于急性心肌梗死患者，可以通过超声心动图评估梗死部位的心肌运动情况，判断心肌梗死的范围和严重程度；对于瓣膜病变患者，可以评估瓣膜的功能和病变程度，决定是否需要进行手术治疗。

（四）X 线检查

胸部 X 线检查可以显示心脏大小、肺淤血、肺水肿及心包积液等，评估心功能不全的体征。在心源性休克患者中，X 线检查通常会显示心脏增大，这是由于心功能受损，心肌代偿性肥厚或扩张所致。肺淤血和肺水肿是心源性休克常见的表现之一，X 线检查可以显示肺部纹理增多、模糊，出现间质性或肺泡性肺水肿的征象。心包积液也可以在 X 线检查中发现，表现为心影增大呈烧瓶状。通过 X 线检查，可以了解心脏和肺部的情况，为诊断心源性休克和评估病情提供帮助。例如，根据 X 线检查结果，可以判断肺水肿的严重程度，调整吸氧浓度和利尿剂的使用剂量。

（五）血流动力学监测

1. 中心静脉压（CVP）

中心静脉压是通过中心静脉导管测量中心静脉的压力，有助于判断血容量状态。在心源性休克时，由于心功能受损，心输出量减少，血容量可能不足或过多。中心静脉压的正常值为 5 ～ 12cmH₂O。如果中心静脉压降低，提示血容量不足，需要补充液体；如果中心静脉压升高，提示血容量过多或心功能进一步恶化，需要限制液体输入并给予强心、利尿等治疗。通过监测中心静脉压，可以指导液体治疗，维持合适的血容量，改善心功能。

2. 肺动脉楔压（PAWP）

肺动脉楔压是通过漂浮导管测量肺动脉楔入部位的压力，用于评估左心室充盈压力，对心源性休克的诊断和治疗有重要指导意义。正常情况下，肺动脉楔压为 6 ～ 12mmHg。在心源性休克时，由于左心室功能受损，左心室充盈压力升高，肺动脉楔压也会相应升高。肺动脉楔压升高提示左心室功能不全，肺水肿风险增加。通过监测肺动脉楔压，可以调整液体治疗和血管活性药物的使用，避免肺水肿的发生，改善心功能。

3. 心输出量和心指数

心输出量是心脏每分钟泵出的血液量，心指数是心输出量与体表面积的比值。使用漂浮导管或其他无创方法测量心输出量和心指数，可以直接评估心脏泵血功能。在心源性休克时，心输出量和心指数明显降低，反映了心功能的严重受损。通过监测心输出量和心指数，可以了解心功能的变化，调整治疗方案。例如，对于心输出量降低的患者，可以给予强心药物或使用机械辅助循环装置来提高心功能。

（六）脉搏血氧饱和度（SpO₂）监测

脉搏血氧饱和度监测是一种无创的监测方法，用于连续监测血氧饱和度，有助于判断氧合状态，尤其是在氧疗和机械通气过程中。在心源性休克时，由于组织灌注不足和肺淤血，患者容易出现低氧血症。脉搏血氧饱和度监测可以实时显示患者的血氧饱和度水平，当血氧饱和度降低时，提示组织缺氧严重，需要调整吸氧浓度或采取机械通气等治疗措施。通过连续监测血氧饱和度，可以及时发现患者的氧合异常，保证患者的氧气供应，改善组织缺氧状态。

（七）动态血压监测

动态血压监测是连续监测血压变化的方法，有助于判断休克进展和治疗反应。在心源性休克时，血压通常会明显降低，且不稳定。动态血压监测可以实时显示患者的血压变化趋势，当血压持续下降或波动较大时，提示病情恶化，需要调整治疗方案。例如，对于血压难以维持的患者，可以增加血管活性药物的剂量或调整药物种类；对于血压逐渐回升的患者，可以逐渐减少血管活性药物的使用。通过动态血压监测，可以及时了解患者的血压变化，调整治疗措施，提高治疗效果。

五、鉴别诊断

（一）低血容量性休克

因体液或血液丢失导致血容量减少。常见于失血、严重脱水、烧伤等。血容量不足导致的休克通常伴有心输出量减少，但无心功能障碍。特点为中心静脉压（CVP）和肺动脉楔压（PAWP）均降低，可通过补液或输血迅速改善。

（二）感染性休克（脓毒性休克）

由严重感染引起，常伴有全身炎症反应综合征（SIRS），表现为发热、寒战、周围血管扩张、皮肤温暖。感染性休克中心静脉压可能正常或升高，但心脏的初始功能并无显著障碍。患者血乳酸升高、白细胞异常增高或降低，且血培养可能阳性。

（三）变应性休克

由急性变态反应引起，通常是暴露于特定变应原后迅速发生。典型表现为面部及全身皮疹、血压骤降、气道水肿和支气管痉挛。中心静脉压正常或偏低，心输出量并无显著受限，但有外周血管扩张和低血压。

（四）神经源性休克

由中枢神经系统损伤（如脊髓损伤）导致的交感神经系统失调引起，导致血管扩张和血压骤降，心率通常较低。神经源性休克特点是血管阻力降低而无心肌收缩力障碍，中心静脉压和心输出量通常正常或偏低。

（五）肺栓塞所致休克

肺动脉大面积栓塞导致的急性循环障碍，表现为呼吸困难、胸痛、发绀，肺动脉压力升高、心输出量减少。超声心动图可能显示右心室扩张，D-二聚体升高和肺部CT肺动脉造影可辅助诊断。

（六）心脏压塞所致休克

心包积液增加压迫心脏，影响心脏充盈，导致心输出量减少。表现为颈静脉怒张、心音低弱、脉压差小。超声心动图可见心包积液，心脏彩超和心电图有助于鉴别。

（七）辅助检查

鉴别时需要结合超声心动图、血流动力学监测（如中心静脉压、肺动脉楔压、心指数）、心电图、动脉血气分析、血液检查（如乳酸水平、白细胞计数）等进行综合分析，以明确心源性与非心源性休克的区别并指导治疗。

六、护理措施

（一）密切监测生命体征

持续监测患者的心率、血压、心律、呼吸频率、血氧饱和度和尿量。每15～30分钟记录一次，确保心输出量和组织灌注。中心静脉压（CVP）和肺动脉楔压（PAWP）

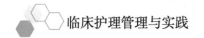

等血流动力学指标的监测对于指导用药和液体管理尤为重要。

(二) 呼吸管理

维持呼吸道通畅,根据患者情况采取鼻导管吸氧、面罩吸氧或机械通气,维持血氧饱和度在 92% 以上,改善心肌供氧。在呼吸机辅助通气时,应注意调节吸氧浓度和呼吸参数,防止加重心脏负担。

(三) 循环支持

根据血流动力学指标调整血管活性药物的使用,如去甲肾上腺素、多巴胺、多巴酚丁胺等药物。严格控制输液速度和输液量,避免心脏负担增加。对于低血压患者,根据医嘱使用升压药物,维持平均动脉压在 65mmHg 以上。

(四) 疼痛管理

对于胸痛明显者,可遵医嘱给予适当的镇痛药物,如硝酸甘油类,但应注意控制剂量,以免血压过度下降影响血液灌注。

(五) 药物管理

按照医嘱使用利尿剂、扩血管药、正性肌力药物和抗心律失常药物,观察药物效果和不良反应。输液应使用输液泵,确保药物浓度和速度的准确性。静脉注射时,注意药物配伍禁忌。

(六) 控制液体出入量

精确记录 24 小时出入量,根据尿量和血流动力学变化调节液体输入。心力衰竭患者应限制液体输入以减少心脏负荷,同时确保组织灌注充足。

(七) 体位管理

将患者摆放于半卧位,有利于呼吸和循环,减轻静脉回流对心脏的压力。同时避免抬高下肢,以防增加心脏负担。

(八) 心理支持

心源性休克患者通常焦虑不安,情绪紧张,护士应给予安慰、解释病情,减少患者的恐惧和焦虑情绪,鼓励患者配合治疗。

(九) 预防并发症

防止压疮、肺部感染、下肢静脉血栓等并发症的发生。定期翻身、叩背,保持患者皮肤清洁、干燥,必要时使用抗凝药物并进行肢体按摩。

(十) 健康教育

对患者及其家属讲解心源性休克的治疗措施及注意事项,帮助患者了解病情,提高配合度。指导家属了解观察要点和护理细节,帮助患者康复后进行生活习惯的调整。

第十章　急性中毒的护理

第一节　急性中毒护理常规

一、接诊及护理

(一) 接诊

1. 初步评估

接诊时快速评估患者的意识状态、呼吸、心率和血压，初步判断中毒程度和是否需要紧急抢救。

2. 询问病史

尽可能从患者、家属或送诊人处了解中毒的原因、时间、途径、摄入量、病程、既往病史、变态反应史和可能的毒物类型。

3. 检测生命体征

测量体温、血压、脉搏、呼吸频率等，观察皮肤和黏膜的颜色、有无出汗、口腔异味等，记录有无意识改变、呼吸困难或癫痫发作等急症表现。

4. 毒物检测

根据患者情况，抽取血液、尿液或呕吐物进行实验室检查，以明确毒物类型和浓度。

(二) 护理措施

1. 保持呼吸道通畅

对于意识丧失或昏迷的患者，清理口腔异物，头偏向一侧防止误吸。必要时进行气管插管以保障呼吸道通畅。

2. 氧疗

给予面罩吸氧或鼻导管吸氧，保持血氧饱和度在安全范围。对于呼吸抑制的患者，考虑气管插管或机械通气支持。

3. 对症治疗

根据中毒情况使用特效解毒剂，如阿托品用于有机磷中毒，纳洛酮用于阿片类药物中毒等。

二、清除毒物

(一) 催吐

在中毒后 1 小时内，患者神志清醒且无抽搐、昏迷时可采用催吐法排出毒物，但禁

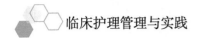

用于有腐蚀性、石油类毒物和患者昏迷的情况。

（二）洗胃

对于口服毒物中毒且没有禁忌证的患者，在中毒后 4 小时内进行洗胃。采用温水或 1∶5000 高锰酸钾溶液洗胃，洗至清水流出。

（三）导泻

使用导泻剂排毒，但禁用于胃肠穿孔、消化道出血的患者。导泻可与活性炭吸附联合使用。

（四）利尿排毒

适用于某些水溶性毒物中毒，如水杨酸、巴比妥类药物等。通过补液和利尿药物加速毒物排出。

三、密切观察病情

（一）生命体征监测

1. 呼吸

观察呼吸频率、深度、节律和呼吸困难的表现。特别关注是否出现呼吸抑制、呼吸困难或不规律的呼吸，必要时监测血氧饱和度。

2. 心率和血压

密切监测脉搏、心率和血压变化。某些毒物可能导致低血压、心动过速或心动过缓，出现休克等危急情况时应及时干预。

3. 体温

观察是否出现高热或低体温，因为这些情况可能与毒物的类型和中毒程度相关。

（二）意识状态观察

1. 神志

关注患者的意识清晰度、反应灵敏度，观察是否出现嗜睡、昏迷、烦躁、谵妄等情况。

2. 瞳孔反应

观察瞳孔大小、对光反射是否正常，有无瞳孔散大、缩小或不对称的情况。瞳孔异常可能是中毒影响神经系统的表现。

3. 神经系统症状

如头痛、头晕、癫痫样抽搐、肌肉震颤等症状。

（三）体液排泄的观察

1. 尿量

密切记录尿量和颜色，观察是否出现少尿、无尿或尿中带血等异常表现。

2. 呕吐物

观察呕吐物的量、颜色、气味等，以判断毒物的排出情况并防止误吸。

3. 大便

观察有无黑便或血便等异常情况，这可能提示消化道出血等并发症。

四、保持呼吸道通畅，有效给氧

对于昏迷或意识障碍的患者，应立即使其平卧，将头部后仰并偏向一侧，迅速清除口腔和鼻腔内的分泌物和呕吐物，以防止误吸引发窒息，确保呼吸道的通畅。密切观察患者的面色、口唇及指（趾）甲有无发绀，监测血氧饱和度，以判断缺氧程度和改善情况。在气道通畅的前提下，根据患者的病情选择鼻导管、面罩等吸氧方式；对于重症患者，可进行气管插管或气管切开术，配合机械通气给氧，同时做好相应的护理工作。

五、其他措施

（一）生命支持和基础护理

1. 保持气道通畅

确保患者呼吸道清洁畅通，及时清理口腔和呼吸道分泌物，必要时使用吸引器。

2. 供氧支持

视病情给予适当的氧气支持，通过鼻导管或面罩供氧，重症患者可能需要机械通气支持。

3. 维持循环功能

监测心率、血压变化，必要时静脉补液维持血压，纠正休克症状，预防循环衰竭。

（二）促进毒物排出

1. 洗胃

对口服毒物中毒患者尽早行洗胃以排除未吸收的毒物，一般在中毒 1～2 小时内效果较好。

2. 导泻

必要时使用导泻剂帮助毒物经肠道排出，尤其是脂溶性毒物或在消化道停留较久的毒物。

3. 利尿

对于易排出体外的毒物（如部分重金属中毒）患者，可以使用利尿剂增加尿量，以促进毒物通过尿液排泄。

（三）药物解毒护理

1. 解毒剂使用

根据毒物种类给予特异性解毒剂，如阿托品对抗有机磷农药中毒，纳洛酮用于阿片类药物中毒。

2. 辅助药物

使用药物辅助治疗相关症状，如止吐、镇静、解痉药物等，但需要谨慎选择药物种类和剂量，避免加重中毒。

第二节 临床常见急性中毒护理

一、急性有机磷农药中毒护理

(一) 立即隔离和清除毒物

有机磷中毒通常是由于人体接触了有机磷农药或其他含磷有毒物质而引起的，这些毒物可以通过呼吸道、皮肤和消化道等途径进入人体。因此，在救治有机磷中毒患者时，首要的措施是将患者迅速移离中毒环境。这是因为中毒环境中可能仍存在高浓度的有毒气体或液体，继续暴露会导致毒物进一步吸收，加重中毒程度。例如，在农业生产中，若患者在喷洒有机磷农药的农田附近中毒，应尽快将其转移到上风方向、空气清新的安全地带。

脱去污染的衣物也是清除毒物的重要环节。衣物可能吸附了大量的毒物，持续接触皮肤会使毒物不断渗入体内。在脱去衣物的过程中，要尽量避免污染物接触到其他未被污染的皮肤区域。用清水彻底冲洗皮肤、毛发、眼等暴露部位是清除体表毒物的关键步骤。皮肤是人体最大的器官，能够吸收大量的毒物。

对于接触有机磷农药的皮肤区域，应用大量流动的清水冲洗至少 15 分钟，以确保尽可能多地去除毒物。冲洗毛发时，要仔细梳理，确保毒物不会残留。眼是非常敏感的器官，当毒物接触眼时，可能会引起严重的眼部损伤。用生理盐水或清水冲洗眼睛，冲洗时要翻开眼睑，确保冲洗彻底，时间不少于 15 分钟。

特别需要注意保持呼吸道清洁和通畅。因为有机磷中毒可能会导致呼吸道分泌物增多，部分毒物也可能通过呼吸道进入人体后造成呼吸道黏膜损伤，引起分泌物增加和水肿。如果呼吸道被堵塞，会导致患者缺氧，加重病情。因此，在冲洗过程中，应避免冲洗液流入呼吸道，同时观察患者的呼吸情况，如有分泌物应及时清理。

(二) 保持呼吸道通畅

对于出现昏迷或意识障碍的有机磷中毒患者，采取正确的体位至关重要。侧卧位或平卧位且头部偏向一侧是比较合适的体位。在昏迷状态下，患者的吞咽反射和咳嗽反射会减弱或消失，口鼻分泌物或呕吐物容易反流进入气管，导致误吸。误吸可能引发吸入性肺炎、窒息等严重并发症，危及患者生命。将头部偏向一侧可以利用重力作用，使分泌物或呕吐物自然流出，降低误吸的风险。

及时清理口鼻分泌物或呕吐物也是保持呼吸道通畅的关键操作。医护人员应使用吸引装置或干净的纱布等工具，轻柔地清理口腔和鼻腔内的异物。在清理过程中，要注意动作的轻柔，避免损伤呼吸道黏膜。

对于重度呼吸困难或呼吸停止的患者，及时进行气管插管或气管切开是挽救生命的重要措施。气管插管是将一根特制的导管通过口腔或鼻腔插入气管，建立人工气道，保证气体能够顺利进入肺部。气管切开则是在颈部气管前壁切开一个小口，插入气管套管，主要适用于不能通过气管插管建立有效通气的患者，如存在喉部水肿、气道异物堵塞等情况。

实施机械通气是在建立人工气道后的重要支持手段。机械通气可以根据患者的病情和呼吸功能需求，提供合适的通气模式和参数，如控制通气、辅助通气等，以维持患者的氧合和二氧化碳排出。在机械通气过程中，需要密切监测患者的呼吸参数，如潮气量、呼吸频率、气道压力等，以及血气分析结果，根据这些指标及时调整通气参数，确保机械通气的有效性和安全性。

（三）补液和利尿

给予适量补液是有机磷中毒治疗中的重要环节。补液的目的是维持正常的血容量和尿量，促进毒物排泄。有机磷毒物在体内主要通过肾代谢和排泄，足够的尿量可以帮助将毒物及其代谢产物排出体外。在补液过程中，需要根据患者的年龄、体重、病情严重程度等因素，合理计算补液量。一般来说，成人每天的补液量在 1500 ～ 3000ml，但具体的补液量需要根据患者的实际情况进行调整。

监测尿量是评估补液效果和肾功能的关键指标。保持每小时尿量在 30ml 以上，能够保证毒物有较好的排泄条件。同时，要注意防止电解质紊乱。因为大量补液可能会导致电解质稀释或丢失，如钠、钾、氯等电解质的平衡对于维持心脏、神经肌肉等正常功能至关重要。在补液过程中，应定期检测患者的电解质水平，如血清钠、钾、氯等浓度，根据检测结果及时调整补液成分。例如，如果患者出现低钾血症，可能需要在补液中适当添加钾离子；如果出现高钠血症，则需要调整补液的渗透压。

二、急性一氧化碳中毒护理

（一）迅速移离中毒环境

一氧化碳中毒是一种常见且危险的情况，通常由于在密闭空间中燃烧含碳物质不完全而产生一氧化碳，人体吸入后导致中毒。当发现一氧化碳中毒患者时，立即将患者移至空气清新的地方是至关重要的第一步。空气清新的环境中氧气含量充足，可以为患者提供足够的氧气供应，缓解因一氧化碳中毒而导致的缺氧状态。例如，若患者在室内发生一氧化碳中毒，应迅速打开门窗通风，然后将患者转移至室外开阔地带。

脱离中毒环境的目的在于避免患者进一步接触一氧化碳。一氧化碳是一种无色、无味、无刺激性的气体，人体难以察觉其存在，但它却能与血红蛋白结合，形成碳氧血红蛋白，从而使血红蛋白失去携氧能力，导致组织缺氧。在中毒环境中停留时间越长，吸入的一氧化碳越多，中毒程度就会越严重。因此，迅速将患者移离中毒环境是阻止病情进一步恶化的关键。

保持患者安静也是非常重要的。因为活动会增加身体对氧气的需求，而一氧化碳中毒患者本身已经处于缺氧状态，增加氧气需求会加重身体的负担，进一步恶化病情。可以通过轻声安抚患者、避免不必要的搬动等方式来保持患者安静。对于意识清醒的患者，要告知其保持安静的重要性，避免因惊慌而过度活动。对于昏迷或意识不清的患者，要尽量减少对其的刺激，避免因外界刺激而引起身体的无意识活动。

（二）维持呼吸道通畅

对于意识不清或昏迷的一氧化碳中毒患者，正确的体位摆放对于维持呼吸道通畅至关重要。平卧位或侧卧位可以防止患者因舌根后坠或呕吐物堵塞呼吸道而导致窒息。在平卧位时，要确保患者的头部稍后仰，以开放气道。侧卧位则是将患者的身体侧卧，头部偏向一侧，这样可以使口腔内的分泌物或呕吐物自然流出，避免误吸进入气管。例如，对于昏迷的患者，可以将其身体右侧卧位，头部稍低，以利于分泌物的排出。

头偏向一侧是为了进一步防止误吸呕吐物或分泌物。当患者意识不清时，吞咽反射和咳嗽反射减弱或消失，呕吐物或口腔分泌物容易反流进入气管，引起吸入性肺炎甚至窒息。将头偏向一侧可以利用重力作用，使呕吐物或分泌物更容易流出口腔，降低误吸的风险。同时，要密切观察患者的呼吸情况，如有异常应及时采取措施。

及时清除患者口鼻腔的分泌物也是维持呼吸道通畅的重要环节。分泌物的存在会阻碍空气的流通，加重患者的缺氧状态。可以使用柔软的纱布或棉球轻轻擦拭患者的口腔和鼻腔，清除分泌物。对于分泌物较多的患者，必要时可以进行吸痰操作。吸痰时要选择合适的吸痰管，严格遵守无菌操作原则，避免损伤呼吸道黏膜和引起感染。操作过程中要注意观察患者的生命体征，如心率、血压、呼吸等，如有异常应立即停止吸痰。

（三）高浓度吸氧

一氧化碳中毒的主要机制是一氧化碳与血红蛋白结合，形成碳氧血红蛋白，使血红蛋白失去携氧能力。因此，给予高流量高浓度氧气吸入是治疗一氧化碳中毒的关键措施之一。高流量高浓度氧气可以提高肺泡内的氧分压，加速一氧化碳与血红蛋白的分离，促进一氧化碳的排出。一般采用面罩或鼻导管吸氧，根据患者的病情和耐受程度选择合适的吸氧方式。面罩吸氧可以提供较高的氧浓度，但可能会引起患者的不适；鼻导管吸氧相对较为舒适，但氧浓度相对较低。

如果患者出现呼吸衰竭或意识障碍，说明中毒程度较为严重，此时必要时可行气管插管或机械通气。气管插管是将一根特制的导管通过口腔或鼻腔插入气管，建立人工气道，保证氧气能够顺利进入肺部。机械通气则是通过呼吸机提供呼吸支持，根据患者的病情选择合适的通气模式和参数。对于一氧化碳中毒患者，在进行机械通气时，可以使用纯氧或高压氧治疗。纯氧可以进一步提高肺泡内的氧分压，加速一氧化碳的排出。高压氧治疗则是在高于一个大气压的环境中吸入纯氧，能够显著提高氧分压，促进一氧化碳的解离和排出，同时还可以改善组织的缺氧状态，减轻脑水肿等并发症。

三、镇静催眠药中毒护理

（一）维持呼吸道通畅

对于昏迷或意识不清的中毒患者，呼吸道通畅的维持至关重要。将患者置于侧卧位，头偏向一侧，这一举措具有重要的生理意义。在昏迷状态下，患者的肌肉松弛，容易发生舌后坠，堵塞呼吸道。同时，呕吐物也可能因吞咽反射减弱而误吸入气道，引发窒息等严重后果。侧卧位能够利用重力作用，使口腔和气道内的分泌物自然流出，避免堵塞。例如，在实际急救场景中，急救人员应迅速将患者摆放为正确体位，确保呼吸道的开放。

必要时给予吸氧是改善患者缺氧状态的重要手段。氧气对于维持人体生命活动至关重要，中毒患者由于毒物的影响，可能会出现不同程度的缺氧表现。密切观察面色、口唇和指甲的颜色变化，可以直观地判断患者是否出现缺氧。正常情况下，面色红润、口唇和指甲呈粉红色。当出现缺氧时，面色可能变得苍白或发绀，口唇和指甲变为青紫色。通过这些观察指标，医护人员可以及时调整吸氧的流量和浓度，确保患者获得足够的氧气供应。

对于重度中毒导致呼吸抑制的患者，及时行气管插管或机械通气是挽救生命的关键措施。重度中毒可能会严重损害患者的呼吸中枢，导致呼吸衰竭。气管插管可以建立人工气道，保证空气的顺利进入。机械通气则能够通过机器辅助患者呼吸，维持正常的呼吸功能。在进行气管插管和机械通气的过程中，需要严格遵循操作规程，确保操作的准确性和安全性。同时，要密切观察患者的呼吸参数和生命体征，根据患者的病情变化及时调整通气模式和参数。

（二）催吐和洗胃

在患者神志清醒、无昏迷状态时，催吐和洗胃是清除胃内毒物的有效方法。催吐剂可以刺激患者的呕吐反射，使胃内容物排出体外。然而，使用催吐剂需要谨慎，对于某些毒物可能不适合催吐，如腐蚀性毒物、石油制品等。在使用催吐剂之前，应充分了解患者中毒的物质性质，避免因不当催吐而加重病情。

洗胃是一种更为彻底的清除胃内毒物的方法。洗胃时应注意用生理盐水或清水，避免使用其他可能与毒物发生反应的液体。生理盐水或清水相对较为安全，能够有效地冲洗胃内的毒物。洗胃的时间和次数应根据具体情况来决定。一般来说，在中毒后6小时内洗胃效果最佳，因为此时胃内的毒物尚未完全被吸收。但对于某些特殊毒物，如巴比妥类药物等，即使超过6小时，洗胃仍可能有一定的效果。在洗胃过程中，要严格控制洗胃液的温度、流速和量，避免因操作不当而引起并发症。

（三）吸附剂和导泻

洗胃后给予活性炭吸附胃肠道残留药物是一种常用的治疗方法。活性炭具有强大的吸附能力，能够吸附胃肠道内的毒物，降低药物的吸收。活性炭的使用剂量和方法应根据患者的体重和中毒物质的性质来确定。一般来说，成人的使用剂量为 50～100g，儿童的剂量则相应减少。活性炭可以通过口服或胃管注入的方式给予患者。

必要时可使用导泻剂排出肠道内药物残留。导泻剂能够促进肠道蠕动，加速毒物的排出。常用的导泻剂有硫酸镁、硫酸钠等。在使用导泻剂时，要注意患者的病情和身体状况，避免因导泻过度而导致脱水、电解质紊乱等并发症。对于肾功能不全、严重脱水或肠道出血的患者，应谨慎使用导泻剂。

（四）对症处理与监护

密切监测患者的生命体征是中毒患者护理的重要环节。体温、脉搏、呼吸、血压等生命体征的变化可以反映患者的病情严重程度和身体状况。医护人员应定时测量患者的生命体征，并及时记录变化。例如，体温下降、皮肤发冷可能是中毒导致的循环功能障碍的表现，需要及时采取保暖措施，防止患者出现低体温症。

对出现低血压的患者，必要时按医嘱给予升压药。低血压可能是由于中毒引起的心血管系统功能受损所致，严重的低血压会影响重要器官的血液灌注，危及患者生命。在给予升压药的过程中，要密切观察患者的血压变化，调整药物的剂量和速度，确保血压维持在合适的水平。同时，要注意观察升压药的不良反应，如心律失常、头痛等，及时处理并发症。

四、急性食物中毒

（一）立即催吐

急性食物中毒是一种突发的健康危机，需要迅速采取、有效的应对措施。在患者意识清醒、无昏迷或抽搐的情况下，催吐是一种重要的急救手段，可以帮助排出胃内未吸收的毒物，减少毒物在体内的进一步吸收和损害。

用温开水或淡盐水帮助催吐是一种较为安全有效的方法。温开水可以刺激胃黏膜，引起呕吐反射；淡盐水则具有一定的渗透压，可以促进胃内容物的排出。在实施催吐时，可以让患者适量饮用温开水或淡盐水，然后用手指或压舌板轻轻刺激咽喉部位，引发呕吐。需要注意的是，刺激咽喉部位时要轻柔，避免损伤咽喉黏膜。

对于昏迷或意识不清的患者，强行催吐是非常危险的，因为这可能导致误吸，使呕吐物进入呼吸道，引起窒息。在这种情况下，应避免催吐，而应尽快将患者送往医疗机构进行专业的救治。如果患者在中毒后出现抽搐，也不宜进行催吐，以免加重抽搐症状或导致其他意外发生。

（二）洗胃和导泻

洗胃是急性中毒治疗中的重要环节，尤其是在中毒发生后的早期。如果患者已送至医疗机构，在急性中毒发生后 6 小时内进行洗胃效果最佳。这是因为在这个时间段内，胃内的毒物尚未完全被吸收进入血液循环，通过洗胃可以尽可能地清除胃内的毒物。

通常使用温生理盐水或清水进行洗胃。温生理盐水或清水相对较为安全，不会与毒物发生化学反应，同时也能有效地冲洗胃内的毒物。洗胃时，要将胃管插入患者的胃内，然后通过胃管注入洗胃液，再将洗胃液和胃内的毒物一起抽出。这个过程需要反复进行，直到洗出液变得清澈为止。

洗胃后可根据病情需要给予活性炭以吸附残留毒素。活性炭具有强大的吸附能力，可以吸附胃内和肠道内的毒物，减少毒物的进一步吸收。活性炭可以口服或通过胃管注入，其使用剂量和方法应根据患者的体重和中毒物质的性质来确定。

必要时，在医嘱下给予导泻剂促进毒素排出。导泻剂可以促进肠道蠕动，加速毒物在肠道内的排出。常用的导泻剂有硫酸镁、硫酸钠等。在使用导泻剂时，要注意患者的病情和身体状况，避免因导泻过度而导致脱水、电解质紊乱等并发症。对于肾功能不

参考文献

[1] 张玲娟，张雅丽，皮红英.实用老年护理全书.上海：上海科学技术出版社，2019.

[2] 石会乔，魏静.外科疾病观察与护理技能.北京：中国医药科技出版社，2019.

[3] 黄粉莲.新实用临床护理技术.长春：吉林科学技术出版社，2019.

[4] 蒋红，顾妙娟，赵琦.临床实用护理技术操作规范.上海：上海科学技术出版社，2019.

[5] 王娟，毕娟.神经科疾病观察与护理技能.北京：中国医药科技出版社，2019.

[6] 张靖霄，张志敏.妇产科疾病观察与护理技能.北京：中国医药科技出版社，2019.

[7] 毛艳春，苏洁.重症医学科疾病观察与护理技能.北京：中国医药科技出版社，2019.

[8] 陈利芬，徐朝艳.静脉治疗专科护理手册基础篇.广州：中山大学出版社，2019.

[9] 宋爱玲.实用临床疾病护理常规第2版.长春：吉林科学技术出版社，2019.

[10] 狄树亭，董晓，李文利.外科护理.北京：中国协和医科大学出版社，2019.

[11] 王惠珍，贾秀英.护理管理学.北京：科学技术文献出版社，2019.

[12] 潘彦彦，程东阳.老年护理.上海：同济大学出版社，2019.

[13] 马秀芬，于志远.老年护理.中国原子能出版社，2019.

[14] 鲁昌盛.外科护理.长沙：中南大学出版社，2019.

[15] 张金华.基础护理.郑州：郑州大学出版社，2019.

[16] 邱琛茗，李丽，陈红.临床护理基础和护理实践.北京：科学技术文献出版社，2019.

[17] 王涛.护理管理学.长沙：中南大学出版社，2019.

[18] 郭丽红.内科护理.北京：北京大学医学出版社，2019.

[19] 蔡福满，郑舟军.护理管理学.杭州：浙江大学出版社，2019.

[20] 杨术兰，周丽娟.老年护理.武汉：华中科技大学出版社，2019.

[21] 魏晓莉.医学护理技术与护理常规.长春：吉林科学技术出版社，2019.

[22] 贾雪媛，王妙珍，李凤.临床护理教育与护理实践.长春：吉林科学技术出版社，2019.

[23] 张纯英.现代临床护理及护理管理.长春：吉林科学技术出版社，2019.

[24] 王婷.实用护理技术与疾病护理实践.北京：科学技术文献出版社，2019.

[25] 胡秀玲.临床专科护理技术与护理常规.北京：科学技术文献出版社，2019.

[26] 高静.临床护理技术.长春：吉林科学技术出版社，2019.

[27] 王艳芹.临床疾病护理常规.北京：科学技术文献出版社，2019.

[28] 王金红.现代临床护理思维.北京：科学技术文献出版社，2019.

[29] 李红霞，石多莲．急诊急救护理．北京：中国医药科技出版社，2019.

[30] 徐友岚．护理管理与临床实践．北京：科学技术文献出版社，2019.

[31] 安利杰．内科护理查房手册．北京：中国医药科技出版社，2019.

[32] 曹英．护理学理论与实践．天津：天津科学技术出版社，2019.

[33] 易敏，王映华，陈湘岳．急救护理技术．上海：同济大学出版社，2019.

[34] 李惠玲，柏亚妹．临床护理思维与决策．北京：人民卫生出版社，2019.

[35] 明艳．临床护理实践．北京：科学技术文献出版社，2019.

[36] 孙俊芹．现代临床护理实践．北京：科学技术文献出版社，2019.

[37] 李向娟．临床危急重症护理．北京：科学技术文献出版社，2019.

[38] 耿立梅．肺癌诊疗与护理．北京：科学技术文献出版社，2019.

[39] 韩瑞兰，杨淑臻．妇产科护理．北京：北京大学医学出版社，2019.

[40] 周琴，胡大海．伤口护理知识问答．西安：西安交通大学出版社，2019.

[41] 刘顺莉．急重症护理常规．北京：科学技术文献出版社，2019.

[42] 黄俊蕾，赵娜，李丽沙．新实用临床与护理．青岛：中国海洋大学出版社，2019.

[43] 张荣，李钟峰．急危重症护理．北京：中国医药科技出版社，2019.

[44] 穆新．中西医常用护理技术．北京：中国中医药出版社，2018.

[45] 石翠玲．精神护理操作技术．上海：上海交通大学出版社，2018.

[46] 沈燕．现代临床护理精要．北京：科学技术文献出版社，2018.

[47] 刘彩凤．现代临床护理技术．上海：上海交通大学出版社，2018.

[48] 黄香河，徐彦彬．实用口腔科护理手册．北京：化学工业出版社，2019.

[49] 孙治安，崔剑平，彭静．中医护理．武汉：华中科技大学出版社，2019.

[50] 张素秋，孟昕．中医护理实用手册．北京：中国医药科技出版社，2019.

[51] 包月．临床中医护理技术操作指南．济南：山东科学技术出版社，2019.

[52] 施慧．中医护理学基础．北京：中国协和医科大学出版社，2019.

[53] 谢薇．常见病中医辨证施护．北京：科学技术文献出版社，2019.